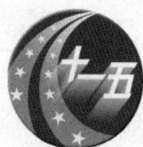

普通高等教育"十一五"国家级规划教材

新世纪全国中医药高职高专规划教材

U0736498

康复治疗技术

（供康复治疗技术专业用）

主　编　齐素萍（大连医科大学）
副主编　王冰水（第四军医大学）
　　　　苑秀华（中国医科大学）
　　　　潘　敏（安徽医学高等专科学校）

中国中医药出版社
·北　京·

图书在版编目（CIP）数据

康复治疗技术 / 齐素萍主编 .－2 版 . —北京：中国
中医药出版社，2017.8（2025.6 重印）
普通高等教育"十一五"国家级规划教材
ISBN 978-7-5132-4384-1

Ⅰ.①康…　Ⅱ.①齐…　Ⅲ.①康复医学—高等学
校—教材　Ⅳ.①R49

中国版本图书馆 CIP 数据核字（2017）第 187550 号

中国中医药出版社出版

北京经济技术开发区科创十三街 31 号院二区 8 号楼
邮政编码　100176
传真　010-64405721
廊坊市祥丰印刷有限公司印刷
各地新华书店经销

开本 787×1092　1/16　印张 23.25　字数 434 千字
2017 年 8 月第 2 版　2025 年 6 月第 8 次印刷
书号　ISBN 978-7-5132-4384-1

定价　58.00 元
网址　www.cptcm.com

服 务 热 线　010-64405510
购 书 热 线　010-89535836
维 权 打 假　010-64405753

微信服务号　zgzyycbs
微商城网址　https://kdt.im/LIdUGr
官 方 微 博　http://e.weibo.com/cptcm
天猫旗舰店网址　https://zgzyycbs.tmall.com

如有印装质量问题请与本社出版部联系（010-64405510）

前　言

随着我国经济和社会的迅速发展，人民生活水平的普遍提高，对中医药的需求也不断增长，社会需要更多的实用技术型中医药人才。因此，适应社会需求的中医药高职高专教育在全国蓬勃开展，并呈不断扩大之势，专业的划分也越来越细。但到目前为止，还没有一套真正适应中医药高职高专教育的系列教材。因此，全国各开展中医药高职高专教育的院校对组织编写中医药高职高专规划教材的呼声愈来愈强烈。规划教材是推动中医药高职高专教育发展的重要因素和保证教学质量的基础已成为大家的共识。

"新世纪全国中医药高职高专规划教材"正是在上述背景下，依据国务院《关于大力推进职业教育改革与发展的决定》要求："积极推进课程和教材改革，开发和编写反映新知识、新技术、新工艺和新方法，具有职业教育特色的课程和教材"，在国家中医药管理局的规划指导下，采用了"政府指导、学会主办、院校联办、出版社协办"的运作机制，由全国中医药高等教育学会组织、全国开展中医药高职高专教育的院校联合编写、中国中医药出版社出版的中医药高职高专系列第一套国家级规划教材。

本系列教材立足改革，更新观念，以教育部《全国高职高专指导性专业目录》以及目前全国中医药高职高专教育的实际情况为依据，注重体现中医药高职高专教育的特色。

在对全国开展中医药高职高专教育的院校进行大量细致的调研工作的基础上，国家中医药管理局科教司委托全国高等中医药教材建设研究会于 2004 年 6 月在北京召开了"全国中医药高职高专教育与教材建设研讨会"，该会议确定了"新世纪全国中医药高职高专规划教材"所涉及的中医、西医两个基础以及 10 个专业共计 100 门课程的教材目录。会后全国各有关院校积极踊跃地参与了主编、副主编、编委申报、推荐工作。最后由国家中医药管理局组织全国高等中医药教材建设专家指导委员会确定了 10 个专业共 90 门课程教材的主编。并在教材的组织编写过程中引入了竞争机制，实行主编负责制，以保证教材的质量。

本系列教材编写实施"精品战略"，从教材规划到教材编写、专家审稿、编辑加工、出版，都有计划、有步骤地实施，层层把关，步步强化，使"精品意识"、"质量意识"始终贯穿全过程。每种教材的教学大纲、编写大纲、样稿、全稿都经专家指导委员会审定，都经历了编写启动会、审稿会、定稿会的反复论证，不断完善，重点提高内在质量。并根据中医药高职高专教育的特点，在理论与实践、继承与创新等方面进行了重点论证；在写作方法上，大胆创新，使教材内容更为科学化、合理化，更便于实际教学，注重学生实际工作能力的培养，充分体现职业教育的特色，为学生知识、能力、素质协调发展创造条件。

在出版方面，出版社严格树立"精品意识"、"质量意识"，从编辑加工、版面设计、装帧等各个环节都精心组织、严格把关，力争出版高水平的精品教材，使中医药高职高专教材的出版质量上一个新台阶。

在"新世纪全国中医药高职高专规划教材"的组织编写工作中，始终得到了国家中医药管理局的具体精心指导，并得到全国各开展中医药高职高专教育院校的大力支持，各门教材主编、副主编以及所有参编人员均为保证教材的质量付出了辛勤的努力，在此一并表示诚挚的谢意！同时，我们要对全国高等中医药教材建设专家指导委员会的所有专家对本套教材的关心和指导表示衷心的感谢！

由于"新世纪全国中医药高职高专规划教材"是我国第一套针对中医药高职高专教育的系统全面的规划教材，涉及面较广，是一项全新的、复杂的系统工程，有相当一部分课程是创新和探索，因此难免有不足甚至错漏之处，敬请各教学单位、各位教学人员在使用中发现问题，及时提出宝贵意见，以便重印或再版时予以修改，使教材质量不断提高，并真正地促进我国中医药高职高专教育的持续发展。

全国中医药高等教育学会
全国高等中医药教材建设研究会
2006 年 4 月

新世纪全国中医药高职高专规划教材
《康复治疗技术》 编委会

编 写 说 明

康复治疗技术专业是教育部 2004 年颁布的高职高专医学技术类专业中的新专业,《康复治疗技术》是其主要的专业课程之一。

高职高专教育是我们国家高等教育体系的一个重要组成部分。本教材是根据教育部《关于"十五"期间普通高等教育教材建设与改革的意见》的精神,为适应我国中医药高职高专教育发展的需要,全面推进素质教育,培养 21 世纪高素质应用型人才而编写的。

高职高专康复治疗技术专业属于职业教育层次,培养的是具有综合职业能力的高素质的中高级技术应用型人才。本教材以高职高专教育方针为指导,本着理论教学以"应用"为目的,以"必需、够用"为度;专业课的教学以"实用性、针对性"为目的的原则,突出理论知识的应用和强化动手能力的培养。在教材编写过程中,注重"三基"(基本理论、基本知识、基本技能)的培养,充分体现教材的"六性"(继承性、科学性、权威性、时代性、简明性、实用性)。本教材采用图文并茂的形式,内容形象、易懂,使学生学后能熟练掌握康复治疗技术的基本理论与技术,并应用到临床实践中。

康复治疗是康复医学的重要内容,是使伤、病、残者身心健康与功能恢复的重要手段,也是综合治疗的一个组成部分。康复治疗内容丰富,所包含的技术种类较多,本书重点介绍了物理疗法、作业疗法、言语治疗、心理治疗、康复工程,其他内容可参考相应的教材。考虑到教材章节的合理安排及学习的方便,并根据我国实际情况,将物理疗法分为二章介绍(运动疗法及物理因子疗法)。

本教材共分 7 章,约 41 万字,共有插图 160 余幅,11 位老师参加了编写工作。具体分工为:齐素萍编写了第一章、第五章、第六章;王冰水编写了第二章第五节、第六节八、十一(二)(三),第三章第九节、第十节;苑秀华编写了第三章第一节、第二节、第七节、第八节;潘敏编写了第二章第一节、第二节、第三节、第四节、第六节一，第三章第十一节；马金编写了第四章；尹伟编写了第二章第六节二、三、九、十；刘敏编写了第七章；张丽华编写了第二章第六节十一（四）（五）、十三；郭非编写了第二章第六节六、七、十一（一），第三章第三节、第四节、第五节、第六节；蓝巍编写了第二章第六节四、五、十二；刘沙鑫绘制了全部插图。编委均为工作在临床及教学第一线的教师。本教材适用于高职高专康复治疗技术专业、卫生保健专业，也可供从事康复治疗工作的临床工作者参考。

本教材编写得到了全国高等中医药教材建设研究会和中国中医药出版社的大力支持和具体指导，在此表示衷心感谢。在编写过程中编委们参考了大量的有关康复治疗技术方面的相关专著、教材及杂志文章，在此对这些作者表示真诚的谢意。

由于本教材是第一版，经验不足，尽管各位编委作出了艰辛的努力，但因水平有限，编写过程中错误在所难免，敬请大家批评指正，不吝赐教。

《康复治疗技术》编委会

2006 年 6 月

目　　录

第一章

绪 论

第一节 康复治疗的内容范畴

康复治疗（rehabilitation treatment）是康复医学的重要组成部分，是使病、伤、残者身心健康与功能恢复的重要手段，也是病、伤、残综合治疗的一个组成部分，常与药物治疗、手术疗法等临床治疗综合进行。

康复治疗内容丰富，包括物理疗法、作业疗法、言语治疗、心理治疗、文体疗法、康复工程、康复护理、中国传统治疗、职前训练、社会服务等多种康复疗法。临床上根据康复评定所明确的障碍部位和程度，规划、设计康复治疗方案。康复治疗方案的制定和实施通常以康复医师为主导，康复专业治疗师和相关临床医务人员共同协作或组成一个康复治疗组来完成。完整的康复治疗方案包括有机地、协调地运用各种治疗手段。各种康复疗法不是按先后顺序排列，而是并列的。各治疗部分任务承担的多少，将随时间而变化。物理治疗开始工作量大，当恢复到一定程度时或停止或给予维持量；相反作业疗法开始工作量很小，但逐渐增大为主要治疗手段。各种治疗方法其治疗侧重点也不同：物理疗法的主要作用是改善全身运动功能，以粗大运动为主；作业疗法的主要作用是恢复认知、操作和生活自理功能，以精细运动为主；康复工程是为了矫形、替代和补偿。因此，临床上应根据病、伤、残的具体情况选择相应的、合理的治疗方法。

第二节 康复治疗的发展史

现代康复医学起始于医学康复，而医学康复又源于物理康复，以后逐渐发展了诸多门类的康复疗法，并形成了现代康复。现代康复医学是 20 世纪的产物，其形成与发展经历了漫长的历史：20世纪20年代以前为初创期；20～40年代末是建立期；50～80年代是成熟期；80年代以后是发展壮大时期。虽然康复医学是相对年轻的学科，但其康复治疗思想在古代就已经萌芽。本节主要介绍康复医学两大支柱学科——物理疗法与作业疗法的发展史。

古希腊时期，希波克拉底箴言中就有康复的萌芽，文艺复兴时期的古代矫形外科，就是从假肢、支具开始的。在古希腊、埃及、罗马的早期文献中记载了日光、热水浴、冷水浴、体操、按摩等防治疾病的方法和效果。古希腊名医、西方医学奠基人希波克拉底是国外第一个提出日光疗法的人，并提倡利用体育锻炼、按摩等治疗各种病症。

在中世纪，许多国家的学者都著书立说，倡导通过运动健身和治病。1813年瑞典在斯德哥尔摩设立了"中央体操研究所"，研究运动疗法。Ling教授提出了"等长运动、离心性运动、向心性运动"等名词术语，并将体操训练规范化。在这一时期，美国的Zander开设了Mechanical研究所，推动了运动疗法中利用器械训练的工作。Caelces Aurelianus首先应用水中体操、悬吊、滑轮等进行动力治疗，并首次用以治疗瘫痪病人。运动疗法在20世纪有了较快的发展，1904年Klapp开始应用运动疗法矫治小儿脊柱侧弯；1907年运动疗法应用在小儿麻痹后遗症瘫痪肢体的训练中。波士顿Lovett和他的助手提出了徒手肌力检查法，后经多年实践研究，至1946年基本确定了徒手肌力检查法（MMT）并沿用至今。1924年美国Lowman研制了用于训练肢体麻痹患儿的水池，1928年Carl Hubbard制作了让患者全身进入水中治疗的水槽，被后人称为"Hubbard浴槽"。

1940年，人们发现对于中枢神经系统功能障碍的患者应用现有的运动疗法理论及技术是不适用的，从而促进了神经生理学与神经发育学的研究。1946年美国医师Herman Kabat创立了神经肌肉本体促进技术（PNF技术），提出通过手法训练可引起运动单位最大限度的兴奋，从而改善运动功能；在这一时期，英国的Bobath夫妇将抑制患者的原始反射、促进正常反应的方法应用于偏瘫和脑瘫的治疗，创立了Bobath技术；1951年瑞典物理治疗师Brunnstrom提出了偏瘫患者恢复6阶段理论并创立了Brunnstrom技术；1940～1954年美国学者Rood提出了感觉输入对运动反应的重要作用，创立了Rood技术；1954年以后德国学者Vojta提出了对小儿中枢神经性运动功能障碍施行反射性运动模式训练，通过不断反复刺激，促进反射运动变成主动运动，从而促进患儿的运动功能发育，创立了Vojta技术。1980年澳大利亚物理治疗师Carr和Shepherd创立了运动再学习疗法，强调对偏瘫患者的肢体加强训练使之重新恢复运动功能。从20世纪40年代开始至60年代，以神经生理学及神经发育学为特色的运动疗法获得了极大的发展，并延续至今。

我国传统医学对康复医学发展有很大的贡献，两千多年前的中医学中就已经出现功能康复的概念。《内经·素问》在论述瘫痪肌肉萎缩治疗中，就已重视应用针灸、导引、按摩等方法进行功能康复。汉代（公元前206年～公元220年）医学较广泛地应用针灸和导引治疗疾病；东汉三国时期的华佗把运动锻炼比喻"流水不腐，户枢不蠹"，在继承古代导引的基础上模仿虎、鹿、熊、猿、鸟等动物编制了《五禽戏》，成为我国最早的运动体操；隋（581～618年）、唐（618~907年）两代记录了用多种导引法治疗慢性疾病；到了宋金元明时期，对按摩、导引等记述更多，又创造了以"锦"命名的导引术"八段锦"，还有太极剑、太极拳、气功等，至今仍在广泛应用；到了清代，康熙年间《古今图书集成·医部全录》中对瘫痪等许多疾病都列出了针灸与导引治疗方法。

我国利用水和温泉进行医疗保健有悠久的历史。在古代石器时代就有利用阳光、砭石、水等治疗疾病的记载。春秋时期孔子的《论语》中记述了利用矿泉进行沐浴治病；在《黄帝内经》中有"行水渍之"、"摩之浴之"的治疗方法；东汉文学家张衡所著的《温泉赋》提出温泉浴可以防衰老、助长寿；汉代名医华佗也主张应用温泉水治病。约在公元前468~376年成书的《墨经》已有关于光学性能的描述，被认为是世界上最早的光学理论；唐代孙思邈所著的《千金要方》中描述了采用日光照射防治佝偻病的方法。我国是世界上最早发现磁能和应用磁能治病的国家。秦汉时成书的《神农本草经》将磁石列为能补虚、治关节肿痛、治耳聋等；明代李时珍在《本草纲目》中曾描述用吸铁石加一些药物制成药膏，敷贴患部，治疗肿毒。

大约近4个世纪开始应用人工物理因子治疗疾病。17世纪产生了古老的静电疗法；18世纪美国科学家富兰克林应用来顿瓶放电治疗瘫痪病人；1791年意大利医生及物理学家伽伐尼利用蛙实验，开始了直流电的应用研究；1843年卡巴特制定了电水浴的应用方法及适应证。在18世纪末有学者提出了应用直流电导入药物离子治疗疾病的设想，到19世纪40年代已积累了直流电药物离子导入的临床应用经验，为20世纪的研究和应用创造了条件。1831年英国物理学家、化学家法拉第发明了感应电流，从此即开始了感应电疗法；19世纪出现了直流-感应电诊断法。1887年德国物理学家赫兹发表了有关电磁波的实验论文，证实电磁波的传播具有波的性质，并以其名字作为频率单位。在低、中频电疗法方面，1902年勒杜克发现了最早的低频电疗法——直角脉冲电疗法；20世纪40年代产生了电睡眠疗法；50年代产生了间动电疗法、中频正弦电疗法、干扰电疗法；60年代产生了超刺激疗法、调制中频正弦电疗法；70年代产生了经皮电神经刺激疗法。在高频电疗法方面，1892年法国物理学家达松伐发现了高频电流，此后经过研究产生了达松伐电疗法；20世纪初发明了中波、短波疗法；1929年超短波开始用于医疗；1947年微波开始用于医疗；1956年脉冲式超短波研究成功；20世纪50年代产生了分米波疗法；60~70年代产生了毫米波疗法。人工光疗法的产生和发展比电疗法为迟。1666年英国科学家牛顿发现了白光是由7色光组成，并主张光的本性是微粒说；1800年赫瑟尔发现了红外线；1801年利特尔发现了紫外线；1917年爱因斯坦提出受激辐射的可能性，1960年美国的麦曼制成了第1台红宝石激光器，它是20世纪科技发展的一项重大突破。超声波疗法的产生是现代理疗学发展的重要标志之一。1903年俄国物理学家列别捷夫制成了超声波振荡器，第一次世界大战期间，各国学者做了大量的实验研究，第二次世界大战后，超声波的实验研究和治疗应用迅速发展，成为理疗学的重要组成部分之一。自20世纪50年代以来，磁疗法、超声波疗法、激光疗法、生物反馈疗法、光化学疗法等从治疗技术到临床应用都取得了飞速的发展，尤其是以往被认为是理疗禁忌证的恶性肿瘤，采用物理疗法治疗取得了重大突破。

近年来随着科学研究的不断深入，康复医学的不断发展，物理疗法技术也在不断地发展、完善。

作业疗法作为一种专业比较年轻，但作业疗法思想历史悠长。早在公元前2000年古埃及即采用娱乐和游戏的办法治疗抑郁症患者；公元2世纪希腊医生就认为挖掘、垂钓、造房等都可以用于治病。在古代，我国人民就意识到适当的劳动和文娱活动对某些病人身心状况的改善有益，利用乘骑、观画、劳动等来治病。

作业疗法一词是由一位名叫George Barton的美国医生首先提出的，作为一门专业，直到20世纪初作业疗法才逐渐形成，早期主要用于治疗精神病患者。第一次世界大战以后，随着精神病患者及伤员的精神心理异常者的增多，促进了作业疗法的应用和发展，但主要治疗对象仍是精神病患者。第二次世界大战后，由于康复医学的兴起，作业疗法的工作重点发展到对躯体残疾的康复治疗上。1917年美国成立了国家作业疗法促进会，1923年更名为"美国作业疗法协会"；1947年美国进行了第一次作业疗法国家注册考试；1954年"世界作业疗法师联合会"（World Federation of Occupational Therapists）正式成立。此后，作业疗法在欧、美、澳大利亚等地广泛推行，逐步扩展到神经内科、骨科、老年病科、儿科等。70年代开始在亚洲地区包括日本、香港、台湾等地发展，在香港及新加坡称之为职业治疗，在台湾则称为职能治疗。到90年代，作业疗法及服务已扩展到所有临床科室，成为康复治疗的一个重要组成部分。在近十多年中兴起了对作业疗法的科学研究，1989年作业疗法这门学科首先在南加州大学成为博士生的一门课程。随着我国康复医学的发展，极大地促进了作业疗法技术的开展，一些学校开办了专科、本科生作业疗法专业正规教育，这一专业的建立标志着中国作业疗法的发展开始了一个新的里程。但从作业疗法实际开展情况看仍较落后，与国际先进水平差距较大，需要我们不断地努力学习国外的先进经验，结合国情创建具有我国特色的作业疗法专业。

第三节 康复治疗在临床上的应用

随着物质文明、精神文明建设的发展，人们对生存质量的要求也不断提高，不仅要治好病、要生存，而且疾病治愈后的局部和整体功能也应达到尽可能高的水平，提高生活质量，在家庭和社会中发挥应有的作用。所以，康复医学在整个医学体系中占有十分重要的位置，与保健、预防、临床共同组成全面医学。康复医学不仅是医疗的延续，而且应与临床医学同时并进。康复医学重视人的整体，不仅关心躯体病变，也关心其心理、社会功能活动方面，是实现医学生物学模式向生物—心理—社会模式转变的重要途径。

康复治疗是临床综合治疗的一部分，起着十分重要的作用。康复治疗与临床治疗是相辅相成的，临床治疗是康复治疗的基础，康复治疗可以提高临床治疗效果。在疾病的早期采取适当的、有效的康复治疗措施，可以起到事半功倍的作用。康复治疗与临床治疗相比较，在治疗目的、方法上有较大的区别：临床治疗主要采用药物、手术等治疗方法，去除病因，着重在于消除或减轻患者的伤病痛苦，其目的是将疾病治愈；而康复治疗主要采用物理疗法、作业疗法、言语治疗、心理治疗、康复工程等治疗方法，使病、伤、残者所丧失或削弱的身心、社会功能，能尽快、尽最大可能地恢复、代偿或重建，其目的是促进患者功能最大限度地恢复，重返家庭和社会，建立有意义的、健康的生活方式。

目前临床各科的各个系统疾病在所有阶段都可以有康复治疗的介入、结合，并且介入愈早效果愈好。如急性脑血管病早期康复治疗的介入，可预防各种并发症，防止继发性损害，促进康复进程，为恢复期功能训练做准备。现在已经形成多个临床康复亚专业如神经康复、骨科康复、老年病康复、儿科康复等。

我国现代康复治疗虽起步较晚，但发展较快。相信随着治疗技术的不断发展、完善，康复治疗在临床治疗中将愈来愈发挥重要的作用。

第二章

运动疗法

第一节　概述

一、概念

运动疗法（kinesiotherapy），是在物理治疗中利用躯体运动、牵引、按摩或借助器械的运动等力学因素缓解患者症状或改善功能的一种治疗方法。当完全由患者主动进行时亦可称为体育疗法，但在临床康复对象中，尤其是伤病后早期，都需用被动的方法，因此以称为运动疗法为宜。运动疗法是康复治疗方法中最重要和应用最多的手段，在康复治疗学中占重要地位，是康复医学的基本治疗方法。近年来，随着基础医学研究的进展，促进了运动疗法的迅速发展，形成了针对各类中枢性运动障碍性疾病如偏瘫、脑瘫等具有特色的治疗方法。随着社会的进步和医学模式的转变，运动疗法与康复治疗的其他技术同样被广泛地应用于临床，涉及到骨科、神经科、胸外科、儿科、妇产科、心血管科、呼吸科等几乎所有的临床学科，并且已介入到危重病医学。

二、运动疗法的基础学

（一）生物力学基础

人的运动是人在活动中姿势的连续变化，主要由肌肉收缩和关节活动引起。作用于人体常见的力有肌力、重力、阻力、反作用力、摩擦力、流体作用力。各种外力经常被利用作为运动训练的负荷，正确应用生物力学原理是肌力训练方法学的理论基础。

1. 肌力　是肌肉所能产生的最大的力的强度，以肌肉最大兴奋时所能负荷的重量来表示。主要有肌肉收缩时产生的主动拉力，其次为被动阻力。

2. 重力 是人体保持直立位及运动时必须克服的负荷，其方向垂直向下，大小与体重相等。

3. 阻力 在运动训练时，除要克服器械重力外，还常需克服器械的惯性力、摩擦力或弹力所产生的阻力，其大小与肢体推力相等，方向相反。

4. 反作用力 在静止状态下，地面或器械通过支撑点作用于人体对重力的反作用力，称为静力支撑反作用力。其大小与重力相同，方向相反。人体作加速度运动时，还要加上与加速度运动力的大小和方向相反的反作用力，称为动力支撑反作用力。

5. 摩擦力 是指人体或肢体在地面上或器械上滑动时所受到的摩擦阻力。其方向与运动方向相反。

6. 流体作用力 人体在流体中运动时所承受的流体阻力，称为流体作用力。其大小与运动速度、流体密度成正比，故在水中运动受到的阻力较空气中大，但因流体的浮力抵消了大部分重力，故人体在水中运动比较省力。

（二）运动力学基础

运用杠杆原理对运动进行分析，是运动力学研究的重要途径之一。肌肉收缩时产生关节运动，是因为骨骼肌在收缩时与骨发生杠杆作用。骨在肌肉拉力作用下绕关节转动并克服阻力做功叫做骨杠杆。在运动时产生各种复杂的关节运动都可分解为一系列的杠杆运动。

1. 与杠杆有关的几个名词

（1）支点：是指杠杆绕着转动的轴心点，在肢体杠杆上支点是关节的运动中心。

（2）力点：是指动力作用点，在骨杠杆上力点是肌肉的附着点。

（3）阻力点：即阻力在杠杆上的作用点，是指运动节段的重力、运动器械的重力、摩擦力或弹力以及拮抗肌的张力，韧带、筋膜的抗牵拉力等所造成的阻力。它们在一个杠杆系统中的阻力作用点只有一个，即全部阻力的合力作用点为惟一的阻力点。

（4）力臂：是从支点到动力作用点的垂直距离。

（5）阻力臂：是从支点到阻力作用点的垂直距离。

（6）力矩：是表示力对物体转动作用的大小，是力和力臂的乘积。

（7）阻力矩：阻力和阻力臂的乘积。

2. 杠杆分类 根据杠杆三要素的位置关系可将杠杆分为以下3种类型：

（1）平衡杠杆：又称第1类杠杆，其特征是支点在力点与阻力点中间如同天平。此类杠杆的主要作用是传递动力和保持平衡，支点靠近力点时有增大速度和幅度的作用，支点靠近阻力点时有省力的作用。例如伸肘关节时，支点为肘关节中心，力点在肱三头肌，阻力点为前臂及手的重心。这类杠杆在人体中较少。

（2）省力杠杆：又称第 2 类杠杆，其特征是阻力点在力点和支点的中间，如一根一端支在地上向上摇动重物的棍棒。这类杠杆力臂始终大于阻力臂，可用较小的力来克服较大的阻力。例如当人踮足站立时，以跖趾关节为支点，体重位于支点和力点（腓肠肌、比目鱼肌）之间。这类杠杆在人体中少见。

（3）速度杠杆：又称第 3 类杠杆，其特征是力点在阻力点和支点的中间。此类杠杆在人体上最为普遍，因为力臂始终小于阻力臂，力必须大于阻力才能引起运动，故不能省力，但可使阻力点获得较大的运动速度和幅度，故称速度杠杆。如屈肘时，支点在肘关节中心，力点在肱二头肌，阻力点是前臂及手的重心。这类杠杆在人体中最常见。

3. 人体骨杠杆中的力臂与角度的关系

（1）阻力臂小于力臂：在人体骨杠杆中为省力杠杆，第 1 类和第 2 类的杠杆就为这种杠杆，但是这种杠杆要损失运动的幅度和速度。

（2）肌肉收缩时对骨骼的最佳牵引角度为 90°：因为此时肌肉的全部力量直接作用于骨上。

（3）肌纤维彼此平行且与肌肉的长轴平行：当肌肉收缩时其肌束可缩短 1/2~1/3，因此其牵拉力不是最大。而羽状肌的纤维束呈放射状，收缩时不如平行纤维大，但由于止点均集中于一点上，因此，其牵拉力大，可产生较强的张力。

4. 杠杆原理在康复学中的应用　用较小的力去克服较大阻力，就要缩短阻力臂或使力臂增长。在骨杠杆中肌肉拉力的力臂一般都很短，人体有一些补偿机制可以使其增大，通过籽骨能增长力臂，如髌骨就延长了股四头肌的力臂。此外，通过肌肉在骨上附着点的隆起、突出等来延长力臂。缩短阻力臂或增长力臂同样能够省力，如提重物时，重物越靠近身体越省力，举重提杠铃时的技术关键也是让杠铃尽可能贴近身体。获得速度许多动作不要求省力，而要求获得较大的运动速度和运动幅度，如投掷物体、踢球、挥手拍击球等。为使阻力点移动距离和速度增大，就要增长阻力臂和缩短力臂。人体骨杠杆又大都属于第 3 类杠杆，但第 3 类杠杆不利于负重和负荷，因而可以理解：当阻力过大时易引起运动杠杆各环节特别是其力点和支点的损伤。

（三）生理学基础

人体的肌肉分为骨骼肌、平滑肌和心肌 3 种类型。我们通常所说的肌肉是指骨骼肌，骨骼肌是与人体运动有关的肌肉。骨骼肌是指肌肉的起点、止点附着在骨骼上的肌肉，它的收缩可牵动骨骼环绕关节产生各种运动。骨骼肌的特点是它的活动受意识控制，所以又称为"随意肌"，它受体神经支配。平滑肌和心肌的活动不受意识控制，所以又称"不随意肌"。平滑肌受交感及副交感神经的运动末梢（游离末梢）支配。组成肌肉的基本单位是肌纤维，它是一根根长柱形的细胞。许许多多的肌纤维排列成束，表面有肌囊膜包绕，与丰富的神经、血管一起构成一块肌肉，肌纤维的收缩受脊髓前角运动细胞支配。脊髓前角运动神经元发出的轴突最后形成终末分支，支配着若干条肌纤维，组成一个运动单位。

肌肉和神经纤维是两种完全不同的组织，他们之间无直接联系。然而，神经冲动却可引起肌肉收缩，这种功能的联系是通过运动神经进入肌肉后继续分支，直至终止在肌纤维的终膜，即运动终板上来实现的。终膜与普通肌膜相连接，因终膜比肌膜分化高，且比肌膜厚，故折成许多锯齿状凹陷的小皱褶，使终膜的面积增大数倍。在神经细胞膜和肌细胞膜之间有一间隙，称为突触间隙。轴突末梢内有许多突触小泡，内含大量乙酰胆碱。当运动神经接受运动冲动使运动神经纤维末梢去极化，改变神经膜的通透性，使 Ca^{2+} 进入末梢内，造成突触小泡破裂，释放乙酰胆碱。乙酰胆碱在突触间隙中一部分被水解，一部分扩散至终膜，与终膜乙酰胆碱受体相结合，形成复合体。复合体使终膜去极化，产生终板电位。当终板电位达到一定阈值时，作用于终板邻近的肌膜，使其去极化并使它发放一个可传播的动作电位，此电位沿着肌纤维传播，形成兴奋-收缩耦联，导致肌肉收缩。

（四）骨骼肌肉的运动学基础

1. 运动的面与轴 用三维坐标系统来记录人体运动时体表和体内某些点的空间位置以及这些点的运动轨迹，这个坐标系统首先是按照人体解剖学姿势将人体分为下列平面与轴，作为人体的基本标志。

（1）矢状面：通过躯干纵轴、前后位的垂直平面，将人体分为左右两部分。

（2）额状面（冠状面）：与矢状面成直角的垂直平面，将人体分为前后（背侧与腹侧）两部分。

（3）水平面（横切面）：通过人体与地平面平行的任一平面，将人体分为上下两部分。

（4）X轴（矢状轴）：矢状面与水平面交叉所形成的前后向轴（前为正、后为负），即在水平面上由前向后贯穿人体的线。

（5）Y轴（额状轴）：额状面与水平面交叉所形成的左右侧向轴（右为正、左为负），即在水平面上由右向左贯穿人体的线。

（6）Z轴（纵轴）：矢状面与额状面交叉所形成的轴（上为正、下为负），即上下贯穿人体、垂直于水平面的线。

2. 肌肉在关节活动中的作用 身体的运动是在身体平衡、稳定的基础上完成的，而肌肉、骨骼、关节是维持身体平衡、稳定的重要组成部分。依据肌肉在运动中所起的作用不同可分为以下几种类型：

（1）原动肌：靠其主动收缩来产生某一特定运动的主要肌群称为原动肌。如伸肘时，肱三头肌为原动肌。

（2）拮抗肌：与原动肌作用相反的肌群称为拮抗肌，它起着调节原动肌收缩的作用。如伸肘时，肱二头肌是拮抗肌。

（3）固定肌：为了发挥原动肌对肢体的动力作用，需将肌肉近端附着的骨骼或更近的一连串骨骼做充分固定，起这种固定作用的肌群称为固定肌。如屈肘时，固定肩关节的肌肉。

（4）中和肌：原动肌对动点骨具有多种作用时，为抵消原动肌收缩时所产生的一部分不需要的动作的肌群称为中和肌。如进行扩胸动作时，斜方肌与菱形肌都是原动肌而使肩胛骨回缩；但又互为中和肌而使肩胛骨不回旋。

（5）副动肌：是为帮助完成动作或仅在动作的某一阶段起作用的肌群。如屈肘时的肱桡肌与旋前圆肌。

以上副动肌、固定肌及中和肌通常统称为协同肌。

3. 关节运动学

（1）关节运动的常用术语：描述关节运动的一些最常用的术语为：①屈曲：关节绕额状轴运动，致相关关节的两骨彼此接近，其间的角度变小。②伸展：关节绕额状轴运动，致相关关节的两骨彼此离开，其间的角度变大。③外展：关节绕矢状轴运动，该部分离开指定线（如身体中线、手或前臂的正中线）向外侧活动。④内收：关节绕矢状轴运动，该部位离开指定线向内侧活动。⑤旋转：关节的一部分绕其轴转动或移动，其中向身体前方旋转为内旋，向身体后方旋转为外旋。但在上肢，屈肘 90°、上臂置于体侧时，前臂旋转而使手掌朝下称为旋前；屈肘 90°、上臂置于体侧时，前臂旋转而使手掌朝上称为旋后。在下肢，足向内旋转，足底倾向于面对内侧称为内翻；足向外旋转，足底倾向于面对外侧称为外翻。

（2）定位于身体平面的关节运动：关节的屈伸运动（指、趾除外）；关节的内收与外展（指、趾除外）；关节的内旋与外旋运动。例如，肩关节或髋关节的屈伸运动发生在矢状面，外展和内收运动发生在额状面，内外旋发生在水平面。

（3）运动自由度：①一个自由度：只有一个运动轴，关节仅能绕此轴进行一度空间的运动。如滑车运动（如指间运动）、车轴关节（如寰枢关节、桡尺关节），蜗状关节是滑车关节的变形（如肘关节）亦只有一个自由度。②两个自由度：有两个互相垂直的轴，关节可绕此两轴进行二度空间的运动。如椭圆关节（如桡腕关节）、鞍状关节（如拇指的腕掌关节）等。③三个自由度：具有三个互相垂直的运动轴，关节可作多种方向的运动，但仍限于三度空间的运动。如杵臼关节（如髋关节）、球窝关节（如肩关节）、平面关节（如肩锁关节）等。

（五）肌肉收缩的类型

运动功能恢复的基本条件是肌力的恢复，而各种类型肌肉的收缩是完成各种类型活动的基础。

1. 等张收缩（isotonic contraction） 亦称动力性收缩，指肌肉收缩时张力基本不变，整个肌纤维的长度发生变化，并产生关节运动的肌肉活动。根据肌肉起始的活动，等张收缩又可分为：

（1）等张缩短（isotonic shortening）或向心性收缩（concentric contraction）：即肌肉收缩时，肌纤维长度向肌腹中央收缩，使肌肉起止点缩短，如肘关节屈曲肱二头肌在做向心性收缩。

（2）等张延伸（isotonic lengthening）或离心性收缩（eccentric contraction）：即肌肉收缩时，肌纤维长度变长，肌肉起止端延伸，如下蹲时股四头肌收缩。

2. 等长收缩（isometric contraction） 亦称静力性收缩，即在肌肉收缩时张力增加，肌肉起始点两端的间距无变化，肌纤维的长度没有明显的改变，不产生关节运动的肌肉活动，常常表现为肌张力增高。等长性训练常被应用于暂时不允许关节活动情况下的肌力训练，如骨折早期、骨折后石膏固定、关节疼痛和关节韧带重建手术后等。

三、运动疗法的特点与目的

（一）特点

1. 以功能恢复为目标 运动疗法与临床其他治疗方法主要不同之处在于，运动疗法以"运动"为手段，着眼于"功能"。通过锻炼和训练尽量改善和恢复机体功能、劳动力或生活自理能力，缩短康复时间。

2. 主动治疗 运动疗法中有一部分是病人的自我治疗，须由病人主动锻炼，从而调动病人的主观能动性，使其主动参与治疗，病人的自觉性和积极性与治疗效果有密切的关系。

3. 局部治疗和全身治疗相结合 通过主动和被动运动，运动疗法既可达到局部器官的锻炼，也可通过神经反射和体液调节机制来改善全身的功能状态，达到增强体质，促进功能康复的目的。由于运动是一种非特异性生理刺激，因此必须按照专门的方式方法和一定的运动量来进行。

4. 预防疾病和治疗疾病相结合 运动疗法不仅能对一些疾病起到治疗作用，而且能防止一些疾病可能发生的并发症或不良后果，并能增强体力和抗病能力，从而具有一定的预防疾病和帮助年老体弱者健身延年的作用。通过运动作为治疗手段，还可增强精神和意志的锻炼。

5. 简便易行 运动疗法不受时间、地点、设备、器材等条件限制，简便、经济、易行。

（二）目的

采用运动对患者进行治疗，着重解决患者运动功能障碍的问题，主要达到改善关节活动度，增强肌力、耐力，改善平衡协调能力，提高整体运动功能的目的。在治疗过程中，患者自身积极参与，局部功能与整体机能、身体功能与心理功能均得到全面改善与提高。

四、运动疗法的实施原则

（一）安全性原则

不论采取什么方式的运动疗法，都应以保证病人安全为前提。由治疗师执行的运动疗法，如被动运动、关节松动术等手法，必须强度适当，治疗中密切观察病人反应。由病人自我完成的运动疗法，如恢复肌力、耐力训练等，应指导病人正确的训练方法及如何调控运动量，避免因方法或运动量不当造成损伤或加重病情。

（二）针对性原则

严格按照病人的自身特点、疾病诊断、病程、评定的结果及治疗目的等制定康复治疗方案，因人因病而异，目的明确，重点突出，并且应根据患者功能状况的改变而及时调整方案及方法。

（三）渐进性原则

运动强度由小到大，运动时间由短到长，动作的复杂性由易到难，休息次数和时间由多到少、从长到短，重复次数由少到多，动作组合从简到繁。在患者适应过程中逐渐增加运动量。同时，还应根据病人的病情变化、自觉症状和体征表现随时调整。

（四）持久性原则

运动疗法特别是主动运动，具有良好的效应积累以及远期作用。治疗时间越久，效果越佳，因此需要病人长期坚持。

（五）整体性原则

在被动运动及功能训练中，常只重视局部的治疗和训练，因此，在进行运动治疗时，应该局部和全身兼顾。在许多情况下，当全身健康状况改善后，局部的功能改善更为容易。

五、临床应用

（一）适应证

运动疗法的适应范围很广，对下列疾病可以获得比较满意的效果。

1. **运动系统疾病** 四肢骨折或脱位、脊柱骨折、腰腿痛、颈椎病、肩周炎、脊柱畸形、扁平足、关节炎（类风湿性关节炎、强直性脊柱炎、骨性关节炎）、骨质疏松症、关节术后、截肢后装配假肢、烧伤后瘢痕形成、软组织损伤等。

2. **神经系统疾病** 脑卒中、颅脑损伤、脊髓损伤、周围神经病损、脑性瘫痪、脊髓灰质炎、神经衰弱等。

3. **内脏器官疾病** 高血压、动脉硬化、冠心病、肺结核、慢性支气管炎、肺气肿、哮喘、溃疡病、内脏下垂、习惯性便秘、内脏器官手术后等。

4. **代谢障碍性疾病** 糖尿病、肥胖、高脂血症等。

5. **妇科疾病** 子宫位置异常、盆腔炎、痛经等。

6. **其他** 老年人、体质衰弱者、亚健康状态、肿瘤经放疗及化疗和手术治疗后、戒毒后等。

（二）禁忌证

运动疗法没有绝对的禁忌证。过去认为疾病的急性期或重症病人不适宜实施运动疗法。其实，这是将运动疗法与体育运动相等同的错误观点。从现代运动治疗学的范畴来看，疾病的急性期或因各种原因卧床的重症病人，仍然可以实施运动疗法，如对昏迷病人（如颅脑外伤或脑血管意外）可以做肢体的被动运动，以预防关节挛缩；心肌梗死的急性期，病人可以自己完成远端肢体小关节的主动运动，以改善肢体的血液循环。关键在于选择好适当的运动治疗项目和适宜的运动治疗强度。

运动治疗的相对禁忌证有感染性疾病、发热（体温 38℃以上，血白细胞数量明显增加），器官功能失去代偿、严重衰弱、有大出血倾向、剧烈疼痛、运动中可能会产生严重并发症（如心绞痛、心脏室壁瘤等）、恶性肿瘤尚未妥善处理者等。

六、常用设备

用于运动疗法的器具涉及的范围十分广泛，大到多功能组合运动器械，小到沙袋和健身球。运动疗法常用的器具可以简单地分为共用器具和个人器具。共用器具是指装备在治疗室或训练室内，患者共同使用的器具；个人器具主要包括假肢、支具、夹板、自助具、手杖和轮椅等。治疗室内必须配置的运动治疗器械包括以下几类：

（一）普通装备

检查床、治疗台、治疗桌、姿势矫正镜等。

（二）一般训练器械

运动用垫子和附件、练习用体操凳、肋木、体操棒、健身球、棒槌、杠铃、哑铃、沙袋、大小实心球、弹簧拉力器等。

（三）站立、行走和移动训练器械

斜板或斜台、平行杠和附件、练习用梯子、手杖、拐杖、步行器、轮椅等。

（四）肌肉和关节训练器械

弹簧拉力器、重力摆动器、滑车、重力运动装置、悬吊装置、跑步器、划船器、踏车、功率自行车、增强关节活动度器具、踝关节矫正踏板、上肢及手指活动度和肌力增强器具等。

（五）其他

牵引用设备（颈椎牵引器、腰椎牵引床、关节功能牵引器）、功能测定器具、多功能组合健身器、运动水池和水中附件、呼吸训练装置、日常生活活动训练器具等。

第二节 长期制动及卧床对机体功能的影响

疾病和外伤常使人们被迫制动或卧床休息，这种制动或休息可引起制动或废用综合征。近几十年来逐渐认识到，长期卧床不活动本身是功能障碍的普遍原因，它加重残疾，有时其后果较原发病和外伤的影响严重得多，它常涉及一个或多个器官和系统的功能障碍。通过采取的各种功能锻炼方法，对机体的各种功能产生相应的影响，特别是经过一定时间的运动锻炼，不仅可使原已丧失的功能重新获得，并有可能在原有的基础上获得更高的功能状态。机体功能的这一变化过程极为复杂，不仅受到神经、体液因素的影响和调节，也受到环境因素的制约。

长期制动及卧床所引起的机体不良生理效应归纳如下：

一、对肌肉的影响

长期卧床最早最显著的异常是肌肉系统。表现为肌肉萎缩，肌肉的血液供应减少，肌细胞内线粒体减少，氧化能力下降，无氧代谢能力也减退，从而导致肌肉力量和耐力的下降，抗应激能力减退。

二、对骨骼的影响

长期卧床和制动对骨骼系统的影响主要是骨质疏松、脱钙，易发生骨折；其次是关节退变，首先可表现为关节本身的改变，包括软骨和关节囊的变化，伴以疼痛和不活动，继而关节囊收缩、关节挛缩。

三、对心血管系统的影响

由于躯体情况的变化，安静时交感肾上腺系统较副交感胆碱能系统占优势，基础心率增加，心肌收缩做功效率降低，心输出量减少；心血管调节功能减退，易发生体位性低血压；长期卧床使下肢血流淤滞、血浆容量减少和脱水、血管壁损害等因素可导致静脉血栓形成，卧床时间愈久其发生率愈高。

四、对呼吸系统的影响

呼吸系统并发症是长期卧床后可能致命的并发症之一。表现为最大通气量和肺活量下降；呼吸肌功能下降，气管的纤毛活动减少，易发生坠积性肺炎。

五、对消化系统的影响

长期卧床可使消化腺分泌减少、胆汁合成与分泌减少而食欲下降，特别是不愿摄入蛋白质丰富的食物；胃肠运动减少，因而营养的吸收减缓，产生一定程度的低蛋白血症；低蛋白血症加以血浆容积减少和脱水，肛门括约肌痉挛，往往造成便秘。

六、对代谢和内分泌的影响

长期卧床可使患者合成代谢减退，分解代谢增加，出现负氮、负钙、负磷平衡。肾上腺素、肾上腺皮质激素合成和分泌减少，应激能力下降，易感染。长期制动引起的代谢和内分泌障碍往往较肌肉骨骼和心血管系统并发症要晚，恢复也较迟。

七、对泌尿系统的影响

长期卧床患者出现尿排出钙和磷增加、尿潴留等，易发生尿路结石和反复尿路感染。

八、对神经系统的影响

长期卧床制动，患者产生感觉剥夺和心理社会剥夺。表现为感觉异常和痛阈下降、情绪低下、抑郁、焦虑、悲观失望、定向能力下降等"负性"情绪。

九、对皮肤的影响

长期制动影响皮肤及其附件产生萎缩和压疮，皮肤卫生不良可导致细菌与真菌感染和甲沟炎与嵌甲。

第三节　运动疗法的治疗作用

运动疗法是按照科学性、针对性、循序渐进的原则，最大限度地恢复或改善病人已经丧失了或减弱了的运动功能，预防和治疗肌肉萎缩、关节僵硬等局部或全身的并发症。其作用主要是通过神经反射、神经体液因素和生物力学作用等途径，对人体全身和局部产生影响和作用。其治疗作用主要有以下几个方面：

一、维持和恢复运动器官的功能

功能活动是维护运动器官正常形态所必需的因素，功能活动缺乏或不足，就会导致神经营养过程的变化，从而逐渐引起运动器官系统结构上的退行性改变，包括肌肉废用性萎缩和关节挛缩僵硬等。运动治疗可以促进全身血液循环，增加骨骼肌肉系统的血液供应，促进关节滑液的分泌，牵伸挛缩和粘连的软组织，维持和改善关节活动范围，提高和增强肌肉的力量和耐力，改善和提高平衡、协调能力，预防和延缓骨质疏松的发生。因此，对维持和改善运动器官的形态和功能具有重要的作用。

二、增强心肺功能

运动时由于肌肉需要做功，消耗了身体内部的能源底物，器官新陈代谢的水平增加到休息水平的几倍甚至几十倍，其增加的程度与运动的强度成正比。运动时，大量的血液流向肌肉，循环系统和呼吸系统的功能活动也相应地增加以适应机体的需要。例如：心率加快，心肌收缩加强，收缩期末容量减少，心输出量增加；通过锻炼，安静时的肺活量和每分钟通气量增多，肺血流分布也较为均匀，吸氧能力达到加强，表现为呼吸加深、加快，胸廓和横膈的活动幅度增大。

三、促进代偿功能的形成和发展

运动疗法是促进和加强人体代偿功能的积极措施，反复训练是发展代偿功能的重要条件。对某些经过系统的运动治疗，其功能仍难以完全恢复的患者，通过对健侧肢体或非损伤组织的训练，可以发展代偿能力，以补偿丧失的功能。例如，偏瘫、截瘫、神经损伤、肺气肿、肺切除术等病人经过正规的运动疗法治疗后，患肢功能仍未能恢复，可通过合适的反复训练，发挥未受损器官或功能的代偿作用或受损器官的储备能力，或者促使形成新的条件反射和运动模式，掌握新的动作技巧，使有关功能达到最大程度的改善和代偿，达到最大限度地生活自理，提高生活质量。

四、提高神经系统的调节能力

神经系统特别是中枢神经系统对全身器官的功能起重要的调节作用。运动是一系列生理性条件反射的综合，适当的运动可以保持中枢神经系统的兴奋性，改善神经系统的反应性和灵活性，维持其正常功能，发挥其对全身各个脏器的调整和协调能力。

五、增强内分泌系统的代谢能力

主动运动可以促进糖代谢，减少胰岛素分泌，维持血糖水平；增加骨组织对矿物质（如钙、磷）的吸收。因此，合理的运动已经成为糖尿病、骨质疏松症等慢性代谢性疾病的基本治疗方法之一。

第四节 运动疗法的分类

运动疗法的内容丰富，分类繁多。按治疗作用部位可以分为全身运动和局部运动；根据能源消耗分为放松性运动、力量性运动、耐力性运动；按治疗方式可分为徒手运动疗法、器械运动疗法和水中运动疗法；按主动用力程度可分为主动运动、被动运动、助力运动、抗阻运动；按肌肉收缩类型可分为等长运动、等张运动和等速运动；按治疗作用可分为改善关节活动度训练、增强肌力训练、增强耐力训练、改善平衡协调能力训练等。

一、按完成动作的主动用力程度分类

（一）被动运动（passive movement）

1. 定义 运动时患者完全不用力，肌肉不收缩，肢体处于放松状态，由外力完成整个运动过程，外力可来自于机械力、治疗师的帮助及患者健肢的帮助。例如：关节手术后早期持续被动运动，各种手法治疗等。

2. 作用 被动运动可预防挛缩和粘连的形成；维持和增加关节活动范围；改善肢体血液循环，消除肢体肿胀；保持肌肉休息状态时的长度；对中枢性瘫痪患者增强本体感觉输入，刺激伸屈反射，放松痉挛肌肉；为助力和主动运动做准备。

3. 临床应用 适合各种原因引起的肢体功能障碍，肌力 0 级，包括瘫痪或很软弱的肢体或关节活动明显受限，以及需要保持关节活动范围，但又不能或不宜进行主动运动的肢体。

（二）主动 - 辅助运动（active - assisted movement）

1. 概念 是指部分借助于外力的辅助，部分由患者主动收缩肌肉来完成整个运动过程的运动形式。也称助力运动。外力可以来自机械（如滑轮、悬吊等），也可以来自于健侧肢体或他人的帮助。如四肢骨折患者利用悬吊带将骨折肢体托起，以去除重力的作用来完成肢体的活动；周围神经损伤患者利用滑轮进行关节活动或肌肉力量训练；偏瘫病人用健侧肢体帮助患侧肢体活动。

2. 作用 助力运动常是从被动运动向主动运动过渡的形式，其作用是增强肌力和改善功能。

3. 临床应用 适合于患肢肌力在 1~2 级，肌肉已能开始收缩，但力量尚不足以移动肢体的自重或对抗地心引力的情况；关节活动度有所改善的关节以及由于疼痛、虚弱，不宜进行主动运动时。

（三）主动运动（active movement）

1. 概念　是在既不加辅助力也不给予任何阻力的情况下全部由患者主动独立完成的运动，整个运动由患者主动收缩肌肉来完成。

2. 作用　增强肌力、改善关节活动范围和恢复肢体功能，并且能通过这种运动改善心肺功能和全身状况。

3. 临床应用　适合于肌力 3 级，肌肉能移动肢体自身的自重或抗地心引力时进行的运动，但尚不能对抗任何外加阻力的情况。

（四）抗阻运动（resisted movement）

1. 概念　在有阻力情况下由患者主动地进行对抗阻力的运动。阻力可以是器械或徒手的。抗阻运动可分为以轻负荷多重复的耐力训练和重负荷少重复的肌力训练两种，可以采用渐进抗阻训练，也可以利用等速训练仪进行肌力训练。

2. 作用　增加受训肌肉负荷，经过主动运动克服其阻力以达到增强肌力的目的。

3. 临床应用　适合于肌力 4~5 级的患者，多用于肌肉的力量训练和耐力训练。例如：骨折或周围神经损伤后的肌肉力量训练。

二、按肌肉收缩的形式分类

1. 等长运动（isometric movement）　肌肉收缩时，肌纤维的长度不变，张力增加，关节不产生肉眼可见的运动。多用于骨科疾患早期康复治疗及发展肌力。如肢体被固定后或手术后的患侧肢体的肌肉收缩，腰背痛患者的肌肉力量训练。

2. 等张运动（isotonic movement）　肌肉收缩时，肌纤维长度缩短或延长，张力基本保持不变，关节产生肉眼可见的运动。根据肌肉收缩时肌纤维长度变化的方向，等张运动又分向心性等张运动和离心性等张运动。

3. 等速运动（isokinetics）　利用专门设备（如 CYBEX）根据运动过程的肌力大小变化调节外加阻力，使整个关节依照预先设定的速度运动，而在运动过程中只有肌肉张力和力矩输出的增加。与等长运动和等张运动相比，等速运动的最大特点是运动过程中速度恒定，阻力变化，在整个运动过程中所产生的阻力与所作用的肌群力量呈正比（其变化与肌力呈正比），即肌肉在运动过程中的任何一点都能产生最大的力量。这种运动突出的优点是肌肉能得到充分的锻炼而又不易受到损伤，可较有效地发展肌力。

三、放松性运动

以放松肌肉和神经为主要目的的运动，如医疗步行、医疗体操、保健按摩、太极拳等，适合于心血管和呼吸系统疾病的患者、老年人及体弱者。

四、力量性运动

以增加肌肉力量为主要目的的运动，如各种持器械医疗体操、抗阻力训练（沙袋、实心球、哑铃、拉力器等），适合于骨骼肌和周围神经损伤引起的肌肉力量减弱。

五、耐力性运动

以增加心肺功能为主要目的的运动，如医疗步行、骑自行车、游泳等，适合于心肺疾患及需要增加耐力的体弱患者。

第五节 运动处方

一、概述

一般认为，运动处方是按运动者的年龄、性别、运动经历、健康状况、心肺功能及运动器官的状态来判定出适合本人实际需要的运动内容和运动量，以求更好地达到健身与防治疾病的目的，同时避免不合理运动引起的身体损害。

运动处方这一概念早在20世纪50年代就有人提出，但对运动处方所包含内容的认定尚不统一，目前多数学者认为运动处方的主要内容应包括：运动项目、运动强度、运动持续时间和运动中应注意的事项等。

我们所说的身体素质就是指人体在运动中所表现出来的力量、速度、耐力、灵活性和柔韧性等综合能力，它也是构成体力的基础。

二、运动处方的分类

无论以预防保健还是治疗疾病为目的，甚至竞技体育中为取得更好的运动成绩，制订科学的、个体化的运动计划，都可使运动者提高效率，在安全可靠并有计划性的前提下达到健身、治疗疾病及提高运动成绩的目的。运动处方一般分为三大类别：

（一）预防保健运动处方

对象为大众群体，包括了各个年龄段的健康人群，以增强体质、提高人体各器官功能、保持和提高健康水平为目的。

（二）竞技体育中的运动处方

使用对象主要为运动员。针对不同的运动项目、运动个体制订运动处方进行训练，目的在于提高运动员身体素质、运动技巧及竞技水平，提高运动成绩。

（三）治疗用运动处方

对象主要为各种疾病的患者。针对不同疾病的特点、不同的个体及不同的功能预期制订运动处方，用高效率的运动手段治疗疾病、提高治疗效果，促进功能的进一步恢复。

三、制订运动处方的生理学基础

（一）有氧运动

治疗用的运动处方锻炼以采用中等强度的有氧代谢为主，有氧运动的目的是为了增强体质，提高抗病能力，其中以提高心肺功能和心血管的输氧能力尤为重要。耐力运动对增强心血管的负荷能力，呼吸系统的摄取氧及组织在氧代谢中利用氧的能力都有明显的作用。有氧运动对人体的影响是多方面的，一般认为有氧运动是恒常运动也叫稳定状态，是人体活动的一种功能状态。有氧运动可刺激各种生理功能，使包括呼吸、循环在内的生理功能提高，使人体的需氧量和吸氧量之间达到一种动态的平衡，在这种平衡状态下，运动时不发生乳酸堆积，心率、心输出量和肺通气量保持稳定状态，因此可保持较长时间的运动，安全性高，脂肪消耗多，有提高最大摄氧量并改善有氧代谢的功能。一般来说，恒常运动能持续运动 5 分钟以上而有余力，而非恒常运动在运动 5 分钟之内便会产生疲倦。

（二）超量恢复

正常情况下，机体对一定量的运动负荷刺激有一个适应的过程，这个过程包括了负荷、恢复和超量恢复三个阶段。在负荷阶段体内的产能物质被大量消耗，由于能量代谢产物的堆积尤其是乳酸的蓄积，使人产生疲劳，人体功能水平下降。停止运动后进入恢复和超量恢复阶段，机体内水电解质及酸碱恢复平衡，肌肉内被消耗的能量物质得以补充，并且在一段时间内可超过原有水平，此现象称为"超量恢复"。在超量恢复阶段内再进行下一次的超负荷训练，肌肉内的能量物质和肌力可逐步积累起来，并使机体能力和训练水平逐渐提高。通常运动后1~2天出现超量恢复，但如果运动量太小，不感到疲劳，就不会出现超量恢复，故超量恢复需要一定的运动量。

（三）全面的身心健康

全面的身心健康主要是保持人体生理、心理平衡的理念。人体每天需要摄取适量的营养，以保证机体的生长发育和新陈代谢；需要一定的休息时间，以保证工作疲劳的恢复和精神放松；同时也需要一定量的体力活动，以保证人体肌肉、骨骼以及内脏器官等的功能。如果人体的这三种基本需求能满足并可维持在适度范围，就可谓达到了平衡。这种状态也就是全面的身心健康状态。全面身心健康有助于提高人的生活质量，而有氧运动则是保持全面身心健康最有效和最科学的运动方式。

四、运动处方的内容

运动处方应包括运动项目、运动强度、运动持续时间、运动频度以及注意事项等五个方面。

（一）运动项目

主要包括三大类，即有氧运动、伸展运动及力量性运动。

1. 运动主要为耐力性运动项目 行走、慢跑、交替走跑、自行车、游泳、跳绳、上下台阶、步行车、划船器、室内功率自行车、运动平板、滑冰、越野滑雪等。

2. 伸展牵拉运动 各类广播体操、太极拳、五禽戏、八段锦、跳舞、各种医疗体操、矫正体操和气功等。

3. 力量性锻炼 采用中等强度的运动，用以增加或保持肌力和肌容积，多用器械训练。训练要求主要的肌群参与，每次8~10组，每组重复8~12次，每周要训练至少2次。

（二）运动强度

一个个体的运动量是指在一次锻炼中所做的"功"的总和，其大小取决于运动负荷强度、运动时间和次数。运动强度是单位时间内的运动量，运动强度要结合个体情况，因人而异，避免公式化。决定运动强度也是制订运动处方中较为困难的一部分，部分人需要在适当的仪器监测下才可确定运动强度是否合适。不同的个体运动能力差异极大，例如长跑运动员可以在 80%的功能状态下维持超过 2 个小时，而一般人在 80%的功能状态下只能维持几分钟。因此，运动强度不应超过 80%和低于 50%，无症状的成年人为 60%~70%，心脏病患者的运动强度可为 40%~60%。运动强度可按心率、运动后心肌出现缺血变化及代谢当量等来确定。

1. 用心率确定运动强度 去除环境、心理刺激或疾病等因素，在一定范围内，人的心率和运动强度之间存在线性相关关系。运动时达最大运动强度时的心率称为最大心率。达最大功能的 60%~70%时的心率为靶心率（target heart rate, THR），是指获得最佳运动效果并能确保安全的运动心率，或叫目标心率。计算靶心率有下列两种方法：

①最大心率（HRmax）减去安静心率（HRrest）乘以心率范围的百分数，再加安静心率即为靶心率。标准的 Karvonen 公式为：

$$THR =（HRmax-HRrest）（0.6~0.8）+HRrest$$

②靶心率等于最大心率乘以心率范围的百分数。这种算法比前一种算法所估算的靶心率约低 15%。

机体的锻炼过程就是逐步提高心率的过程，于是人们把运动后的心率作为一种确定运动量的指标，记录心率可用听诊器、心电监测等方法。用心率确定运动量的方法主要包括：

（1）按运动后最高心率的百分数计算：一般以每分钟心率 220 次作为青年运动员的最高心率，每分钟 200 次作为一般青年人的最高心率，每分钟 180 次作为健康中老年人（45 岁以上）的最高心率，如果患者患有慢性病或身体较虚弱，则心率以 170 次为准。以此为基础，根据运动后所达的最高心率的百分比来确定运动量，大致可分为大、中、小三种。以健康中老年人为例：

1）大运动量：相当于最高心率（180 次/分）80%以上，即 144 次/分以上。

2）中运动量：相当于最高心率的 70%，即 126 次/分左右。

3）小运动量：相当于最高心率的 60%，即 108 次/分左右。

也就是说，对于健康中老年人来说，运动后心率超过 144 次/分就有"过度"的倾向了，而低于 108 次/分则没有较好的锻炼作用。

一般的锻炼原则都是从小运动量开始，逐步增加到中等运动量。有锻炼基础的青年或中老年运动员可以达到大运动量的水平。

（2）按运动后心肌出现缺血变化：在进行测定时，对于有慢性病的患者最好采用心电图监测，以心电图出现心肌缺血时的心率为准，运动量相当于缺血时心率的 80%或不超过此心率。

（3）按心率增加的百分比：用功率自行车或运动平板试验测得净增心率

（本人最高心率-安静时心率＝本人净增心率），大致分为大（80%以上）、中（70%左右）、小（60%以下）三种不同的运动量。例如，一位运动者安静时心率为 70 次/分，最高心率为 150 次/分，那么求运动量的公式为：

大运动量（150-70）×80%+70＝134 次/分

中运动量（150-70）×70%+70＝126 次/分

小运动量（150-70）×60%+70＝118 次/分

由于每个人的最高心率不同，安静心率也有所差别，故这种计算运动量的方法较为实际。一般的健康人最好给予中等运动量；慢性病患者则应从小运动量开始，最多达到中等运动量；大运动量只适于有锻炼基础的青年人或中老年运动员。这种方法的缺点是运动者必须进行最高心率的测验，可能会有不良反应的出现。

（4）Robinson 方法：Robinson 方法按不同年龄最高心率的 60%~70%来确定运动量，但运动量一般不应少于最高心率的 40%。见表 2-1。

表 2-1　　　　　　　Robinson 不同年龄的最高心率（MHR）

年龄	MHR	年龄	MHR	年龄	MHR	年龄	MHR
20	200	34	187	48	177	62	167
21	199	35	186	49	176	63	166
22	198	36	186	50	175	64	165
23	197	37	185	51	174	65	164
24	196	38	184	52	173	66	163
25	195	39	183	53	172	67	162
26	194	40	182	54	171	68	161
27	193	41	181	55	171	69	161
28	192	42	180	56	170	70	160
29	191	43	180	57	170	71	160
30	190	44	180	58	169	72	160
31	190	45	179	59	168	73	160
32	189	46	177	60	168	74	160
33	188	47	177	61	167	75	160

（5）按心率恢复时间：一般合适的运动量在运动结束后 10~15 分钟要基本恢复到运动前水平。如果在 3 分钟内恢复则说明运动量偏小；15 分钟以后仍不能恢复到原来的水平，则说明运动量偏大，在以后的运动中应减少运动量。另外还可用测定基础心率的方法来确定运动量，若运动后次日早晨心率较过去增快 10~12 次/分，则说明运动量可能偏大。

2. 代谢当量和最大吸氧量的百分数确定运动强度

（1）代谢当量（metabolic equivalent of energy，MET）：表示运动时代谢率对静息代谢率的倍数。其定义为：每千克体重，从事 1 分钟活动，消耗 3.5ml 氧，其活动强度为 1MET = $3.5mlO_2/kg \cdot min$。1MET 的活动强度，大约相当于健康成年人安静时的代谢水平，即约为每小时、每千克体重消耗 1 千卡（kcal）。

MET s 的测定有两种方法，可以直接测定活动时的吸氧量，并推算出相应的 METs；也可根据已研究的各类活动时的 METs，间接判断运动处方活动的强度。实际情况由于条件的限制，一般很少通过吸氧的直接测定来计算 METs。应用的 METs 最常见的方法就是查找有关活动的平均 METs，在这一方面国内外已经对大部分的日常活动和运动锻炼进行了研究，可以参考用于制定运动处方中。有关各种自理活动的 METs 值见表 2-2。

表 2-2 各种自理活动的 METs 值

活　动	Cal/min	METs
卧位休息	0	1
坐位	1.2	1
立位	1.4	1
进餐	1.4	1
说话	1.4	1
穿衣、脱衣	2.3	2
洗手、洗脸	2.5	2
床边坐马桶	3.6	3
走路（4km/h）	3.6	3
淋浴	4.2	3.5
床上用便盆	4.7	4
下楼	5.2	4.5
走路（6km/h）	5.6	5.5
用助行器和拐杖走路	8.0	6.5
用轮椅前行	2.4	2

（2）用最大吸氧量的百分数表示运动强度：有氧运动能力增加是取得运动效果的指标之一，故可用最大吸氧量的百分数来表示运动强度。最大吸氧量的50%~70%是最合适的范围，小于最大吸氧量的 70% 的持续运动血中乳酸不增高，肾上腺素和去甲肾上腺素也保持在较低的水平；而大于最大吸氧量 80% 的运动则有一定的危险性；小于最大吸氧量 50% 的运动对老年人和心脏病人有较好的效果。各种家务活动的能量消耗见表 2-3。各种娱乐活动的能量消耗见表 2-4。

表2-3 各种家务活动的能量消耗

活　　动	Cal/min	METS
用手缝纫	1.4	1
扫地	1.7	1.5
机器缝纫	1.8	1.5
擦拭家具	2.4	2
削土豆皮	2.9	2.5
立位擦洗	2.9	2.5
洗衣服	3.0	2.5
揉面团	3.3	2.5
擦玻璃	3.7	3
铺床	3.9	3
立位烫衣服	4.2	3.5
拖地板	4.2	3.5
用手拧衣服	4.4	3.5
悬挂衣服	4.5	3.5
敲打地毯	4.9	4

表2-4 各种娱乐活动的能量消耗

活　　动	Cal/min	METs
绘画	2.0	1.5
弹钢琴	1.5	2
驾驶汽车	2.8	2
划船(4km/h)	3.0	2.5
骑马慢行	3.0	2.5
滚木球游戏	4.4	3.5
骑自行车(8.8km/h)	4.5	3.5
游泳(20m/min)	5.0	4
跳舞	5.6	4.5
园艺	5.6	4.5
网球	7.1	6
骑马小跑	8.0	6.5
滑雪	9.9	8.5
骑自行车(20.8km/h)	11.0	9

（3）最大耗氧量和METs的相互参考：临床上由于测定最大耗氧量有一定的限制，而心率数容易测得，故常用心率数作为标准，并以此来推算出最大耗氧量

的百分数及 METs 值。

大运动量相当于最大耗氧量的 75% 左右，或相当于 9METs 的能量消耗，运动时最高心率达 140 次/分。这种运动强度只适用于健康人或运动员。

中等运动量相当于最大耗氧量的 50% 左右，或相当于 5METs，运动时的最高心率约 100~120 次/分。这种运动强度在慢性病患者的处方中最常采用。

小运动量相当于最大耗氧量的 40%，或相当于 4.5METs，运动时的最高心率约 100 次/分。中老年人一般从小的运动强度开始，逐渐过渡到中等强度。

3. 主观劳累计分（RPE）　是由受试者主观报告疲劳程度，用来表示有氧耐力训练的运动强度。RPE 量表中 11~15 级为推荐运动强度。RPE 分级量表见表 2-5。

表 2-5　　　　　　　　　　　　　　　RPE 分级量表

分级	6	7	8	9	10	11	12	13	14	15	16	17	18	19	20
RPE		非常轻		很轻		有点累		稍累		累		很累		非常累	

（三）运动持续时间

除去准备活动和整理活动外，运动持续时间为 15 分钟~1 小时，一般为 20~30 分钟。运动时间的长短与运动强度成反比。运动时间和运动强度决定了运动量。健康成年人可采用中等强度，长时间的运动；体力差而时间充裕的人，则可采用小强度、长时间的运动；而体力好者，可采用大强度短时间的运动。

（四）运动频度

运动频度也与运动强度和运动持续时间有关。可根据个人的兴趣、功能状态和需要，每周锻炼 3~7 次，以每周 3~4 次是最为合适的频度。日本学者的研究表明，每周运动 1 次时，运动效果不积蓄，肌肉酸痛和疲劳每次都发生；每周运动 2 次，疼痛和疲劳较轻，效果一点一点积蓄，但不显著；每周运动 3 次，不仅运动效果可以积蓄，也不易产生疲劳。

（五）注意事项

1. 健康检查　在选择运动项目和开始运动之前，进行医学检查选择适合于自己的运动是极为重要的。

2. 循序渐进　应从低的运动量开始，逐渐增加运动强度。每次运动做好准备运动，包括伸展、体操和低强度的有氧运动。这些运动不易造成肌肉损伤。这些准备活动至少要进行10~15分钟。

3. 掌握自己的活动限度　在运动后出现过度疲劳、引起睡眠差或持续的肌肉酸痛等都表示运动过量了。

4. 规律性锻炼　养成良好的运动习惯，应坚持每周至少锻炼3次。

5. 运动后的调整　停止运动不要太突然，尤其在跑步运动结束后，应至少再慢走2分钟；负重运动后至少要先休息5分钟，再进行清洁活动。

第六节　常用的运动疗法

一、体位转移训练

体位转移是指人体从一种姿势转移到另一种姿势的过程，包括主动转移和被动转移。前者是指患者独立完成的体位转移，包括床上转移、卧坐转移、坐站转移及轮椅转移，在转移时可借助一些辅助具，如滑板等；后者是指在他人的帮助下完成患者体位转移，可由两人帮助或一人帮助。

（一）床上转移活动

一旦病情允许，而病人仍被限制在床上时，即应进行床上撑起、左右移动、前后转移训练，以增强患者的肌力，提高平衡和协调能力。

1. 床上撑起运动　患者在床上取伸膝坐位，身体前倾，两手掌平放在床上，手下可用物品稍垫起，肘伸直，用力撑起，使臀部抬起离床，继而做前后或左右移动。

2. 床上横向移动　患者仰卧，双腿屈曲，双脚平放在床上。操作者一手将患膝下压，另一手扶持患者臀部，嘱患者抬臀，并向一侧移动，然后患者移动肩部使身体成直线。患者也可采用此动作，向床头或床尾移动。

3. 床上坐位向前后移动　患者取坐位，双手交叉前伸，在操作者的帮助下，把重心转移到一侧臀部，再到对侧臀部。一侧负重，对侧向前或向后移动，犹如患者用臀部行走。操作者站在偏瘫侧，把住患者的大转子部位，帮助患者转移重心以促进"行走"动作。

（二）两椅间坐位转移活动

1. 独立的成角转移　①首先将两椅固定牢靠，互成30°~45°角，若是轮椅，需要拆除两轮椅间的扶手；②患者尽量向椅前缘坐，并使两足放好落地，力量较强的足靠后；③患者一手握着出发椅的扶手，另一只手扶着目标椅的最远侧角；④患者手足同时用力将臀部摆到目标椅子上面；⑤两手握着目标椅子的边缘，两脚进行适当调整至舒适的位置。见图2-1。

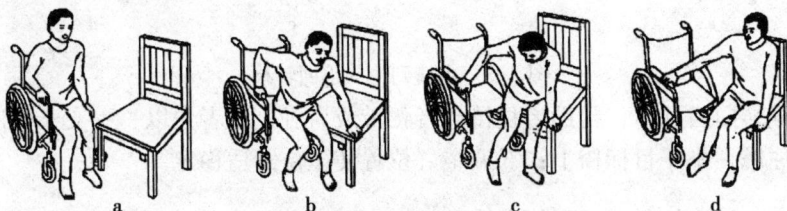

图 2-1　由椅到椅的成角转移

2. 独立由并列的椅到椅侧方转移　①两椅并排放，若使用的是轮椅，拆除两轮椅之间的扶手；②患者身体向目标椅子侧斜，握着该座位的远侧扶手或座位边缘，另一只手握着出发椅子扶手；③患者将臀部从出发椅子横过到目标椅子上，调整两脚姿势慢慢坐下。

3. 使用滑板的侧方转移　此方法适用于两椅高度不同，或两椅间有一定距离。①两椅并排放着，如果使用轮椅，拆除两轮椅之间的扶手；②滑板放在两椅间，患者坐在其中一端；③将板和椅子固定住，患者横过滑板；④移到目标椅子后，调整两腿，然后去掉滑板。见图2-2。

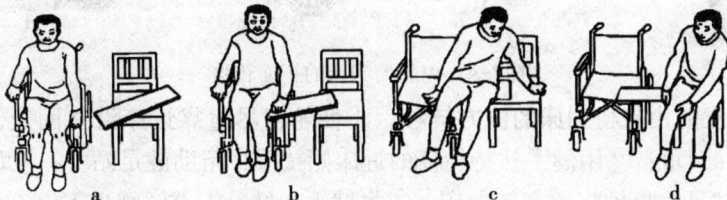

图 2-2　使用滑板的侧方转移

4. 独立由椅到椅的正面转移　①两椅面相对，将一椅的右（或左）角对另一椅的右（或左）角，如果使用轮椅，应将脚踏板拉向旁边或去掉；②患者向目标椅子右（或左）侧迈双腿，使两椅尽可能靠在一起；③患者向椅前移，将左（或右）手放在出发椅扶手上，右（或左）手放在目标椅座位后面；④两手向下用力抬起臀部，然后摆过来坐到目标椅上，把出发椅搬走（如果是轮椅，可将其推开），调整两脚及臀部，使其处于舒适位置。见图2-3。

5. 由治疗师帮助的椅至椅转移　①无论是采用直角、侧方、还是正面转移，均需先使出发椅与目标椅位置稳定、适当，转移空间无障碍；②依靠帮助者和患者共同用力使者站立；③患者自己或依赖帮助使双足移向目标椅；④患者与帮

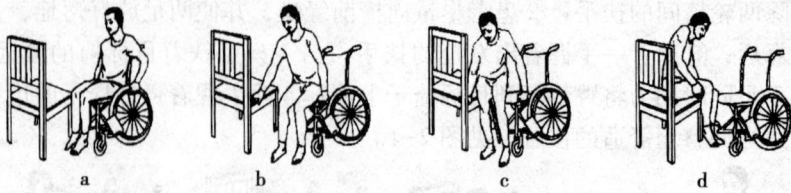

图 2-3　由椅到椅的正面转移

助者共同转向目标椅，帮助者扶持患者腰带或肩胛，患者先以一手支于椅座，放松下肢屈髋，坐于目标椅上；⑤调整好位置使坐位舒适稳定。

（三）床-轮椅之间的转移

1. 独立的由轮椅到床的正面转移　①轮椅放置于床边，正对床侧沿，膝能接触到床边时，锁住车闸；②患者头、躯干前屈，自动将下肢抬起放在床上，或用上肢等帮助将下肢抬到床上；③将脚踏板搬开卸掉，打开车闸与床边对接，两手握住扶手，头、躯干后倾，撑起将身体移至床上；④两手移至床上，整理坐姿或躺至床上。见图 2-4。

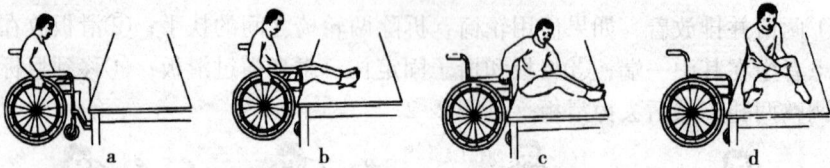

图 2-4　由轮椅到床的正面转移

2. 独立的由轮椅到床的侧方转移　①使轮椅尽量靠近床沿并固定，床与轮椅成 30°~45°角；②用健手扶持轮椅的近床侧扶手，帮助健足站立；③健手扶持床面，以健足为枢轴将臀部转向床；④靠健手、健足支撑缓缓坐下；⑤用健腿帮助患腿移于床上，或用双手将双腿分别抬于床上，调整身体到舒适位置。

3. 独立的由床到轮椅的侧方转移　①推轮椅靠近患者健侧床沿，与床呈30°~45°角，刹住车闸，翻起脚踏板；②以健手、健足支起身体坐于床边，双足着地，躯干前倾；③以健侧足为枢轴，健侧手扶持轮椅远侧扶手，转动身体使后背正对轮椅；④患者坐下，双足放于脚踏板上。

4. 有帮助的由轮椅到床的侧方转移　①使轮椅与床成60°角，固定轮椅，移去脚踏板；②治疗师使患者健侧靠近床沿，患者双足落地，两足距离约 20cm 左右，稍后于膝；③治疗师站在患者患侧前面，用自己的足和膝固定患者的足和膝；④使患者直腰前倾，健手支在扶手上，治疗师提伸患者后腰带，帮助患者完全站立；⑤患者利用健腿作转身枢轴，治疗师使患者臀部转向床，患足后移并靠近床沿；⑥患者健手抓在床垫上，治疗师使患者屈膝、屈髋坐下，并帮助患者摆正位置躺于床上。

（四）轮椅与坐便器之间的转移

轮椅与坐便器之间转移的先决条件是厕所门够宽，其次空间应较大，让轮椅有一些活动空间，而且马桶应当十分稳定。最好马桶旁有可移动的扶手，以便轮椅靠近和患者抓握扶手起、坐。轮椅和坐便器之间的转移可采用侧方转移，也可采用正面转移的方法。正面转移时，需在帮助下进行，辅助者直接使患者坐在马桶上，面对马桶背面的水箱。

（五）常用扶抱技术和方法

1. 床边坐起与躺下 患者健侧或患侧卧位，两膝屈曲。扶抱者先将患者双腿放于床边，然后一手托着腋下或肩部，用前臂或上臂固定头部，另一手按着患者的股骨大转子、骨盆或两膝后方，命令患者向上侧屈头部，扶抱者抬起下方的肩部，以臀部为轴旋转成坐位，在转移过程中，鼓励患者用健侧上肢支撑。此法用于偏瘫、下肢骨折。对于截瘫，扶抱者可面对患者，扶抱两肩部拉起患者成坐位。

2. 从坐位到站立

（1）骨盆扶抱法：①患者尽量坐在椅子前边，身体稍前倾，两足分开，健侧足稍后放置；②扶抱者面对患者，一膝顶着患者前面的膝部，另一足适当分开放置以保持稳定；③扶抱者屈曲双膝下蹲，腰背挺直，双臂置双臀下，双手置于患者双髋下，或把一手置于髋下，另一手抓住患者腰部的衣裤和腰带；④嘱患者在口令下同时站起，然后帮助患者把髋部摆向另一个位置。

（2）前臂扶抱法：①如前所述患者做好站立的准备；②扶抱者站在患者前面，用膝顶住患者一侧膝部，背伸直同时抬起双臂，把双前臂置于患者前臂下，双手置患者肘下扶住患者；③嘱患者屈肘并听从扶抱者口令站起，同样地如果要从一个坐位转移至另一个坐位，扶抱者帮助患者在坐下前摆动双髋到另一个坐位。

（3）臂链扶抱法：①如前所述患者做好站立的准备工作；②嘱患者把双手置于扶手上，扶抱者站立在患者一侧，用膝顶着患者的膝和足，然后一手穿过患者较近侧的腋窝下，放在患者肩胛上。另一只手稳定患者的骨盆或置于髋下帮助患者准备站起；③嘱患者听口令一起站立。

（4）肩胛后扶抱法：①患者坐在椅子的前沿，双肘前伸，双手合在一起放在双膝之间，受累侧拇指置于最上边；②扶抱者面对患者，屈曲双膝下蹲，用一膝顶住患侧膝部，双手置于患者肩后，双手掌放在患者肩胛骨上；③嘱患者听口令一起站立。

3. 他人帮助站立技术 2位帮助者分别站在患者两侧，每人以臂绕过患者背后支撑，另一臂在患者屈曲的肘部、前臂和手掌下扶住；患者两脚向前触地，身体微向前倾，在2个人帮助下站起。

（六）常用抬起技术与方法

1. 椅式抬起法 这种抬起技术特别适用于胸部和上肢疼痛的患者，并能在整个过程中可观察到患者的表情和反应。①患者交叉双臂于胸前或绕着扶抱者的肩部；②2位扶抱者尽量靠近患者，面对面站立，双脚前后分开，前脚向着预定方向移动，屈膝半蹲，保持腰背挺直及抬起头部。两扶抱者一手扶着患者背部下端，另一手通过患者股后部互相握腕，承托着大腿靠近臀部部分；③扶抱者用下肢的力量站起将患者抬离床面，循着预定的方向把患者的重量由后脚移至前脚，到达目的地后缓缓放下。见图2-5。

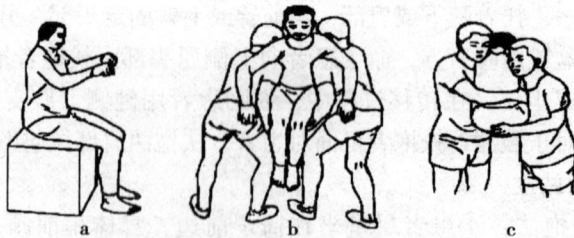

图2-5 椅式抬起法

2. 穿臂抱法 ①患者在胸前两手交叉握着自己的手腕，扶抱者或抬起者站在患者后面；②扶抱者两手穿过患者腕下，握着患者前臂，身体贴近他的背部；③如果需要2人扶抱，则一位扶抱者站在患者的侧面，双手分别放在患者大、小腿后面。使用此方法，可由1人完成患者的床上转移，2位帮助者可完成患者床椅、厕所等两地间的转移。

（七）借助搬运机等机械的转移技术

利用搬运机提举并运输患者的方法叫做机械转移，搬运机是指一种用于转移和/或吊起高位截瘫、重度颅脑损伤等严重残疾无法用人力进行长期转移的患者的机械装置，除动力装置外，还有合适的吊带及固定的坐套，它可以将患者从一个地方转移到另一个地方，如从床上到坐厕椅或到浴池等，如果患者及家人能正确操作使用，将会给他的生活带来极大方便。常用的搬运机有移动式、固定式等类型。

二、关节活动技术

关节活动技术是指利用各种方法以维持和恢复因组织粘连或肌肉痉挛等多种

因素所导致关节功能障碍的运动疗法技术。

（一）影响关节活动的原因

正常各关节的屈伸或旋转均有一定的角度范围，即关节活动度，各关节都有其正常活动范围，也就是关节活动度的正常值。关节活动度的正常值根据个体、性别、年龄、职业、人种、运动史等而有所不同。

1. 生理因素

（1）拮抗肌的肌张力：如髋关节的外展或内收动作会受到内收肌或外展肌张力的限制，使之不能过度外展或内收。

（2）软组织相接触：如髋、膝关节屈曲时大腿前侧与胸腹部接触而影响髋、膝关节的过度屈曲。

（3）关节的韧带张力：宽厚坚韧的韧带会强有力的限制关节的活动幅度，如膝关节伸展时会受到前交叉韧带、侧副韧带的限制等。

（4）关节周围组织的弹性情况：关节囊薄而松弛的关节，其活动度就大，如肩关节；反之，其活动度就小，如胸锁关节。

（5）骨组织的限制：当骨与骨相接触时，会限制关节的过度活动，如伸展肘关节时，会因尺骨鹰嘴与肱骨滑车的接触，而限制肘关节过度伸展。

2. 病理因素

（1）关节周围软组织疼痛：由于疼痛导致了主动活动和被动活动均减少，如骨折、关节炎症、手术后等。

（2）关节周围软组织挛缩、粘连或痉挛：关节周围的肌肉、韧带、关节囊等软组织挛缩、粘连时，主动活动和被动活动均减少，如烧伤、肌腱移植术后、长期制动等。中枢神经系统病变引起的肌肉痉挛，常为主动活动减少，被动活动大于主动活动，如脑损伤引起的肌肉痉挛。关节或韧带损伤引起的肌肉痉挛，主动活动、被动活动均减少。

（3）肌力降低：肌肉无力时，如中枢神经系统病变，周围神经损伤，肌肉、肌腱断裂，通常都是主动活动减少，被动活动大于主动活动。

（4）关节本身病变：关节内渗出或有游离体时，主动活动和被动活动均减少。关节僵硬时主动活动和被动活动均丧失，如关节骨性强直，关节融合术后。

（二）改善关节活动的技术与方法

1. 主动运动　适应面广，不受场地限制，主要用于治疗和防止关节周围软组织挛缩与粘连，保持关节活动度，但在重度粘连和挛缩时治疗作用不太明显。最常用的是各种徒手体操。根据关节活动受限的方向和程度，设计一些有针对性的动作，可以个人练习，也可以把有相同关节活动障碍的患者分组集体练习。

2.主动助力运动 常用的有器械练习和滑轮练习。

（1）器械练习：是利用器械为助力，借助杠杆原理，带动活动受限的关节活动。应用时应根据病情及治疗目的，选择相应的器械，如肩轮、肩梯、体操棒、火棒、肋木，以及针对四肢不同关节活动障碍而专门设计的练习器械，如肩关节练习器、肘关节练习器、踝关节练习器等。如肩梯训练，患者靠近肩梯站立，利用手指向上方作攀沿动作，逐步扩大肩关节的活动范围。

（2）滑轮练习：主要用于伸张患侧的挛缩组织，改善关节的活动范围，利用滑轮和绳索，以健侧肢体帮助对侧肢体活动。如肩关节的上举训练，患者取坐位，通过滑轮用健侧肢体带动患侧受限的关节进行屈曲、伸展等活动。

3.被动运动 被动运动可保持肌肉的生理长度和张力，维护关节正常形态和功能，维持关节的正常活动范围。特别对于治疗轻度关节粘连或肌痉挛，是不可缺少的方法之一。而对于肌肉瘫痪的患者，在神经功能恢复前进行关节的被动运动，可以达到维持关节正常活动范围的目的。被动运动根据力量来源不同分为两种：一种是由经过专门培训的治疗人员完成的被动运动，如关节可动范围内的运动和关节松动技术；一种是借助外力或器具由患者自己完成的被动运动，如关节功能牵引、持续性被动活动等。

（1）维持关节活动度的被动运动：是治疗师根据关节运动学原理完成的关节各个方向的活动，具有维持关节现有的活动范围，预防关节挛缩的作用。

1）躯干的被动活动方法：患者侧卧位，上面的下肢膝屈曲，下面的下肢伸直，治疗师一手固定患者上面的肩关节，另一只手放在同侧骨盆部位，使肩和骨盆向相反的方向旋转并停留数秒钟，以达到充分牵拉躯干的作用。见图2-6。

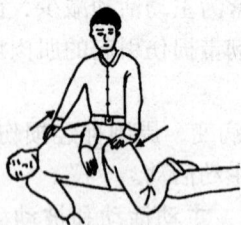

图2-6　躯干的被动活动方法　　图2-7　肩关节屈曲的被动活动方法

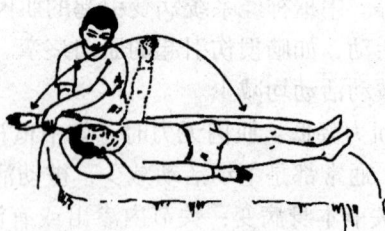

2）肩关节屈曲的被动活动方法：患者取仰卧位，治疗师立于患侧，一手握住患侧腕关节处，另一只手握住肘关节稍上方，然后慢慢把患者上肢沿矢状面向上高举过头。见图2-7。

3）肩关节外展的被动活动方法：患者取仰卧位，治疗师立于患侧，一手握住患侧腕关节处，另一只手握住肘关节稍上方，然后慢慢把患侧上肢沿额状面外展，但当患者上肢被移动到外展90°时，要注意将上肢外旋后再继续移动直至接近患者同侧耳部。

4）肩关节内外旋的被动活动方法：患者取仰卧位，患侧肩关节外展90°，肘关节屈曲，治疗师立于患侧，一手固定肘关节，另一只手握住腕关节，以肘关节为轴，将患侧前臂沿肱骨干轴线向头、向足方向运动，使肩关节被动外旋或内旋。

5）肘关节的被动活动方法：患者取仰卧位，患侧上肢呈外展位，治疗师立于患侧，一手在下方固定肘关节，另一只手握住腕关节做肘关节的屈伸动作。

6）前臂和腕关节的被动活动方法：前臂的被动活动包括旋前、旋后动作。患者取仰卧位或坐位，肘关节处于屈曲位，治疗师一手握住患侧肘部固定，另一只手抓握患侧手指，进行前臂旋前、旋后的动作。腕关节的被动活动方法与肘关节的方法相似，但治疗师一手握住腕关节的上方，另一只手握住腕关节的下方，做腕关节的屈曲、伸展动作。

7）髋关节屈曲的被动活动方法：患者取仰卧位，治疗师立于患侧，一手托住患侧小腿近膝关节处，另一只手用手心托住患侧足跟处，双手将患侧大腿沿矢状面向上弯曲，使大腿前部尽量接近患者腹部。见图2-8。

8）髋关节伸展的被动活动方法：患者取俯卧位，治疗师立于患侧，一手抓握患侧踝关节上方，另一只手从下方抓住患侧膝关节前部，并用前臂托住患侧小腿和膝关节部位，用力向上方抬，被动伸展髋部。

9）髋关节外展的被动活动方法：患者取仰卧位，治疗师立于患侧，一手放在患侧膝关节下方，另一只手握住患侧踝关节上方，将患侧下肢沿额状面外展方向移动，一直达到全关节活动范围。

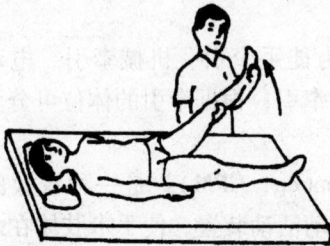

图2-8　髋关节屈曲的被动活动方法　　图2-9　踝关节背屈的被动活动方法

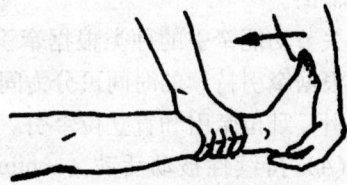

10）踝关节背屈的被动活动方法：患者仰卧位，治疗师立于患侧，一手固定患侧踝关节上方，另一只手用手心握住患侧的足后跟，前臂掌侧贴住患者脚掌及外侧，通过治疗师身体重心前移，用力将跟骨向上方拉动并使踝关节背屈。见

图2-9。

11）维持关节活动度被动运动的注意事项：①在进行关节被动运动时必须熟练掌握关节解剖学结构、关节的运动方向、运动平面及其各个关节活动范围的正常值等。②在不加重病情、疼痛的情况下，尽早进行因伤病而暂时不能活动关节的被动活动，活动范围应尽可能接近正常最大限度的活动。③关节活动范围的维持训练应包括身体的各个关节，并且每个关节必须进行全方位范围的关节活动（如肘关节屈曲、伸展；肩关节的屈曲、伸展、内收、外展、外旋和内旋等）。但每次活动只针对一个关节，在运动该关节时，要给予该关节一定的牵拉力，这样可减轻关节面之间的摩擦力，使训练操作容易进行；并能保护关节，防止关节面挤压。④原则上固定的位置应尽量接近关节的中心部位，固定关节的近端，被动活动远端，动作要缓慢、均匀，每次各方向活动进行3~5遍。⑤对于跨越两个关节的肌群，应在完成逐个关节的活动后，对该肌群进行牵张。对于那些活动受限的关节或长期处于内收、屈曲位的关节，要多做被动牵拉运动，如牵拉跟腱维持踝关节的背屈活动、对屈曲的肘关节做伸展活动等。

（2）关节松动技术：请参阅本章节关节松动技术部分。

（3）关节功能牵引：通过器械或电动牵引装置，将关节的近端肢体固定于适当位置，将远端肢体按需要方向牵拉。应用力学中作用力与反作用力的原理，使关节和软组织得到持续的牵伸，从而达到解除肌肉痉挛和挛缩，松解关节周围的粘连组织，增强关节活动范围，纠正关节畸形的目的。

关节功能牵引的治疗作用主要为：①解除肌肉痉挛，改善局部血液循环，缓解疼痛；②松解组织粘连，牵伸挛缩的关节囊和韧带；③矫治关节畸形，改善或恢复关节活动范围；④可在一定程度上，对关节起到复位、固定的作用；⑤可作为关节主动运动、被动运动等功能训练的准备；或作为蜡疗、电疗等其他治疗方法的辅助。

关节功能牵引的种类根据牵引的动力可分为徒手牵引、机械牵引、电动牵引；根据牵引持续的时间可分为间歇牵引和持续牵引；根据牵引的体位可分为坐位牵引、卧位牵引和直立位牵引。

（4）持续性被动活动（continuous passive motion, CPM）：是一种有效的预防关节活动受限的被动活动方法。利用机械或电动活动装置，使手术肢体在术后能进行早期、持续性、无疼痛范围内的被动活动，促进关节软骨的再生和修复，主要用于四肢关节术后及关节挛缩的治疗。例如关节内骨折和干骺端骨折，创伤性关节炎经关节囊切除或关节松解术后，类风湿性关节炎和血友病性关节炎滑膜切除术后，关节外粘连松解术后，膝关节的内侧副韧带重建术后等。

三、关节松动技术

关节松动技术（joint mobilization）是现代康复治疗技术中用来治疗关节功能障碍，如关节疼痛、可逆的关节活动受限或关节僵硬的一种非常实用、有效的手法操作技术，是运动疗法的重要组成部分，具有针对性强、疗效显著、患者痛苦小、容易接受等特点。

（一）基本概念

关节松动技术是治疗师在关节活动允许范围内完成的一种针对性很强的手法操作技术，实施的是被动运动技术，在实施时其操作手法可以是快速振动动作，也可以是持续牵张。常用手法包括关节的牵拉、滑动、滚动、振动、摆动、挤压、旋转等。由于澳大利亚的治疗师 Maitland 发展了这一技术，故又称为"澳式手法"或"麦特兰德手法"。目的是减少关节疼痛或增加关节活动度。具体应用时常选择关节的生理运动或附属运动作为治疗手段。

1. 生理运动（physiological movement） 指关节在生理范围内完成的运动，患者能够主动完成，也可以由治疗师被动完成。如髋关节的屈、伸、内收、外展、旋转等。

2. 附属运动（accessory movement） 关节在自身及其周围组织允许范围内完成的运动，是维持关节正常活动不可缺少的一种运动，一般无法主动完成，只能被动完成。如肩关节屈曲到一定范围后，再主动屈曲已不可能，此时做被动屈曲，可产生肩胛骨和锁骨向上旋转。附属运动是关节在生理范围之外、解剖范围之内完成的一种被动运动。

（二）治疗作用及临床应用

1. 治疗作用

（1）缓解疼痛与防止退变：因肿胀、疼痛等原因造成关节不能活动或不能进行全范围活动时，关节因固定或活动减少导致关节软骨萎缩、引起关节的退行性改变时，关节松动技术可以促进关节液的流动，增加关节软骨和软骨盘无血管区的营养，缓解疼痛；同时防止因活动减少引起的关节退变，这些是关节松动术的力学作用。同时关节松动术还有抑制脊髓和脑干致痛物质的释放，提高痛阈等神经调节作用。

（2）改善关节活动范围：关节固定、减少活动或活动范围减小，均可以引起不同程度的组织纤维增生，关节内粘连，肌腱、韧带和关节囊挛缩。关节松动技术，特别是Ⅲ级、Ⅳ级手法，由于直接牵拉了关节周围的软组织，因此，可以保持或增加其伸展性和韧性，改善关节的活动范围。

（3）增加本体反馈：目前认为，关节受伤或退化后本体感觉反馈将减弱，影响机体的平衡反应，关节松动可以提供下列本体感觉信息：关节的静止位置、运动速度及其变化的感觉传入，关节运动方向的感觉传入，肌肉张力变化、调节的感觉传入等。

2. 临床应用

（1）适应证：主要适用于任何因力学因素（非神经性）引起的关节功能障碍，包括关节疼痛、肌肉紧张及痉挛、可逆性关节活动降低、进行性关节活动受限、功能性关节制动等。对进行性关节活动受限和功能性关节制动，关节松动技术的主要作用是维持现有的活动范围，延缓病情发展，预防因不活动引起的其他不良影响。

（2）禁忌证：关节活动已经过度、外伤或疾病引起的关节肿胀（渗出增加）、关节的炎症、恶性疾病以及未愈合的骨折。

（三）操作程序

1. 治疗前评定　是进行关节松动术治疗的基础。操作前，对拟治疗的关节进行全面细致的检查评估，找出存在的问题（疼痛、僵硬）及其程度。每种松动技术既是治疗技术，又是评估技术。只有在治疗过程中连续系统的评估，才能选择有针对性的手法和获得较佳的疗效。并且在治疗中要不断询问患者的感觉，根据患者的反馈来调节手法强度。

2. 患者体位　治疗时，患者应处于一种舒适、放松、无疼痛的体位，通常为卧位或坐位。

3. 治疗侧关节的体位　应尽量暴露所治疗的关节并使其处于休息体位（即关节囊最松弛的姿势位），令其最大限度的放松，以达到关节最大范围的被松动。

4. 治疗师体位　治疗时，治疗师应靠近所治疗的关节，可由治疗师的一手或藉用布带、他人来固定关节的近端，一手松动另一端。

5. 手法应用

（1）手法等级：关节松动技术的一个最大特点是对操作者施加的手法进行分级。这种分级方法可以使治疗师操作的手法能够具有一定的客观性，不仅可以用于记录治疗结果，比较不同级别手法的疗效，也可以用于临床研究。

手法分级中以澳大利亚麦特兰德的4级分法比较完善，临床应用比较广泛。

1）Ⅰ级：治疗师在关节活动的起始处，低幅、高频率、节律性地来回振动关节。

2）Ⅱ级：治疗师在关节活动允许范围内，大幅度、低频率、节律性地来回摆动关节，但不接触关节活动的起始端和终末端

3）Ⅲ级：治疗师在关节活动允许范围内极限处抵抗组织的阻力，大幅度、低频率、节律性地来回摆动关节，每次均接触到关节活动的终末端，并能感觉到关节周围软组织的紧张。

4）Ⅳ级：治疗师在关节活动的终末端，小幅度、高频率、节律性地来回振动关节，每次均接触到关节活动的终末端，并能感觉到关节周围软组织的紧张。

关节松动技术手法分级，见图2-10。

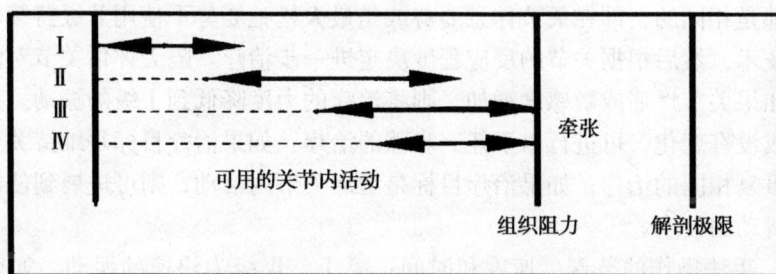

图2-10　关节松动技术手法分级

4级手法中，Ⅰ级、Ⅱ级用于治疗因疼痛引起的关节活动受限；Ⅲ级、Ⅳ级主要是牵张技术，Ⅲ级用于治疗关节疼痛并伴有僵硬，Ⅳ级用于治疗关节因周围组织粘连、挛缩而引起的关节活动受限。所采用的振动技术可以是关节生理性运动或关节内活动技术，如关节面的牵张、滑移、挤压、转动及旋转。手法分级范围随着关节活动范围的大小而变化，当关节活动范围减小时，分级范围相应减小；当治疗后关节活动范围改善时，分级范围也相应增大。

（2）手法操作的运动方向：操作时手法运动的方向应该是平行于治疗平面，或者是垂直于治疗平面。所谓治疗平面是指垂直于一条由旋转轴至关节凹面中心的线的平面。一般来说，关节分离和长轴牵引手法操作的运动方向垂直于治疗平面，关节滑动手法操作的运动方向平行于治疗平面。见图2-11。

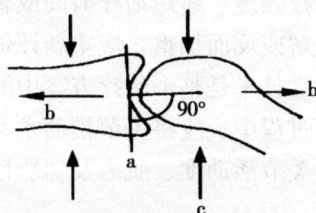

图2-11　手法操作的运动方向

（3）手法操作的程度：不论是附属运动还是生理运动，手法操作均应达到关节活动受限处。例如：治疗疼痛时，手法应达到痛点，但不超过痛点；治疗僵硬时，手法应超过僵硬点。操作中，手法要平稳，有节奏。不同的松动速度产生的效应不同，小范围、快速度可抑制疼痛；大范围、慢速度可缓解紧张或挛缩。

（4）手法操作的强度：不同部位的关节，手法操作的强度不同。一般来说，活动范围大的关节，手法的强度、振动的幅度要大于活动范围小的关节，如肩关节、髋关节的手法操作强度、幅度要大于手腕部关节；腰椎的手法操作强度、幅度要大于颈椎。但总体来说，无论是缓解关节疼痛还是增加关节内活动，其治疗开始时都是相同的，即在关节休息姿势或是最大松弛姿势下使用Ⅱ级持续牵张关节面的技术，然后根据关节的反应程度决定进一步治疗。隔天评估关节对治疗的反应。如果关节疼痛或敏感度增加，则将治疗的力度降低到Ⅰ级的振动。如果情况好转或没有变化，可进行以下任一步骤的治疗：如果治疗目标是维持关节内活动，则重复相同的治疗；如果治疗目标是增加关节内活动，则可进展到使用Ⅲ级牵引或滑动的技术。

（5）手法操作的节奏、速度和时间：第Ⅰ、Ⅳ级为快速的振动，如徒手振动。第Ⅱ、Ⅲ级为均匀平顺的摆动，连续1~2分钟，每秒摆动2~3次。改变振动或摆动的速度可达到不同的效果，例如低幅度高速的振动可以抑制疼痛，低速的摆动可以放松肌紧张。对于疼痛的关节，给予间歇性关节牵张7~10秒，中间休息几秒，可多次重复进行。应以患者对治疗的反应为依据，从而决定是否重复或停止治疗。对于运动受限的关节，给予最少6秒钟的牵张，接着稍放松，再以3~4秒钟为间隔重复慢速的间歇性牵张，每次治疗的总时间为15~20分钟。根据患者对治疗的反应，可以每天或隔1~2天治疗1次。

6. 治疗反应 治疗后及下次治疗前都应再评定患者的关节活动度，以治疗反应的情况来决定进一步的治疗措施。一般治疗后即感到舒服，症状有不同程度的缓解，但有时也可以引起疼痛，轻微的疼痛为正常的治疗反应，通常在4~6小时后应消失。若治疗后24小时疼痛仍不减轻，甚至增加，说明治疗强度过大或持续时间过长，应降低治疗强度、缩短治疗时间或暂停治疗1天。如果经3~5次的正规治疗，症状仍无缓解或反而加重，应重新评估，调整治疗方案。在关节功能障碍的治疗中，关节松动技术是整个治疗方案中的一部分。如果存在肌肉或结缔组织的因素，则在治疗过程中，应将关节松动术、抑制和被动牵张技术交替使用。治疗内容包括适度的关节活动度、肌力及功能性技巧训练等。

（四）脊柱及四肢大关节松动技术的操作要领

1. 脊柱 主要包括颈椎、胸腰椎、骨盆、腰骶关节的松动技术。

（1）颈椎

1）分离牵引：患者仰卧位，头部伸出治疗床外。治疗师站在床头，右手托住患者头后枕骨部，左手放在下颌下方，借助身体后倾作用力，双手将头部沿长轴向后牵拉，持续数秒钟后放松还原。如果是上段颈椎病变，可以在颈部中立位牵引，中下段病变，头前屈 10°~15°体位牵引。

作用：缓解疼痛，松动颈椎。

2）侧屈摆动：患者体位为仰卧位，头部伸出治疗床外，枕在治疗师的大腿部。向左侧屈时，治疗师右手放在枕后及颈部右侧，食指和中指放在拟发生侧屈运动的相邻椎体横突上，左手托住下颌，治疗师身体右移（左侧肩向前，右侧肩向后）使颈椎向左侧屈。向右侧屈时则相反。见图 2-12。

作用：改善颈椎侧屈活动度。

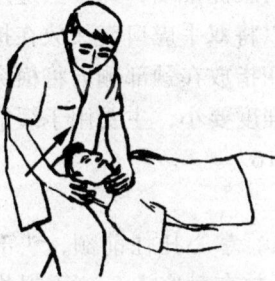

图 2-12　颈椎侧屈摆动　　　　　图 2-13　颈椎旋转摆动

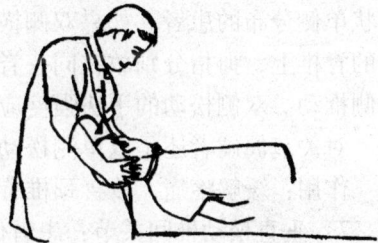

3）旋转摆动：患者体位同颈椎侧屈摆动。向左旋转时，治疗师右手放在枕骨上托住头部，左手放在下颌，双手同时使头部向左转动。向右旋转时则相反。见图 2-13。

作用：改善颈椎旋转活动度。

4）棘突垂直滑动：患者俯卧位，双手交叉，掌心托住前额，下颌稍内收。治疗师面对患者头部站立，双手拇指并置于同一椎体的棘突上，其余四指放在颈部两侧，双手固定颈部略向上提患者下颌，使患者颈椎后伸，双上肢伸直，拇指用力将棘突向腹侧垂直推动。见图 2-14。

作用：改善颈椎屈伸活动度。

5）棘突侧方滑动：患者俯卧位，双手交叉，掌心托住前额，下颌稍内收。治疗师站立在患侧，双手拇指并置放在相邻的棘突各一侧，拇指尖相对，其余四指分别放在枕后或颈背部。一只手固定，另一只手借助于上肢作用力，将棘突向对侧推动。见图 2-15。

作用：改善颈椎侧屈活动度。

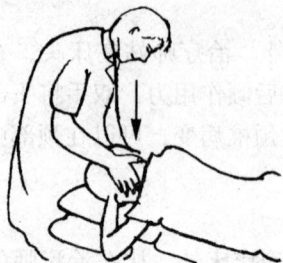

图 2-14　颈椎棘突垂直滑动

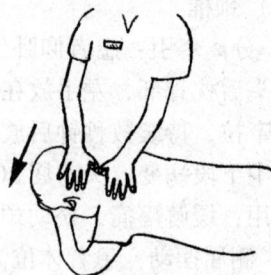

图 2-15　颈椎棘突侧方滑动

6）垂直按压横突：患者俯卧位，双手交叉，掌心托住前额，下颌稍内收。治疗师面对患者头部站立，双手拇指放在同一椎体的一侧横突上，拇指指背相接触。一手拇指固定，另一手借助上肢力量将横突垂直向腹侧推动，此手法适用于症状单侧分布的患者。如果双侧横突症状，治疗师可以将双手虎口交叉放在拟松动的脊椎上，拇指分别放在同一脊椎的两侧横突上，四指放在颈部侧方将横突向腹侧推动。双侧松动的手法强度应比单侧松动的手法强度要小，主要用于缓解疼痛。对关节僵硬者还是以单侧松动手法为好。见图 2-16。

作用：缓解疼痛，改善颈椎旋转活动度。

7）垂直松动椎间关节：患者俯卧位，双手指交叉，掌心托住前额，头部向患侧旋转约 30°。治疗师面对患者头部站立，一手拇指放在棘突上，一手拇指放在同一椎体的横突上，其余四指放在颈部前后，双手拇指固定，双上肢用力，同时向腹侧推动。见图 2-17。

作用：改善颈椎侧屈和旋转活动度。

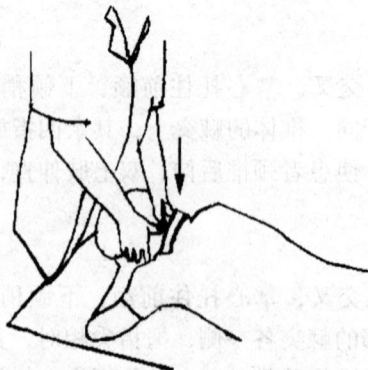

图 2-16　颈椎垂直按压横突

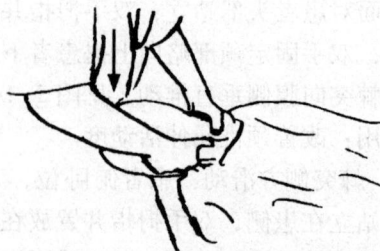

图 2-17　颈椎垂直松动椎间关节

（2）胸腰椎

1）垂直按压棘突：患者俯卧位，上段胸椎（$T_{1~4}$）病变时，双手交叉，手掌置于前额；中下段胸椎（$T_{5~8}$、$T_{9~12}$）或腰椎病变时，头转向一侧，上肢放在体侧，背部放松。上段胸椎病变时，治疗师面向患者头部站立，而中下段胸椎或腰椎病变时，治疗师站在患者的体侧。双手拇指放在拟治疗的胸腰椎棘突上，其余四指分开放在脊椎两侧。松动治疗时双手拇指固定，借助上身前倾作用力，将棘突向腹侧按压。

作用：改善胸腰椎的屈伸活动度。

2）垂直按压横突：患者取俯卧位，上肢放于体侧或外展90°，屈肘前臂垂于治疗床两侧。治疗师双手拇指放在拟松动胸腰椎的一侧横突上，指背相接触或拇指重叠将横突向腹侧推动。

作用：改善胸腰椎侧屈及旋转活动度。

3）旋转摆动：胸椎旋转摆动治疗时，患者取坐位，双上肢胸前交叉，双手分别放在对侧肩部。向右旋转时，治疗师站在患则前方，治疗师左手放在其右肩前面，右手放在左肩后面，双上肢同时用力，使胸椎随上体向右转动；向左旋转时则相反。见图2-18。腰椎旋转时，患者采取健侧卧位，下肢屈髋、屈膝。屈髋角度根据松动的腰椎节段而定，节段偏上，屈髋角度小；节段偏下，屈髋角度大。治疗师双手放在上方髂嵴上将髂骨向前推动。如果关节比较僵硬，治疗

图2-18 胸椎旋转摆动

师可以一手放在髂嵴上，一手放在上方肩部内侧，双手同时反方向来回摆动，这一手法对中段腰椎病变的效果比较好。如果是下段胸椎、腰椎病变，可以让患者将上方下肢垂于治疗床沿一侧，借助下肢的重力来增加摆动幅度。

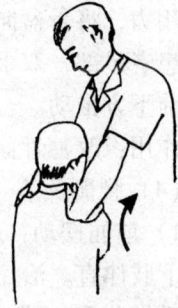

作用：改善胸腰椎旋转活动度。

（3）骨盆

1）骨盆整体运动：患者取仰卧位，下肢伸直，髋外展。治疗师站在患者身体一侧，双手交叉放在对侧的髂前上棘处。松动治疗时，双手固定，上肢内收，两上肢同时向外下方用力，使骨盆向外分离。见图2-19。

作用：改善耻骨联合活动度。

2）骨盆分离、挤压：患者取仰卧位，下肢伸直，髋内旋位。治疗师站在患者身体一侧，分离松动治疗时，双手分别放在两侧髂前上棘处，两上肢同时向外用力，向外分离骨盆。挤压松动治疗时，双手固定髂嵴外侧，两上肢同时向中线方向用力，向内挤压骨盆。

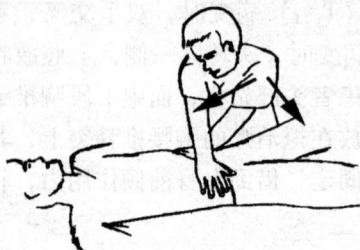

图 2-19　骨盆整体运动

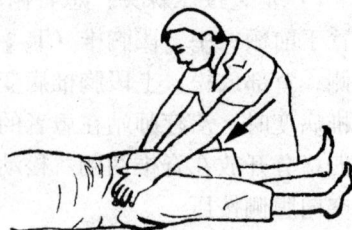

图 2-20　骨盆向头侧滑动

作用：改善骶髂关节活动度。

3）向头侧或足侧滑动：患者取仰卧位，下肢伸直。向头侧滑动，治疗师站在患者一侧，面向患者头部，双手放在髂前上棘下方。松动治疗时，借助上身前倾作用力，将骨盆向头侧并稍向前下方推动。见图 2-20。向足侧滑动，治疗师面向患者足部，双手放在髂前上棘上方。借助上身前倾作用力，将骨盆向足侧并稍向前下方推动。

作用：改善骨盆前后活动度。

（4）腰骶关节

1）前屈摆动：患者取俯卧位，腹部垫枕，头转向一侧，双上肢垂于治疗床外，下肢伸直。治疗师站在患者身体一侧，面向足部，一手掌根部放在骶骨上端，手指向足。另一手置于其上帮助固定，借助上肢力量将骶骨向床面并向足的方向推动。见图 2-21。

作用：改善腰骶关节屈曲活动度。

2）后伸摆动：患者取俯卧位，头转向一侧，上肢垂于治疗床外，下肢伸直。治疗师站在患者身体一侧，面向头部，一手掌根部放在骶骨下端，手指向头部。另一手置于其上帮助固定，借助上肢力量将骶骨向床面并向头的方向推动。见图 2-22。

作用：改善腰骶关节伸展的活动度。

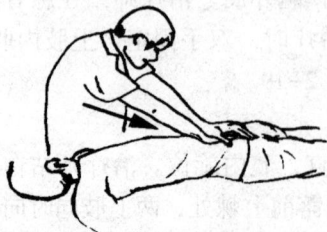

图 2-21　腰骶前屈摆动

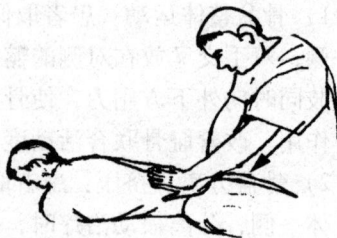

图 2-22　腰骶后伸摆动

2．四肢大关节

（1）肩关节

1）分离牵引：患者取仰卧位，肩外展约 50°左右并内旋，将前臂支撑在治疗师的身体侧方。治疗师一手托住上臂外侧面，另一手四指放在腋窝下肱骨头内侧，拇指放在腋前，向外侧持续推肱骨，然后放松，重复 3~5 次。操作中要保持分离牵引力与关节盂的治疗平面相垂直。见图 2-23。

作用：治疗开始，控制疼痛。

2）前屈向足侧滑动：患者取仰卧位，上肢前屈 90°，屈肘，前臂自然下垂。治疗师双手分别从内侧和外侧握住肱骨近端，同时向足的方向牵拉肱骨。

作用：改善肩关节的屈曲活动度。

3）外展向足侧滑动：患者取仰卧位，或取坐位，上肢外展，屈肘，前臂旋前放在治疗师前臂内侧。治疗师一只手置于患者腋下，另一只手的虎口处置于肩峰远端。位于肩峰处的手将肱骨向足侧滑动。见图 2-24。或用替换手法，即治疗师双手握持患者的手臂，利用身体后倾的力量将手臂向远端牵拉（即长轴牵引）。

作用：改善外展活动度；肱骨头往上移时复位。

当关节疼痛剧烈或明显僵硬，上肢不能前屈或外展，上述 2 种手法都难以操作时，可让患者仰卧，上肢放于体侧或外展至最大范围，肘关节伸、屈均可。治疗师双手拇指放在肩峰下肱骨头上，向足的方向推动肱骨。

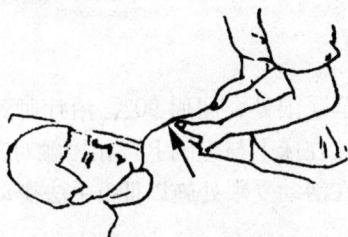

图 2-23 肩关节的分离牵引　　　　　图 2-24 肩关节外展向足滑动

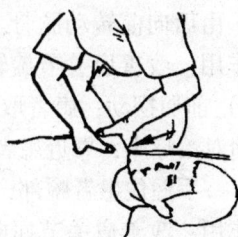

4）向后滑动：患者取仰卧位，上肢前屈 90°，屈肘，前臂自然下垂。治疗师一手放在肱骨近端内侧，将肱骨向外作分离牵引，另一手放在肘部鹰嘴处，向下推动肱骨。见图 2-25。患者也可以取仰卧位，上肢处于休息位。治疗师一手放在肱骨远端内侧，将肱骨托起并固定，另一只手放在肱骨头上，将肱骨向后推动。如果疼痛明显，可以双手拇指放在肱骨头上操作。

作用：改善肩关节屈曲和内旋活动度。

5）向前滑动：患者取仰卧位，上肢放在体侧，屈肘，前臂放在胸前。治疗师双手拇指放在肱骨头后方，其余四指放在肩部及肱骨前方，将肱骨头向前推

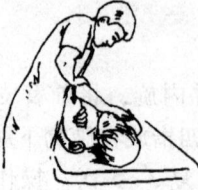

图 2-25　肩关节向后滑动

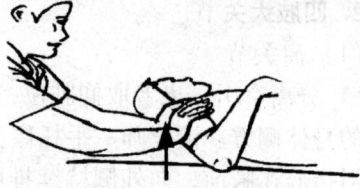

图 2-26　肩关节向前滑动

动。见图 2-26。如果不能仰卧，可以取俯卧位，患肩放在治疗床边缘，上肢放松，垂出治疗床边缘，由治疗师大腿支撑着。以软垫固定肩前部，治疗师立于患侧，面向治疗床头，靠近治疗床的一脚向前跨步微屈以支撑患者伸出的患肢，治疗师用一手将患者手臂固定于自己的腿部，另一只手尺侧缘置于肩峰突后角远端，向前推动肱骨。

作用：改善肩关节伸展和外旋活动度。

6）侧方滑动：患者取仰卧位，上肢前屈 90°，屈肘，前臂自然下垂。治疗师一手握住肱骨远端外侧及肘部固定，另一手握住肱骨近端内侧并向外侧推动肱骨。如果关节僵硬明显，治疗师也可以用双手握住肱骨近端，颈肩部抵住肱骨远端外侧。松动时，双手向外，肩部向内同时推动肱骨。

作用：改善肩关节水平内收活动度。

7）后前向转动：患者取健侧卧位，肩稍内旋，稍屈肘，前臂放在身后。治疗师站在患者背后，双手拇指放在肩后肱骨头处，其余四指放在肩部及肱骨近端前面，由后向前转动肱骨。见图 2-27。

作用：改善肩关节旋转活动度。

8）前屈摆动：患者取仰卧位，上肢前屈至受限处，屈肘 90°，治疗师站在患侧，面对治疗床，靠近患者足侧下肢屈髋屈膝放在床上与患侧上臂相接触对其加以固定，一手握住患者腕部，另一手握住肘部，在活动受限处施以Ⅲ级手法摆动。

作用：改善肩关节屈曲活动度。

9）外展摆动：患者取仰卧位，患侧肩关节外展到活动受限处，屈肘 90°，前臂旋前。治疗师站在患侧，一手从肩部后方穿过，固定肩胛骨，手指放在肩上，以防耸肩的代偿作用。另一手托住肘部，并使肩稍外旋和后伸，将肱骨在外展终点范围内摆动。见图 2-28。如果患者肩关节外旋没有困难，前臂能接触床，治疗师也可以在此位置上将肱骨作外展摆动。

作用：改善肩关节外展、外旋活动度。

10）水平内收摆动：患者取坐位，肩关节前屈 90°，屈肘，前臂旋前，手放在对侧肩上。治疗师一手托住患侧肘部，另一手握住患侧手部，将患侧上肢水平内收摆动。

作用：改善肩关节内收活动度。

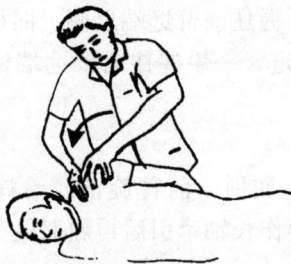

图 2-27　肩关节后前向转动　　　　图 2-28　肩关节外展摆动

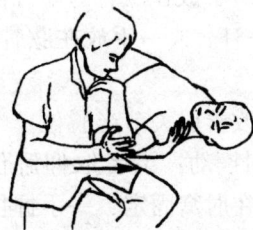

11）内、外旋摆动：患者取仰卧，肩外展 90°，屈肘 90°，前臂旋前。治疗师立于患侧，一手握住肘窝部固定，一手握住前臂远端，将前臂向床面运动，使肩内旋或外旋。患者也可以取坐位，肩外展 90°，屈肘 90°。治疗师一手握住肱骨远端固定，另一手握住前臂远端，将前臂向前下摆动或向后上摆动，使肩内旋或外旋。

作用：改善肩关节内、外旋转活动度。

12）松动胸壁肩胛关节：患者取健侧卧位，患侧在上，屈肘，前臂放在上腹部。治疗师面对患者站立，一手放在肩峰部以控制动作方向，一手从上臂下面穿过，拇指与四指分开，固定肩胛骨的内缘和下角。双手同时向各个方面活动肩胛骨，使肩胛骨做上抬、下降、伸展（向外）、回缩（向内）运动，也可以把上述运动结合起来，做旋转运动。见图 2-29。

作用：改善肩胛上举、下降、前突、后缩、旋转等活动。

（2）肘关节

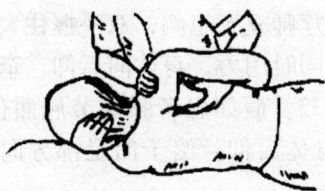

图 2-29　松动胸壁肩胛关节　　　　图 2-30　肘关节分离牵引

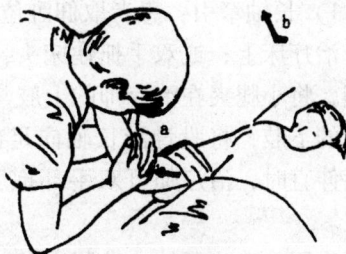

1）分离牵引：患者取仰卧位，肘关节伸出治疗床边缘，微屈肘，前臂旋后位，肘关节放松，手腕搭在治疗师肩部。治疗师双手交叉放在肘窝，环抱尺骨近端掌面。手掌尺侧接触前臂近端，向足侧及上方牵拉尺骨。见图 2-30。

作用：治疗开始，控制疼痛。

2）侧方滑动：患者取仰卧位，肩外展，伸肘或微屈肘，前臂旋后。治疗师立于患侧，一手放在肱骨远端外侧固定，一手握住前臂远端尺侧，向桡侧推动尺骨。见图2-31。或一手放在肱骨远端内侧固定，一手握住前臂远端桡侧向尺侧推动桡骨。

作用：改善肘关节半脱位。

3）屈肘摆动：患者取仰卧位，肩外展，屈肘，前臂旋前。治疗师立于患侧，一手放在肘窝固定，一手握住前臂远端稍作长轴牵引后再屈肘关节进行Ⅱ级或Ⅲ级手法摆动。见图2-32。

作用：改善肘关节屈曲活动度。

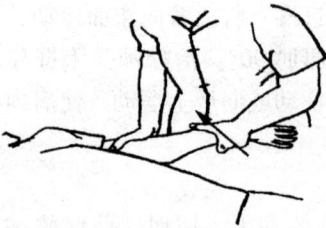

图2-31　肘关节侧方滑动

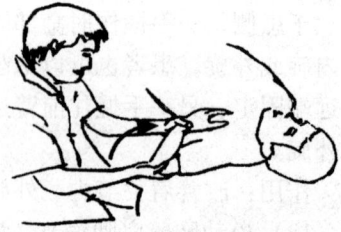

图2-32　肘关节屈肘摆动

4）伸肘摆动：患者取仰卧位，肩外展，前臂旋后。治疗师一手放在肘窝鹰嘴处，一手握住前臂远端尺侧在伸肘活动受限的位置进行Ⅱ级或Ⅲ级手法摆动，或在活动受限的终点做Ⅳ级手法摆动。

作用：改善肘关节伸直活动度。

（3）髋关节

1）长轴牵引：患者取仰卧位，下肢中立位，膝关节伸直，以皮带将骨盆固定于治疗床上；或双手抓住床头，以固定身体。治疗师立于患侧，双手握住大腿远端，将小腿夹在治疗师的上肢与躯干之间。双手同时用力，身体向后仰，牵拉患者的下肢，将股骨沿长轴向足部牵引。见图2-33。假如患者膝关节屈曲位，不能伸直时，治疗师可双手环抱股骨髁上部位，身体后仰，给予向足部方向的牵拉。

作用：治疗开始，控制疼痛。

2）分离牵引：患者取仰卧位，患侧屈髋90°，屈膝并将小腿放在治疗师的肩上，双侧上肢伸直。以皮带将骨盆固定于治疗床上；或双手抓住床头，以固定身体。治疗师上身稍向前弯曲，肩部放在患腿的腘窝下，双手五指交叉抱住大腿近端前面。身体后仰，双手同时用力将股骨向足部方向牵拉。

作用：控制疼痛，一般性活动髋关节。

3）向后滑动：患者取仰卧位，髋部处于床尾端。屈曲健侧髋、膝关节，并用双手环抱健腿，以协助固定其骨盆。治疗侧髋关节中立位。治疗师站在患者患腿的内侧，以一手前臂掌侧托在患者大腿远端后面，一手放在大腿近端前面。治疗师膝关节屈曲，放在大腿近端前面的手给予向后的作用力。见图 2-34。或者患者侧卧位，大腿屈曲，其下方垫枕头。治疗师站在患者前面，以一只手握住髂嵴固定骨盆，另一只手放在腹股沟中点部位，给予向后的推力。

作用：改善髋关节屈曲和内旋活动度。

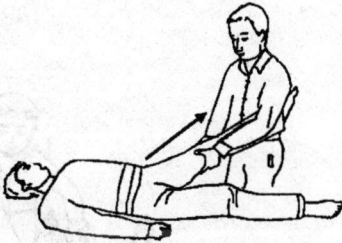

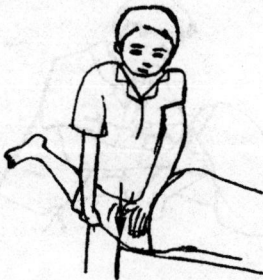

图 2-33　髋关节长轴牵引

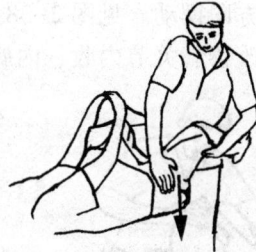

图 2-34　髋关节向后滑动

4）向前滑动：患者上半身俯卧在治疗床上，髋部垂出床缘，健侧足踩在地面。治疗师站在患者大腿内侧，一手握住小腿，或以前臂掌侧托在患者大腿远端前面，一手放在大腿近端的后面。治疗师屈膝，通过放在大腿近端的后面的手给予向前的作用力。见图 2-35。或者患者侧卧位，大腿屈曲，其下方垫枕头。治疗师站在患者后方，以一只手握住髂前上棘固定骨盆，另一只手放在大转子后面，给予向前的推力。

作用：改善髋关节伸展及外旋活动度。

5）屈曲摆动：患者取仰卧位，患侧下肢屈髋、屈膝，健侧下肢伸直。治疗师立于患侧，一手放在膝关节上，一手从下方托住小腿，双手同时将大腿向腹侧进行Ⅱ级、Ⅲ级或Ⅳ级手法摆动。见图 2-36。

作用：改善髋关节屈曲活动度。

图 2-35　髋关节向前滑动

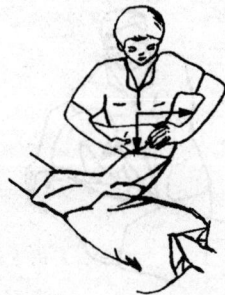

图 2-36　髋关节屈曲摆动

6）旋转摆动：患者取仰卧位，患侧下肢分别屈髋、屈膝各 90°，健侧下肢伸直。治疗师立于患侧，一手放在髌骨上，一手握住足跟。内旋时，一手向内摆动大腿，另一手向外摆动小腿；外旋时，一手向外摆动大腿，另一手向内摆动小腿。见图 2-37。

作用：改善髋关节内、外旋活动度。

7）内收内旋摆动：患者取仰卧位，骨盆固定，患侧下肢屈髋、屈膝，健侧下肢伸直。治疗师立于患侧，一手放在患侧髋部外侧，一手放在患膝外侧将大腿向对侧髋部方向摆动。见图 2-38。

作用：改善髋关节内收、内旋活动度。

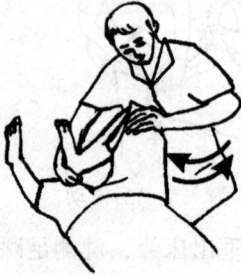

图 2-37　髋关节旋转摆动　　　　图 2-38　髋关节内收内旋摆动

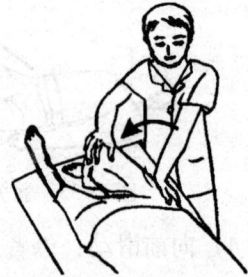

8）外展外旋摆动：患者取仰卧位，骨盆固定，患侧下肢屈髋，屈膝，踝部外侧放在对侧膝关节上，健侧下肢伸直。治疗师立于健侧，一手放在健侧骨盆上，一手放在患侧膝关节内侧将膝关节向外、向下摆动。见图 2-39。

作用：改善髋关节外展、外旋活动度。

（4）膝关节

1）长轴牵引：患者取坐位，仰卧位或俯卧位，以膝关节休息位开始。治疗师立于患侧，双手抓住小腿下段，沿着胫骨长轴牵拉，分离关节面。

作用：治疗开始，控制疼痛，一般性活动膝关节。

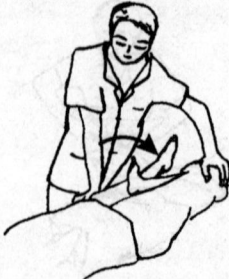

图 2-39　髋关节外展外旋摆动　　　　图 2-40　膝关节前后向滑动

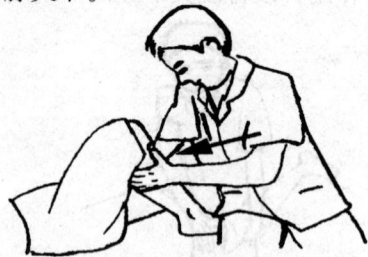

2）前后向滑动：患者取仰卧位，患侧下肢屈髋，屈膝，足部平放床面，健侧下肢伸直。治疗师坐在床上，以其大腿固定患者足部，双手抓住胫骨近端，拇指在膝关节前方，其余四指在膝关节后方。治疗师上肢伸直，将身体前倾，以拇指将胫骨向后推。见图2-40。

作用：改善膝关节屈曲活动度。

3）后前向滑动：患者取仰卧位，患侧下肢屈髋，屈膝，足部平放床面，健侧下肢伸直。治疗师坐在床上，以其大腿固定患者足部，双手抓住胫骨近端，拇指在膝关节前方，其余四指在膝关节后方。治疗师将身体后仰，放在膝关节后方的四指将胫骨向前推动。见图2-41。

作用：改善膝关节伸直活动度。

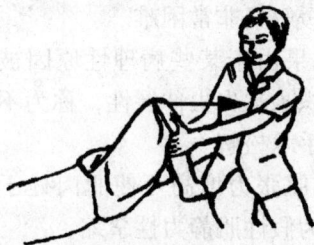

4）伸膝摆动：患者取仰卧位，骨盆固定，患侧下肢稍外展、屈髋、屈膝，健侧下肢伸直。治疗师坐在患侧治疗床上，患者大腿置于治疗师大腿之上，治疗师以其靠近患者的大腿外侧固定患者患侧大腿，一手固定股骨远端，一手握住小腿远端稍将小腿向下牵引后向上摆动。见图2-42。

作用：改善膝关节伸直活动度。

图2-41　膝关节后前向滑动　　　　　　图2-42　膝关节伸膝摆动

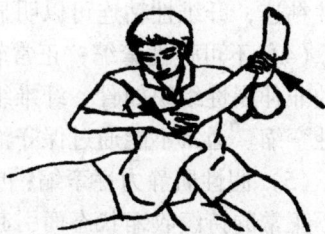

5）旋转摆动：患者取坐位，小腿垂于治疗床沿。治疗师面向患者坐在一矮凳上，双手握住小腿近端稍向下牵引。内旋时，双手向内转动小腿；外旋时，向外转动小腿。

作用：改善膝关节内、外旋转活动度。

四、软组织牵伸技术

（一）概述

1. 软组织牵伸技术　是使关节周围挛缩的软组织松弛的一种牵伸矫正方法，常常利用治疗师的手法、训练器具或患者自身的重量、体位等方法进行牵伸。

2. 软组织挛缩 挛缩是指经过关节的肌肉或其他软组织发生缩短，从而引起关节活动范围降低。挛缩可以通过检查肌肉的紧张度和关节的活动范围而证实，例如患者伸肘达不到全范围，检查发现屈肘肌群紧张或缩短，则为屈肘肌群挛缩；又如患者髋内收肌紧张，髋外展时受限，则为髋内收肌挛缩。

3. 软组织挛缩的类型 根据挛缩发生的组织及其性质，可以将挛缩分为以下几种：

（1）肌静力性挛缩：肌静力性挛缩是指肌肉、肌腱缩短，关节活动范围明显受限，但没有明确的组织病理学表现。在这种情况下，紧张的肌肉可以被拉长，但不能达到肌肉的最大长度。正常人如不经常进行肌肉的伸展性锻炼，会引起肌肉轻微的挛缩或紧张。

（2）疤痕粘连：疤痕如果发生在正常组织中，可以形成粘连，引起组织的活动范围降低，从而限制关节的活动和功能。肌肉、肌腱、关节囊或皮肤的疤痕组织粘连可以引起组织挛缩。临床上相当一部分由于疤痕组织粘连引起的挛缩，都可以通过锻炼来预防或减轻。

（3）纤维性粘连：因软组织的慢性炎症和纤维性改变而形成的挛缩称为纤维性粘连，纤维性粘连可以明显限制关节活动，而缓解又非常困难。

（4）不可逆性挛缩：正常软组织或结缔组织如果由于某些病理性原因被大量的非伸展性组织如骨、纤维组织所替代，使软组织永远失去伸展性，称为不可逆性挛缩。通常不能通过保守治疗来缓解，而需要手术松解。

（5）假性肌静力性挛缩：中枢神经损伤引起的肌张力增高可使肌肉处于一种不正常的持续收缩状态而引起关节活动受限，称为假性肌静力性挛缩。

（二）基本原理

1. 肌肉的收缩性和伸展性 肌肉具有收缩性和伸展性（有时也称为柔韧性）。收缩性是指肌肉主动做功、长度变短的特性；伸展性是指肌肉放松，在受到外力牵伸时长度增加的特性。当外力去除后，肌肉恢复到原来长度的特性，称为弹性。牵伸技术是指拉长挛缩或短缩软组织的治疗方法，其目旨在增加组织的伸展性和关节的活动范围。

2. 软组织对牵伸力的反应 位于肌肉-肌腱结合处的高尔基腱器是肌肉接受牵伸刺激的感受器。当肌肉受到快速牵伸时，肌梭兴奋，刺激了传入神经纤维，增加肌肉张力，这一过程称为单突触牵伸反射。当肌肉受到缓慢持续牵伸时，高尔基腱器兴奋，激发抑制反应，使肌肉张力降低，肌肉放松，长度变长。限制关节活动的软组织可以是挛缩的肌肉、结缔组织和皮肤。当对这些组织施加牵伸时，牵伸的速度、强度和持续时间将影响不同软组织对牵伸力的反应。

（三）基本方法

根据牵伸力量来源，牵伸方式和持续时间，可以把软组织牵伸技术分为以下几种方法：

1. 被动牵伸技术 被动牵伸是利用外界力量如治疗师、器械或患者自身健侧肢体力量来牵伸的一种方法。根据是否使用器械又分为手法被动牵伸和机械被动牵伸两种。

（1）手法被动牵伸：治疗师对发生紧张或挛缩的组织或活动受限的关节，通过手力牵伸，并通过控制牵伸方向、速度和持续时间，来增加挛缩组织的长度和关节活动范围。手法被动牵伸是最常用的牵伸技术。一般每次牵伸持续 15~30 秒，重复 4~6 次。在具体应用时，常用维持性牵伸和弹性牵伸两种。缓慢、轻手法牵伸，持续 15~30 秒或更长时间，称为维持性牵伸。这种牵伸不容易引起肌肉的牵伸反射和增加已经被拉长了的肌肉张力，有时也称为静态牵伸。弹性牵伸是指大强度、短暂的"跳跃性"牵伸，这种牵伸极少用于康复治疗中，因为弹性牵伸可以迅速拉长肌梭，刺激牵伸反射，引起被牵伸的肌肉张力增加，因此，很容易引起肌肉损伤。

（2）机械被动牵伸：是指借助机械装置，增加小强度的外部力量，较长时间作用于缩短组织的一种牵伸方法。其牵伸力量通过重量牵引、滑轮系统或系列夹板而发生作用。牵伸时间至少要 20~30 分钟，甚至数小时，才能产生治疗效果。例如可以利用将沙袋、哑铃直接或间接地放在患者的肢体上的方法进行伸张，治疗师可根据患者治疗的状况，逐渐加大或减少重物的重量或延长牵伸的时间来伸张关节。

2. 主动抑制技术 主动抑制是指在牵伸肌肉之前，患者有意识地放松该肌肉，使肌肉收缩机制受到人为地抑制，此时进行牵伸的阻力最小。主动抑制技术只能放松肌肉组织中具有收缩性的结构，而对结缔组织则无影响。这种牵伸主要用于肌肉神经支配完整，患者能自主控制的情况下，而对那些由于神经-肌肉障碍引起的肌无力、痉挛或瘫痪，则无太大作用。临床上常用的主动抑制方法有三种：①收缩-放松；②收缩-放松-收缩；③拮抗肌收缩。

3. 自我牵伸技术 自我牵伸是患者自己完成的一种肌肉伸展性训练，可以利用自身重量作为牵伸力量，牵伸强度和持续时间与被动牵伸（徒手、器械）相同。

（四）注意事项

1. 牵伸前先评估患者，了解关节活动受限的原因是软组织引起的还是关节本身所致。如果软组织是引起活动受限的主要原因，可用肌肉牵伸技术；如果是关节本身的原因，可用关节松动技术，或二者兼用。在大多数情况下先用关节松动技术使关节内的相互关系尽量恢复正常，再用肌肉牵伸技术。

2. 开始牵伸之前，应选择好最有效或最佳的牵伸方法，并向患者解释牵伸的目的和牵伸步骤，以取得配合。患者尽量保持在舒适、放松的体位，被牵伸部位处于抑制反射、易于牵伸的肢体位。充分暴露牵伸部位，如有可能，应去除绷带、夹板或较多的衣服。牵伸局部可先用热疗，以增加组织的伸展性以及降低发生损伤的可能性。

3. 牵伸时，牵伸力量的方向应与肌肉紧张或挛缩的方向相反。先在关节可动范围内，缓慢地活动肢体到受限处，然后，固定关节近端，牵伸远端，以增加肌肉长度和关节的活动范围。

4. 为了避免牵伸中挤压关节，对关节可稍加分离牵引力。牵伸力量要适度、缓慢、持久，既能使软组织产生张力，又不会引起或加重疼痛。避免跳跃性牵伸，在关节活动末端应避免弹动关节，因为可以刺激被牵伸肌肉的牵张反射，反射性引起收缩。

5. 牵伸中，组织的张力应逐渐降低，当感觉到张力降低时，再稍微活动肢体或增加关节的活动范围，牵伸结束前，应逐渐减弱牵伸力。

6. 有下列情况禁用牵伸技术

（1）关节内或关节周围组织有炎症，如结核、感染，特别是在急性期。

（2）新近发生的骨折以及新近发生的肌肉、韧带损伤，组织内有血肿或有其他创伤体征存在。

（3）神经损伤或神经吻合术后 1 个月内。

（4）关节活动或肌肉被拉长时剧痛。

（5）严重的骨质疏松。

（6）当挛缩或缩短的肌肉等组织保持一定的力量，对维持关节的稳定性，增加功能活动都十分有利时，特别是截瘫或肌肉严重无力的患者牵伸应慎重。

（五）临床应用

1. 手法被动牵伸技术

（1）肩部肌肉牵伸技术

1）增加肩前屈：①牵伸肌群：肩后伸肌群；②患者体位：仰卧位，上肢前屈，屈肘，前臂及手放松；③治疗师位置：面向患者站在牵伸一侧，内侧手放在肩胛骨腋缘固定肩胛骨；外侧手握住肘关节；④牵伸手法：外侧将肱骨被动前屈到最大范围，以拉长肩后伸肌群。

2）增加肩后伸：①牵伸肌群：肩前屈肌群；②患者体位：俯卧位，上肢放在体侧，前臂及手放松；③治疗师位置：面向患者站在牵伸一侧，内侧手放在肩胛骨上固定肩胛骨，外侧手从掌侧握住肘关节；④牵伸手法：外侧手将肱骨被动后伸至最大范围，以拉长肩前屈肌群。

3）增加肩外展：①牵伸肌群：肩内收肌群；②患者体位：仰卧位，肩外展，屈肘90°；③治疗师位置：面向患者站在牵伸侧，内侧手放在肩胛骨腋缘固定肩胛骨，外侧手托住肘关节；④牵伸手法：外侧手将肱骨被动外展至最大范围，以牵伸肩内收肌群。

4）增加肩外旋：①牵伸肌群：肩内旋肌群；②患者体位：仰卧位，肩外展90°，屈肘90°；③治疗师位置：面向患者站在牵伸一侧。内侧手握住肱骨远端，外侧手握住前臂远端；④牵伸手法：外侧手将前臂向床头被动运动至最大范围，以牵伸肩内旋肌群。

5）增加肩内旋：①牵伸肌群：肩外旋肌群；②患者体位：仰卧位，肩外展90°，屈肘90°；③治疗师位置：面向患者的足，站在牵伸一侧。内侧手握住肱骨远端，外侧手握住前臂远端；④牵伸手法：外侧手将前臂向床尾运动至最大范围，以牵伸肩外旋肌群。

6）增加肩水平外展：①牵伸肌群：胸肌；②患者体位：仰卧位，患侧肩位于床沿，上肢外展90°；③治疗师位置：面向患者站在牵伸一侧。内侧手握住肱骨远端，外侧手握住前臂远端；④牵伸手法：双手将上肢水平外展至最大范围，以牵伸胸肌。

胸肌的牵伸也可在坐位进行，患者双手五指交叉放在头后部，治疗师位于患者身后，双手分别握住肘关节并被动向后运动（水平外展），同时让患者深吸气后呼气。

7）增加肩胛骨的活动：①牵伸肌群：肩胛提肌；②患者体位：坐在椅子上，头转向非牵伸侧，稍向前屈，直至颈部后外侧有酸胀感。牵伸侧上肢外展，屈肘，手放在头后部；③治疗师位置：站在患者身后牵伸侧，内侧手放在牵伸侧颈肩部交界处，外侧手从前面托住上臂远端；④牵伸手法：外侧手向上抬，内侧手向下压，同时，让患者深吸气后深呼气，以牵伸肩胛提肌。

（2）肘部肌肉牵伸技术

1）增加伸肘：①牵伸肌群：屈肘肌群；②患者体位：仰卧位，上肢稍外展；③治疗师位置：面向患者头部站在牵伸一侧，内侧手放在肱骨近端，外侧手握住前臂远端掌侧；④牵伸手法：外侧手被动伸肘至最大范围，以牵伸屈肘肌群。

2）增加屈肘：①牵伸肌群：伸肘肌群；②患者体位：仰卧位，上肢稍外展；③治疗师位置：面向患者站在牵伸一侧，内侧手托住肘部，外侧手握住前臂远端掌侧；④牵伸手法：外侧手被动屈肘至最大范围，以牵伸伸肘肌群。

患者也可取坐位，手放在颈后部。治疗师内侧手握住肘部向上牵伸，外侧手握住腕部向下牵伸。此法对牵伸肱三头肌长头的效果较好。

3）增加前臂旋前/旋后：①牵伸肌群：旋后/旋前肌群；②患者体位：仰卧位，上肢稍外展，屈肘90°；③治疗师位置：面向患者站在牵伸侧，内侧手握住肘关节以固定肱骨，外侧握住前臂远端掌侧；④牵伸手法：外侧手旋前或旋后至最大范围。牵伸时，桡骨围绕尺骨转动。

（3）髋部肌肉牵伸技术

1）增加屈膝时的屈髋：①牵伸肌群：臀大肌；②患者体位：仰卧位，下肢稍屈髋屈膝；③治疗师位置：面向患者站在牵伸一侧，内侧手托住股骨远端，外侧手握住足跟；④牵伸手法：双手托起下肢，被动屈髋、屈膝至最大范围。

2）增加伸膝时的屈髋：①牵伸肌群：腘绳肌；②患者体位：仰卧位，下肢伸直，牵伸侧下肢放在治疗师肩上；③治疗师位置：面向患者头部站在牵伸一侧，内侧肩部托住患者下肢，双手放在股骨远端以固定股骨及骨盆；④牵伸手法：保持膝关节伸直，同时尽量屈曲髋关节至最大范围。

3）增加伸髋：①牵伸肌群：髂腰肌；②患者体位：俯卧位，牵伸侧下肢屈膝，非牵伸侧下肢伸膝；③治疗师位置：面向患者站在非牵伸侧，内侧手放在臀部固定骨盆，外侧手放在髌骨前方托住大腿；④牵伸手法：外侧手将大腿抬离床面，后伸髋至最大范围。

如果患者不能俯卧位，也可以取仰卧位。牵伸侧下肢伸直置于治疗床沿，非牵伸侧下肢屈髋、屈膝置于床面上。治疗师面向患者站在治疗床边，内侧手放在非牵伸侧髌骨下方，外侧手放在牵伸侧髌骨上方。牵伸时牵伸侧手向下压大腿，使髋后伸至最大范围，以牵伸髂腰肌。

4）增加髋外展：①牵伸肌群：髋内收肌群；②患者体位：仰卧位，下肢伸直；③治疗师位置：面向患者站在牵伸一侧，内侧手放在对侧大腿内侧，外侧手从腘窝下托住牵伸侧大腿；④牵伸手法：外侧手将下肢外展至最大范围。

5）增加髋内收：①牵伸肌群：髋外展肌群；②患者体位：侧卧在床边，牵伸侧在上。下方下肢屈髋屈膝90°，上方下肢稍后伸，屈膝；③治疗师位置：站在患者背后，内侧手放在髂嵴上固定骨盆，外侧手放在股骨远端；④牵伸手法：外侧手内收髋至最大范围。

6）增加髋旋转：①牵伸肌群：髋内旋肌群或外旋肌群；②患者体位：俯卧位，牵伸侧下肢屈膝90°，非牵伸侧下肢伸直；③治疗师位置：面向患者站在牵伸一侧，内侧手放在臀部固定骨盆，外侧手握住小腿远端外踝处；④牵伸手法：增加髋外旋时，外侧手将小腿向内转至最大范围；增加髋内旋时，外侧手将小腿向外转至最大范围。

（4）膝部肌肉牵伸技术

1）增加屈膝：①牵伸肌群：伸膝肌群；②患者体位：俯卧位，牵伸侧下肢屈膝，在大腿下垫一毛巾卷，防止牵伸时挤压髌骨，非牵伸侧下肢伸直；③治疗师位置：面向患者站在牵伸一侧，内侧手放在臀部固定骨盆，外侧手握住小腿远端内外踝处；④牵伸手法：外侧手被动屈膝至最大范围。

牵伸伸膝肌群，也可以在坐位进行，方法如下：患者坐在床沿，屈髋90°，尽量屈膝。治疗师站在牵伸一侧的下肢外侧，内侧手放在大腿远端固定，外侧手握住内外踝上方，尽量向后推小腿，牵伸伸膝肌群。

上述两种体位，俯卧位对增加屈膝90°~135°效果较好，坐位对增加屈膝0°~90°效果较好。

2）增加伸膝：①牵伸肌群：屈膝肌群；②患者体位：当伸膝在中间范围时，取俯卧位。下肢伸直，在大腿远端放一毛巾卷；③治疗师位置：面向患者足部站在牵伸一侧，内侧手放在大腿后方固定骨盆及股骨，外侧手握住小腿远端内外踝处；④牵伸手法：外侧手将小腿向下压至最大范围。

如果伸膝在末端活动受限，患者可取仰卧位。治疗师站在牵伸一侧，内侧手放在髌骨上方固定大腿，外侧手握住小腿远端内外踝处，向上抬小腿。

（5）踝部肌肉牵伸技术

1）增加踝背伸：①牵伸肌群：踝跖屈肌群；②患者体位：仰卧位；③治疗师位置：站在牵伸侧下肢外侧，内侧手握住内外踝处固定小腿，外侧手握住足跟，前臂掌侧抵住足底；④牵伸手法：外侧手将足跟向远端牵伸，前臂向近端运动，使踝背伸。

上述手法当屈膝时主要牵伸比目鱼肌，伸膝时主要牵伸腓肠肌。

2）增加踝跖屈：①牵伸肌群：踝背伸肌群；②患者体位：坐位或仰卧位；③治疗师位置：站在牵伸侧下肢外侧，内侧握住内外踝处固定小腿，外侧手握住足背；④牵伸手法：外侧手向下活动使踝被动跖屈至最大范围。

3）增加踝的内/外翻：①牵伸肌群：踝内翻时牵伸外翻肌群，踝外翻时牵伸内翻肌群；②患者体位：仰卧位，下肢伸直；③治疗师位置：站在牵伸侧下肢外侧，内侧握住内外踝下方的距骨处，外侧手握住足跟；④牵伸手法：当牵伸外翻肌群时，外侧手将足跟向内转动；牵伸内翻肌群时，外侧手将足跟向外转动。

2. 主动抑制

（1）收缩-放松

1）操作步骤：①牵伸的肌肉处于舒适拉长位置；②紧张或挛缩的肌肉先进行等长抗阻收缩5~10秒，使肌肉感觉疲劳；③患者主动放松肌肉；④治疗师被动活动肢体通过增加的活动范围，以牵伸肌肉；⑤休息几秒钟后重复上述过程。

2）注意事项：①在无痛状态下完成紧张肌肉的等长抗阻收缩；②牵伸前，紧张肌肉并非一定要进行最大强度的等长抗阻收缩，亚极量、较长时间的等长抗阻收缩可以有效地抑制紧张肌肉，也便于治疗师控制。

3）应用举例：踝跖屈肌牵张：①踝背伸到适当的位置，使跖屈肌紧张；②治疗师一手放在小腿远端固定，一手放在足底，向足背方向施加阻力；③患者跖屈抗阻等长收缩5~10秒；④跖屈肌放松；⑤治疗师被动将患者踝背伸，拉长跖屈肌。

（2）收缩-放松-收缩

1）操作步骤：①~③步骤与"收缩-放松"技术相同；④紧张肌肉的拮抗肌作向心性收缩，使肢体增加了关节活动范围。

2）注意事项：同"收缩-放松"技术。

3）应用举例：踝跖屈肌紧张：①~③同"收缩-放松"技术；④患者放松紧张的踝跖屈肌；⑤主动作踝背伸。

（3）拮抗肌收缩

1）操作步骤：①先把紧张的肌肉被动拉长到一个舒适的位置；②紧张肌肉的拮抗肌作等张收缩；③对收缩肌肉施加轻微阻力，但允许关节运动。当关节运动时，紧张的肌肉可以放松。

2）注意事项：①避免加太大的阻力，因其可以引起紧张肌肉的张力扩散，限制关节运动或引起疼痛；②当肌肉痉挛限制了关节运动时，也可以用此技术。如果患者不能在"收缩-放松"技术中完成紧张肌肉无疼痛范围内的强力收缩，用主动抑制技术很有帮助。

3）应用举例：踝跖屈疼痛、紧张。①患者将踝关节处于一个舒适的位置；②主动踝背伸，同时，治疗师在足背处施加轻微阻力，但允许关节运动。

3. 自我牵伸

（1）肩部肌肉牵伸技术

1）增加肩前屈：当上肢前屈不到90°时，可正坐桌旁。牵伸侧上肢放在桌上，伸肘，前臂旋前，非牵伸侧手放在上臂上面，身体向前方及桌子方向倾斜。

2）增加肩后伸：患者背对桌子而坐。牵伸侧上肢后伸，手放在桌上，伸肘，非牵伸侧手放在肩部，身体向前并向下运动。

3）增加肩外展：当上肢外展不到90°时，可侧坐在桌旁。牵伸侧上肢放在桌上，伸肘，前臂旋前，非牵伸侧手放在上臂上面，身体向下及桌子方向倾斜。如果上肢外展超过90°，可侧对墙边站立，牵伸侧上肢外展，屈肘，前臂放在墙上。非牵伸侧手放在肱骨近端，身体下蹲。

4）增加肩旋转：患者侧坐桌旁。牵伸侧上肢放在桌上，屈肘90°。牵伸外旋肌群时，肩内旋，前臂掌面向桌面运动。牵伸内旋肌群时，前臂掌面离开桌面。

5）增加肩胛骨活动：患者靠墙站立。牵伸侧上肢外展，屈肘，肘部接触墙，手放在头后面，头部转向非牵伸侧，稍前属。牵伸时身体稍向下蹲，使肩胛骨上旋。也可以坐在治疗床沿，牵伸侧手抓住床沿，头转向非牵伸侧并前屈，非牵伸侧手放在头的对侧。牵伸时双手同时反方向用力，使肩胛骨向下运动。

（2）肘部肌肉牵伸技术

1）扶墙屈肘牵伸：患者距墙一臂远处，面向墙壁站立。双手平放墙上，上身向前，同时屈肘，借助上身重量达到牵伸目的。

2）扶墙伸肘下蹲：侧对墙壁站立，屈肘，前臂旋前，手掌平放墙上，下蹲并伸肘。

3）悬吊伸肘牵伸：双手握住单杠，双足悬空，借助身体重量牵伸肘部肌肉。

4）前臂旋转牵伸：牵伸侧屈肘，非牵伸侧手握住前臂远端，旋前或旋后至最大范围。

（3）髋部肌肉牵伸技术

1）增加屈髋：患者手膝跪位，腰部保持稳定，臀部向后运动至最大范围，以牵伸伸髋肌群。

2）增加伸髋：患者俯卧位，双手放在肩前，伸肘，上身向上抬至最大范围，以牵伸髂腰肌。也可以站立位，双足分开，双手放在腰后，上身尽量后伸。

如想单独牵伸屈髋肌群中的股直肌，可以直腿坐在治疗床上。牵伸侧下肢尽量外展并屈膝，非牵伸侧下肢伸直。牵伸时，非牵伸侧肘部接触床面，上身向牵伸侧下肢转动，此时应能感觉到大腿前面酸胀。

3）交叉伸屈髋：患者取前弓步，前腿屈髋、屈膝90°，后腿伸直。双手放在弓步腿髌骨上方，挺胸，身体下压。这种方法可同时牵伸前腿的伸髋肌群和后腿的屈髋肌群。

4）增加髋内收：患者距墙一臂远处侧方站立。牵伸侧上肢外展，手放在墙上，下肢外旋放在非牵伸侧下肢后方。牵伸时躯干向外侧屈，骨盆向内侧移动，以牵伸髋外展肌群。

（4）膝部肌肉牵伸技术

1）增加伸膝：患者坐在床沿，牵伸侧下肢放在床上，伸膝，非牵伸侧下肢放在地上。上身向前弯曲至最大范围，以牵伸屈膝肌群。

2）增加屈膝：根据屈膝活动受限程度可取不同牵伸方法。如果屈膝受限小于 30°时，可取站立位，牵伸侧下肢放在一小凳上，双手重叠放在髌骨上方向下压，同时小腿向前运动；如果屈膝受限小于 90°时，可双手扶椅背，压髋、屈膝下蹲，借助自身重量，牵伸伸膝肌群。如果屈膝受限大于 90°时，牵伸侧下肢可放在较高的椅上，双手握住椅背，身体向前，同时屈髋、屈膝，这一方法对牵伸踝跖屈肌、增加踝背伸也有较好作用。

（5）踝部肌肉牵伸技术：踝部肌肉最常见的紧张或挛缩为小腿三头肌，主要影响踝的背伸功能，而踝背伸肌的挛缩发生甚少。自我牵伸小腿三头肌时，患者可站在一楔形木块上，或足跟悬空站在楼梯台阶上，下肢伸直，借助自身重量牵伸。如用楔形木块，应根据挛缩程度来选择不同坡度的木块。

五、肌力和肌肉耐力训练技术

（一）概述

1. 肌力 肌力指肌肉收缩时所能产生的最大力量。肌力的大小主要取决于肌肉的收缩方式及收缩的速度、关节角度的影响、年龄和性别、心理因素等。

2. 肌肉耐力 肌肉耐力指有关肌肉持续进行某项特定任务的能力，其大小可以用从开始收缩直到出现疲劳时已收缩了的总次数或所经历的时间来衡量。耐力与所进行的运动强度有一定的关系，即运动强度越大，肌耐力就越小。

增强肌力和增强肌肉耐力的训练有不少共同之处，可统称为力量练习。力量练习常用于训练肌肉萎缩无力的患者，包括因伤病固定肢体或长期卧床、活动少所致的肌肉废用性萎缩和骨关节及周围神经病损所致的肌肉软弱或轻瘫，通过训练达到发展肌力和耐力，从而恢复运动功能。

3. 肌力下降的原因

（1）年龄增加：20 岁之后随着年龄的增加肌力将逐渐下降，下肢肌力较上肢肌力下降更快。

（2）废用性肌肉萎缩：肌肉萎缩是由于肌原纤维的减少而导致的肌纤维萎缩。例如在完全卧床休息的情况下，肌力每周减少 10%～15%；如卧床休息 3～5 周，肌力即可减少一半。

（3）神经系统疾病：如脑血管病、脑瘫、小脑障碍等中枢神经障碍导致的偏瘫或四肢瘫等，由于卧床时间较长、不活动或较少活动，导致肌力明显下降。

（4）肌源性疾病：肌源性肌力下降主要是因肌营养不良、多发性肌炎等疾病所致。进行性肌营养性不良主要表现为四肢近端与躯干的肌力下降与肌肉萎缩。多发性肌炎出现肌力下降的部位主要为四肢近端肌群、颈屈曲肌群、咽喉肌群等。

（二）基本原理

1. 肌肉收缩的形式

（1）等长或静力收缩：在日常工作和生活中，等长收缩常用于维持特定体位和姿势。在训练中，等长收缩不受环境限制，简单易行，是有效增强肌力的训练方法，特别适用于骨折、关节炎或因疼痛关节不能活动的情况下进行的肌力增强训练，以延缓和减轻肌肉的废用性萎缩。

（2）等张或动力收缩：根据肌肉起止部位的活动方向，可分为向心性收缩和离心性收缩。如屈曲肘关节时的肱二头肌收缩，伸膝时的股四头肌收缩都是向心性收缩；下蹲时的股四头肌收缩，上肢负重屈肘时缓慢放松肱二头肌的收缩都是离心性收缩。

2. 训练时负荷量的增加形式　根据训练目的的不同，负荷量的大小也不同。当训练目的为增强肌力时，应加大负荷量，加快运动速度及缩短训练的时间；而以增强耐力为目的时，则负荷量应相对较少，重复次数应增加，训练的时间应延长。

（三）基本方法

根据肌肉现存的肌力水平，分别采用以下几种运动方法：辅助主动运动、主动运动、抗阻力运动和等长运动。

1. 辅助主动运动　具体分以下几种方法：

（1）徒手辅助主动运动：当肌力为 1 级或 2 级时，治疗师帮助患者进行主动运动。例如：当股四头肌肌力为 2 级时，让患者侧卧位，训练一侧下肢在下方，膝关节屈曲，治疗师面向患者站立，一只手拖起上方下肢，让患者主动伸展下方下肢的膝关节，同时治疗师的外侧只手在下方下肢小腿后方稍加辅助力量。

（2）悬吊辅助主动运动：利用绳索、挂钩、滑轮等简单装置，将运动的肢体悬吊起来，以减轻肢体的自身重量，然后在水平面上进行训练。

（3）滑面上辅助主动运动：在光滑的板面上利用撒滑石粉或固定小滑车等方法减少肢体与滑板之间的摩擦力；反之，也可通过垫毛巾或加大滑板的倾斜度等方法加大摩擦力在板上做滑动运动。此训练是在克服一定阻力下进行的，比徒手和悬吊的辅助方法难度有所提高。

（4）滑车和重锤辅助主动运动：以上 3 种运动均是在水平面上进行的，而利用滑车和重锤训练是在垂直面上进行的。利用滑车、重锤减轻肢体的自身重量，此方法适用于拮抗肌可拉起重锤的患者，且只适用于髋、肩、膝等大关节，不能用于手指、腕、肘和踝关节。

（5）浮力辅助主动运动：在水中运动训练时，利用水对肢体的浮力或加上漂浮物减轻肢体重力的影响，进行辅助主动运动。

2. 主动运动　方法是训练中应取正确的体位和姿势，将肢体置于抗重力位，防止代偿运动。

3. 抗阻力主动运动　具体做法与辅助主动运动的形式相同，利用徒手、滑车、重锤、弹簧、重物、摩擦力、流体阻力等，但作用的方向相反，常用有以下几种方法：

（1）徒手抗阻力主动运动：固定关节近端，阻力的方向与运动的肢体成直角，根据训练要求，阻力的部位与姿势应适当变换。可做向心性等张收缩，也可做离心性等张收缩及等长收缩。训练时，对骨折患者要注意加阻力的部位和保护骨折固定的部位，阻力也不要过大，以免影响骨折恢复。

（2）加重物抗阻力主动运动：直接用手拿重物或把重的东西系在身体某部位进行练习。如膝伸展动作时，将哑铃固定在脚上进行练习。

（3）重锤与滑车抗阻力主动运动：此方法用重锤做阻力，用滑车改变牵引的方向，牵引方向与肢体应成 90°直角，肌肉可发挥最大力量，运动时速度不宜过快，肌肉收缩到极限后应停 2~3 秒，无论是向心性或离心性收缩，每个动作都要慢慢进行。

（4）弹簧抗阻力主动运动：用弹簧的弹性做阻力。

（5）水中抗阻力主动运动：利用浮力可协助运动，对抗浮力的运动就是抗阻运动，可在四肢末端拴上浮物，再向下方运动克服浮力的阻力。

4. 等长运动　训练时指示患者全力或接近全力收缩肌肉并维持 3~10 秒，每次训练进行 3 次，中间休息 2~3 分钟，每日训练 1 次，具体可分以下几种方法：

（1）徒手等长运动：受训肢体不承担负荷而保持肌肉的等长收缩活动。

（2）肌肉固定练习：适用于肢体在石膏固定中，要求肌肉收缩时不能引起任何关节的运动，如股四头肌在伸展位石膏固定的情况下进行等长收缩练习。

（3）利用器具：可利用墙壁、地板、肋木和床等各种固定不动的器械和物品，保持肢体肌肉的等长收缩。

（四）注意事项

1. 选择适当的训练方法　适当的方法可有效增强肌肉的力量。应根据功能的需要和训练的可能性，选用适当的负荷量、肌肉收缩的类型、动作进行的速度、重复次数等。具体应考虑以下因素：

（1）肌力的训练目的：是加强肌肉的瞬间爆发力还是耐久力？是维持原肌

力还是增加肌力？必须加以考虑。

（2）肌力恢复的现有程度：训练前，应先评估训练部位的关节活动范围和肌力，并根据肌力现有等级选择运动的方法。

（3）关节活动是否受限：有无关节不允许活动的问题，如肌腱手术后、骨折后、石膏固定等。

（4）充分考虑有无疼痛、姿势与体位是否受限等。

（5）注意肌肉收缩运动形式：根据患者具体情况选择等长收缩和等张收缩。

2. 选择合适的地点 肌力增强训练在任何地点都可进行，但以环境安静，患者能集中精力训练以及便于调整训练体位和姿势的地点为宜。

3. 注意调节阻力 增强肌力训练的关键点之一是阻力的施加及调整是否得当。

（1）部位：阻力通常加在需要增强肌力的肌肉附着部位远端。这样，较少的力量即可产生较大的力矩。例如当股四头肌肌力训练时，可在小腿的位置施加阻力。

（2）方向：阻力的方向总是与肌肉收缩使关节发生运动的方向相反。

（3）强度：每次施加阻力的强度应平稳、非跳动性，并能使患者顺利完成全关节的活动范围。

（4）下列情况时可降低阻力或改变施加阻力的部位：患者不能完成全范围的关节活动；加阻力的部位疼痛；肌肉出现震颤；出现替代或代偿性运动。

4. 掌握正确的运动量 训练量应根据患者的身体状况，从较小的负荷开始，然后逐渐增大负荷量。每次训练均要引起一定程度的肌肉疲劳，才能通过超量恢复达到增强肌力的目的，但原则上以训练后的第二天患者不感到疲劳和疼痛为宜。

5. 固定 固定部位多在主要作用肌的起点，治疗师可用手、沙袋、带子等固定关节的近端，提高肌力训练效果。

6. 姿势及体位 选取适于运动的姿势、体位及能防止代偿性运动的体位。

7. 对患者进行讲解和鼓励 向患者说明训练此肌肉的目的、方法及肌力加强后对患者产生的作用，让患者掌握正确的训练方法和要领，使其配合并努力训练，提高训练的效果。

8. 防止出现代偿运动 在增强肌力训练时不准许代偿动作，治疗师应利用徒手或固定等方法来抑制患者出现代偿动作。

9. 做好正确详细的训练记录 认真记录患者的训练情况，包括训练时患者的运动负荷、运动量、肌力的情况，并根据患者的状况随时调整训练的强度、时间等。

10. 注意心血管反应 等长抗阻力运动，特别是对抗较大的阻力时，具有明显的升血压反应，加之等长运动伴有憋气，对心血管造成额外的负荷。因此，有高血压、冠心病或其他心血管疾病者应禁忌在等长抗阻运动时过分用力或憋气。

（五）临床应用

临床常用肌力增强的方法如下：

1. 渐进抗阻训练方法 这是一种逐渐增加阻力的训练方法，肌肉的能力增强时负荷量也随之增加。

（1）Delorme 法：先测出待训练肌肉连续 10 次等张收缩所能承受的最大负荷，称为 10RM（10 repetition maximum），每次训练 3 组 10 次运动，各组间休息 1 分钟。第 1、2、3 组训练所用阻力负荷依次为 1/2、3/4 及 1 个 10RM。每周复测 10RM 值，并相应调整负荷量，使其随肌力的增加而增加。

（2）Oxford 法：同 Delorme 法，但把负荷顺序颠倒，使第 1、2、3 组训练负荷量分别为 1、3/4 及 1/2 的 10RM。

2. 短暂等长练习 这是一种利用抗阻等长收缩来增强肌力的训练方法，即让受训练的肌群在能耐受的最大负荷下作等长收缩，持续 6 秒，重复 20 次，每次间隔 20 秒，每天训练 1 次。

3. 短暂最大负荷练习 这是一种等张和等长结合的肌肉练习方法，即在最大负荷下以等张收缩完成关节运动，并在完成时接着做等长收缩 5~10 秒，然后放松，重复 5 次，每次增加负荷 0.5kg。

4. 利用 CYBEX 进行的等速练习 CYBEX 是提供等速运动练习的设备。其基本特点是由仪器限定了肌肉收缩时肢体的运动速度，使受训练的肢体在运动全过程中始终保持角速度相等，做到在运动全过程任何时刻肌力都有较大的增加，从而使肌肉得到较有效的训练。但等速训练也有以下方面的不足：必须借助较昂贵的仪器，不易普及；较费时费力，治疗师需花一定的时间进行器械的使用培训等。

5. 利用器械增强肌力的训练方法

（1）垫上肌力增强训练方法

1）垫上长坐位的保持训练：患者长坐位（即坐位时要求膝部保持伸直位），在前方放一姿势镜，治疗师位于患者身后给予一定的保护，指示患者将双上肢从前方、侧方抬起至水平位，保持长坐位；或指示患者将双手从前方举起过头顶，保持长坐位。待患者可独立保持静态长坐位平衡后，可进行长坐位的动态平衡训练，如治疗师与患者可进行抛球的训练，以增加维持长坐位平衡的能力。

2）垫上支撑训练：患者坐于垫上，保持长坐位，双手放在支撑器上，头及躯干尽量向前方倾斜，双手向下用力将臀部抬起，并保持在此体位6秒。此训练可加强双上肢及背肌的力量。

3）垫上翻身训练：患者双手互握，双上肢上举，尽力向身体两侧摆动，利用摆动的惯性将身体翻向一侧，此训练可加强胸大肌的肌力，使患者能顺利完成床上的翻身动作。

4）腹背肌加强训练：患者垫上仰卧位，在治疗师的帮助下进行仰卧起坐的训练，可加强腹肌的肌力。患者也可通过自身上肢的姿势变化来加强训练的难度。患者垫上俯卧位，双上肢后伸，治疗师拉住患者双手帮助其抬起上身呈反弓状，如此反复训练可加强患者背肌的力量。

5）利用重物强化肌力的训练：患者仰卧位，在患者腕关节的上方绑上沙袋或双手抓握哑铃，来提高双上肢的肌力。此方法常用于强化患者的胸大肌、三角肌前束和侧束以及肘关节的肱二头肌和肱三头肌等肌肉的力量。

（2）轮椅上肌力增强的训练方法：在轮椅上进行支撑、竞速、行走、上下坡道、篮球、负重等训练，以提高脊髓损伤患者的上肢及躯干的肌力。

（3）平行杠内肌力增强的训练方法：治疗师指示患者双手用力向下支撑，将身体向上提起并支撑维持6秒，可加强背阔肌的力量。

（4）徒手加强肌力的训练方法

1）上肢伸肘动作的训练：当患者肱三头肌肌力达到3~4级时，患者可采取仰卧位进行训练，肩关节前屈90°，肘屈曲位，治疗师固定其上臂，手扶腕关节上方，指示患者做伸肘动作，治疗师从腕部给予一定的阻力。

2）肩关节外展的训练：肩关节外展的主动肌是三角肌。当肌力为1~2级时，肌力的训练方法为：患者仰卧位，肘部屈曲，治疗师握住患者肘部和腕部，并给予一定的辅助力量，帮助患者完成肩关节的外展动作。肩关节外展肌肌力达到3~4级时，患者取坐位，指示患者将上肢从身体一侧上抬，治疗师可从患者腕关节处给予一定的阻力。

3）耸肩动作的训练：耸肩动作的主动肌为斜方肌的上部纤维及肩胛提肌。当肌力为1~2级时，患者仰卧位，治疗师双手扶住患者双肩部位，辅助患者完成耸肩动作。若患者耸肩动作完成较充分，治疗师可从肩部给予相反方向的阻力，以增加动作的难度。当肌力达到3~4级时，患者可取坐位进行耸肩动作，治疗师双手扶住肩部，给予与耸肩动作相反的向下的阻力。

（5）利用水的浮力加强肌力的训练方法：由于水的浮力作用，一些在地面上不能进行的训练动作可在水中完成。在患者的训练初期，可以用浮力板或浮力背心帮助患者进行漂浮或进行肢体的特定动作，待患者的训练动作有所提高后，可去掉浮力板或利用浮力板作为阻力来加强患者训练的难度，从而强化患者的心肺功能和残存的肌肉力量。

六、平衡和步行功能训练

（一）平衡功能训练

1. 基本概念 平衡是指人体所处的一种稳定状态，以及不论处在何种位置、运动，或受到外力作用时，能自动地调整并维持的能力。即当人体重心垂线偏离稳定的支持面时，能立即通过主动或反射性的活动使重心垂线返回到稳定的支持面内，这种能力称为平衡能力。平衡是人体保持体位，完成起居动作和步行等日常生活动作的基本保证。平衡训练就是为提高患者维持身体平衡能力所采取的各种训练方法。通过平衡训练，能激发姿势反射，加强前庭器官的稳定性，从而改善平衡能力，并且有助于运动能力的提高。

2. 平衡的种类 分为静态平衡、自动态平衡和动态平衡三类。

（1）静态平衡：是指人体在无外力的作用下，保持某一静态姿势，自身能控制及调整身体平衡的能力，主要依赖于肌肉的等长收缩及关节两侧肌肉协同收缩来完成。又称一级平衡。

（2）自动态平衡：是指人体在无外力作用下，从一种姿势调整到另外一种姿势的过程。又称二级平衡。

（3）动态平衡：当外力作用于人体或身体的原有平衡被破坏后，人体需要及时地调整身体的姿势来保持新的平衡的能力。又称三级平衡。

3. 引起平衡障碍的原因 主要有视觉障碍、前庭功能紊乱、小脑功能失调、本体感觉障碍、中枢神经系统功能障碍、肌力与耐力低下、关节的灵活度和软组织的柔韧度下降等。

4. 平衡训练的原则

（1）从静态平衡到动态平衡：开始使患者保持安静状态的平衡，然后逐渐给予外力刺激，例如从患者的前面、后面、侧面或对角线方向推拉训练，逐步加大平衡难度，使患者在动态情况下也能保持平衡。

（2）支撑面由大到小：例如先训练卧位下，然后训练坐位和立位下的平衡；从双足站立到单足站立。

（3）身体重心由低到高：治疗师通过改变患者的体位训练来变换身体的重心高度。从最稳定的体位逐渐进展至最不稳定的体位。

（4）先睁眼状态下训练，逐步过渡到闭眼状态下训练。

（5）要求患者注意力集中，主动参与，与治疗师密切合作。

（6）平衡训练的顺序：卧位平衡→坐位平衡→爬行位平衡→双膝跪位平衡→立位平衡。

5. 平衡训练的方法

（1）仰卧位平衡训练：患者屈髋、屈膝、足支撑在床上，让患者在臀部抬起姿势下保持平衡，类似双桥练习。随着控制能力的改善，可以在臀部抬起后，再抬起一侧下肢，保持单足支撑。

（2）坐位平衡训练

1）患者取坐位，膝关节屈曲90°，双足着地，治疗师坐在患者的患侧，用手拉患者健侧躯干，将患者身体重心移向自己，然后再回到直立坐位，反复训练，训练中头要始终保持直立位。

2）患者坐位，双手抓握，肘关节伸直，向两侧前方伸出，以手触及下肢外侧的床沿为限。

3）治疗师坐在患者前方，患者坐位，双足着地，做头、颈、躯干的前倾、左右倾斜和旋转练习。每次动作完成后都要恢复到直立坐位

4）患者取坐位，让其伸手向不同方向抓握或触摸一件物品，或让患者将球向不同的方向推，或将气球击向别人。每次动作后都要回到原位。

5）患者坐位，两腿交叉，抬起一侧臀部，将重心移向下面腿的一侧，再回到原位，双侧重复同一动作。

6）治疗师从患者的前面、后面、左右两侧用手推动患者肩部，使患者倾斜，训练坐位动态平衡。见图2-43。

（3）手膝位平衡训练：此法适用于运动失调症、帕金森综合征等协调功能障碍的患者，偏瘫患者一般不采用此种训练。

（4）跪位平衡训练：跪位平衡训练除了具有头与躯干的控制能力外，还增加了躯干与骨盆的控制能力。所以，跪位平衡比坐位平衡难度大，训练从双膝跪位平衡到单膝跪位平衡，再到单膝立位平衡，最后进展到立位平衡。

（5）立位平衡训练：患者面对姿势镜，有助于了解自己的姿势，并且可以自我矫正异常姿势，保

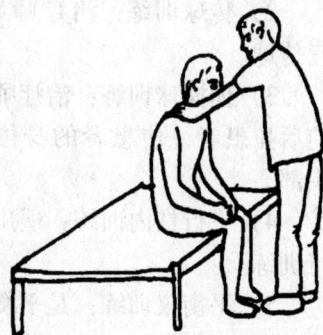

图2-43 坐位平衡训练

持正确姿势。偏瘫患者首先训练站立位静态平衡，再训练动态平衡。双足间距离逐渐缩短，先双足与肩等宽站立，两眼直视前方，逐渐使支撑面变窄，即双足间距离缩短至1/2足长。截瘫患者可配戴双下肢支具，先在平行杠内练习，然后逐渐过渡到持拐杖站立。

1）取站立位，双足间距 10cm，腰背伸直，肩部保持中立位，双下肢支撑体重，保持稳定，嘱患者头和躯干向后转动，然后回到中立位。

2）患者站立位，手分别伸向前方、侧方及后方抓握物品，然后回到直立位置。

3）将身体重心向患侧移动，尽可能让患侧下肢负重，单独支撑体重，然后再用同样方法将重心回到两下肢同等量支撑体重。

4）嘱患者用患侧下肢负重，将健腿分别向前、后和侧面迈一步，并将重心移到患腿上，使其逐渐能独立支撑体重。

5）取站立位，重心转移到患侧下肢上，健腿横过患腿，向前侧方迈一步，再逐步将重心前移使两下肢同等量负重，然后回到原站立位，对侧做同样的动作。

6）治疗师站在患者前面或后面，用双手向前后及两侧来回推动患者的肩部，要求患者恢复并保持站立平衡。见图 2-44。

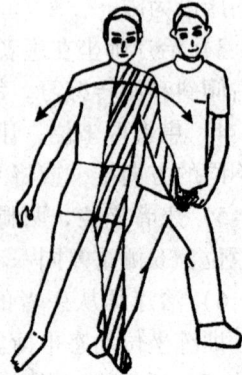

（6）使用器械训练

1）平衡板训练：为确保患者安全，平衡板可先置于平行杠内，治疗师紧靠患者的患侧站立，双手调整患者的站立姿势并指导其进行双下肢重心转移，然后用双足缓慢地摇动平衡板破坏身体的平衡，诱发患者头部及躯干的平衡反应。

2）传球训练：治疗师站在患者前方与患者相互传球。

图 2-44　站立位平衡训练

3）体操球训练：治疗师帮助患者俯卧在一个大球上，然后持患者的双腿向前后拉患者，使患者的身体随球前后滚动，运动中令患者尽量伸展两上肢和头部。

4）平行杠内训练：适用于偏瘫、截瘫、截肢等患者进行立位平衡训练和步行训练。

5）平衡仪训练：是平衡训练的专门设备。

6. 注意事项

（1）动态平衡训练一定要注意保护患者，要让患者有安全感，减少恐惧心理，这样才能放松肌肉，有利于平衡训练。

（2）严格掌握运动量，不应使病人感到过度疲劳，训练中出现不协调运动应及时纠正。

（二）步行功能训练

1. 正常步态　正常行走时，从一腿迈向前以足跟着地时起，至该足跟重新着地止，为一个步行周期。其中周期的 60% 为站立相，40% 为摆动相。步行的基本条件为：基本恢复平衡功能、协调功能，能独立从坐位站起、起立及坐下。

2. 常见异常步态

（1）偏瘫步态：偏瘫病人站立时呈伸肌协同占优势状态，髋伸直内旋、膝伸直、踝跖屈和足内翻。

（2）疼痛步态：下肢疼痛时，患肢支撑期缩短，健肢摆动加快。

（3）急促步态：见于帕金森病人，屈肘、上肢僵硬、躯干前冲、脊柱僵硬、步子短急、难以减速或转弯。

（4）剪刀步态：见于脑瘫患儿，双下肢内收肌痉挛。

3. 步行前训练

（1）增加肌力、协调性和关节活动度练习。

（2）促进本体反馈。

（3）增加姿势稳定性。

（4）发展活动的控制能力。

（5）发展动态平衡的控制，坐位和站立位的三级平衡训练。

4. 平行杠内训练

（1）静态训练

1）训练改变手的位置，前后变化，左右手交替（如右手握住左侧平行杠），两手离开平行杠，肩前屈外展，上肢摆过中线等。

2）向前、后、左、右迈步，转身。

3）站立位，上肢用力支撑体重。

4）体重向前、后和侧方转移。

（2）动态训练

1）三点步练习：顺序为健手向前扶杠→迈患腿→健腿跟上，三点步熟练后，可改为二点步，即健手与患腿同时向前→健腿跟上。

2）上下阶梯训练：正确的方法是上楼先上健腿，后上患腿；下楼先下患腿，再下健腿。

5. 他人扶持下步行　患者腰部系一个宽皮带，治疗师站在患者的患侧一边，握住腰带，患者先向前迈出健腿，然后再移动患腿，治疗师跟着患者步行。注意保护好患者，避免摔倒。

6. 持杖步行训练　常用的杖可分为腋杖、手杖、前臂杖。

（1）腋杖步行：常用的有三点步、四点步、摆至步和摆过步。

1）三点步的顺序：先伸出两侧腋杖→迈出患腿→迈出健腿。

2）四点步的顺序：先伸出一侧腋杖→对侧腿→对侧腋杖→外侧侧腿。

3）熟练后可以将一侧腋杖和对侧腿同时迈出，两侧交替向前，此为二点步。

4）摆至步：开始步行训练常用此法，两侧腋杖同时向前伸出，两腿同时摆动到腋杖附近着地，但不超过腋杖。步态较慢，但较稳定。

5）摆过步：常在摆至步熟练后再训练，两侧腋杖同时向前伸出，两腿同时摆动，可以摆动到腋杖前方处着地。摆过步的速度快，但有摔倒的危险。

（2）前臂杖的使用若是单杖可参见手杖步行，若是双杖可参见腋杖步行训练。

（3）持手杖步行训练：主要有三点步和两点步两种方法。

1）持手杖三点步行：①手杖→患侧下肢→健侧下肢的顺序行走。②手杖→健侧下肢→患侧下肢的顺序行走。见图 2-45。

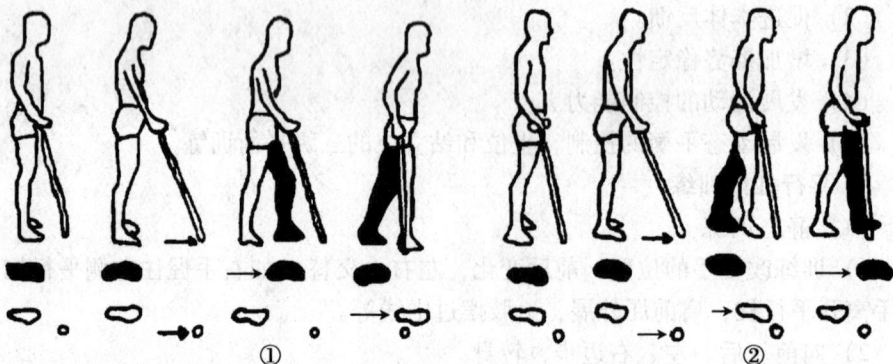

图 2-45　持手杖三点步行

2）持手杖两点步行：手杖和患侧下肢同时向前一步，然后再迈出健侧下肢。见图 2-46。

7. 特殊问题的处理　临床工作中，治疗师要分析患者行走过程中出现的问题，具体情况具体处理。如偏瘫患者的步行训练在患腿站立期，较常见的问题是站立期的髋关节伸展和膝关节的控制不够（膝打软或过伸），以及骨盆过度向患侧移动，引起骨盆代偿性地向健侧下倾。在患腿摆动期的问题主要是屈髋不够，脚趾离地时屈膝不够，足跟着地时伸膝和踝背屈不够。针对患者的不同情况，训练时要有目的地进行。

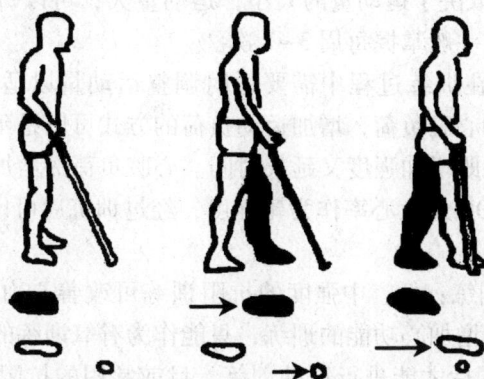

图 2-46 持手杖两点步行

七、增强心肺功能的训练

（一）心脏功能训练

世界卫生组织（WHO）专家组认为康复是所有心脏病人治疗中的一个重要部分，其目的在于改善功能储备，减轻或减少与活动有关的症状，减少不应有的残疾，使心脏病人重新起到对社会有用并得到自我满足的作用。实验证明，科学的运动训练不仅可以改善心血管的功能，同时也可以改善体能，有助于改善冠心病危险因素，减少心血管疾病的发病率和死亡率。

1. 心脏功能训练的基本方法

（1）有氧耐力训练：是改善心脏功能的最有效的方法之一。有氧耐力训练的目的是提高机体心肺功能，调节代谢，改善运动时有氧供能能力。其特点是身体的大肌群参与、训练强度较低、持续时间较长、运动的形式有规律性。这类运动通常包括步行、慢跑、踏车、跳跃、上下楼梯、登山、游泳、滑雪、划船、球类运动等。运动训练要按照运动处方进行。

1）运动类型的选择：应该根据患者的病情、体力、康复目标、运动习惯、监护条件及训练场地的环境和条件等因素来选择。

2）运动强度：是运动处方的最重要部分，主要根据靶心率、最大耗氧量的百分数、代谢当量、主观劳累计分等指标来衡量。

3）运动持续时间：视患者健康状况及体力情况并结合运动强度而定。训练强度与时间呈反比关系，训练强度越高，所需时间越少。年老体衰患者可采用短时间，每日多次，累计运动时间的方式活动。

4）运动频度：取决于运动量的大小，运动量大，可以每周活动 2 次，运动量小可以每天 1 次。一般掌握每周 3~7 次。

5）进展速度：在训练过程中需要适时调整运动量以适合患者的需要。例如，调整运动负荷和心脏负荷，增加运动负荷的方式可以是延长训练时间，而不增加强度；也可以是既增加强度又延长时间。心脏负荷的增加方式是适当增加靶强度，如原来采用 70% 最大心率作为靶强度，经过训练后可以 80%~85% 作为靶强度。

（2）抗阻力量训练：低、中强度的抗阻训练可改善心血管患者的力量和耐力，但不能单独作为增加心功能的训练，只能作为有氧训练的补充。训练原则为急性发作至少 7~8 周后才能进行这种训练。目前常用的抗阻训练方法为循环抗阻训练，其运动处方为：

1）运动方式：握拳、上举、屈肘、伸肘、抬膝、侧举、提举、下按等，抗重负荷常采用哑铃、沙袋、实心球、弹簧、橡皮条、多功能肌力训练器等。

2）运动量：强度一般为最大抗阻重量的 40%~50%，在 10 秒内重复 8~10 次收缩为一组，5 组左右为一个循环，每组运动之间休息 30 秒，一次训练重复 2 个循环。每周训练 3 次。

3）进度：训练开始时的运动强度应偏低，适应后，重量每次可增加 5%。注意冠心病人做抗阻训练应保持正确呼吸节奏，应避免用力屏气。对于左心功能低下、颈动脉窦反射敏感及功能储量小于 5METs 的患者禁用。

（3）医疗体操：以舒缓的牵伸性活动为主，包括太极拳、气功及南京医科大学编制的降压舒心操等。可提高机体的柔韧性，减少运动损伤，一般用于有氧训练前的准备活动。

（4）职业运动或作业治疗：模拟各种职业运动以及家务活动来达到训练目的。运动强度主要根据心肺功能评定情况，选择恰当的活动方式。

（5）娱乐活动：包括各种棋牌类活动和球类活动，可以提高患者的兴趣，调动起参与的积极性，从而提高训练效果。但应避免任何竞争性活动，以免产生过强的心血管应激，活动强度不应大于有氧训练的强度。

2. 临床应用

（1）适应证：隐匿型冠心病病人，稳定型心绞痛病人，急性心肌梗死后病人无并发症、病情稳定，心脏起搏器安装者，心脏移植术后，经皮冠状动脉腔内成形术后，冠状动脉旁路移植术后。

（2）禁忌证：不稳定型心绞痛，急性心包炎或心肌炎，疾病急性期或发热，新发生的心肌梗死、病情不稳定，未控制的窦性心律失常（大于 120 次/分），未控制的房性或室性心律失常，未安装起搏器的三度房室传导阻滞，高血压安静时收缩压大于或等于 180mmHg 或舒张压大于或等于 110mmHg，合并有严重的糖尿病、心力衰竭、骨关节疾病等。

3. 注意事项

（1）训练前患者必须做全面的医学检查及心脏危险因素调查，了解其心脏功能状况，掌握适应证和禁忌证。

（2）每次运动训练必须按照热身期、锻炼期和恢复期依次分期进行。

1）热身期：为运动前的准备期，时间一般是 10~15 分钟。关节和肌肉做低强度的活动，各种医疗体操较为适宜。

2）锻炼期：此期是运动疗法的关键部分，此期可采用各种有氧训练方法也可配合循环抗阻训练。逐渐增加运动强度使心率达到靶心率并维持至少 10 ~ 15 分钟以上，一般不超过 60 分钟。

3）恢复期：即在训练结束后继续进行低水平活动，包括散步、自我按摩及各种放松活动。

（3）严格按照运动处方的内容进行训练，要持之以恒。

（4）监护措施要确保有效，训练场所要有医生和护士负责监护，应备有除颤器及抢救用药。

（二）增强呼吸功能的训练

呼吸功能的训练是肺疾病患者整体肺功能康复方案的一个组成部分。康复目标是尽可能恢复有效的腹式呼吸，改善呼吸肌的肌力、耐力及协调性，改善呼吸功能，增强患者整体的功能。

1. 重建生理性的呼吸模式——腹式呼吸

（1）放松体位：采取前倾依靠位，头靠在前面的桌子上折好的被子或枕头上，两手放在被子或枕头下。这一体位有助于放松颈背部肌肉，并可以固定肩带部以减少呼吸时的过度活动。前倾体位时因为腹肌张力下降，使腹部在吸气时容易隆起，有助于腹式呼吸。

（2）腹部加压暗示呼吸法

1）坐位或站立进行，患者用自己手按压在上腹部或下胸部的两侧，集中注意力，在呼气时，两手用力挤压上腹部或双侧下胸部，吸气时放松。由于在呼气时增加腹部压力，从而使膈肌进一步上抬，有利于废气的排出。如此反复练习，可增加膈肌的活动。

2）用 5~10Kg 的沙袋置于脐与耻骨中间，嘱患者练习腹式呼吸，每次 30 分钟，每天 2 次，可以减少生理死腔，改善和提高呼吸效率。

3）头低臀高位呼吸：患者取仰卧位，抬高臀部 20° 倾斜位练习，每次 20~

30分钟，每天2次。利用内脏对横膈的重力作用推动膈肌，增加膈肌活动度。

（3）缩嘴呼气法：在呼气时将嘴唇缩紧，增加呼气时的阻力，使呼吸道较长时间地打开，增加气体从肺泡内的排出，减少肺内残气量。注意呼气时间要长于吸气时间2倍以上，呼吸频率不应超过20次/分钟。

2. 保持呼吸道通畅

（1）控制感染：选用敏感抗生素，足量、全程治疗。同时配合理疗、中药及针灸等疗法。

（2）咳嗽排痰：有效的咳嗽是为了排除呼吸道阻塞物并保持肺部清洁，无效的咳嗽只会增加患者痛苦和消耗体力。有效的咳嗽训练是让患者坐位或身体前倾，颈部稍微屈曲，先深吸一口气，短暂闭气约1秒钟，使气体在肺内得到最大分布。增加胸内压，使呼气时产生高速气流。治疗师示范咳嗽及腹肌收缩，患者双手置于腹部且在呼气时做三次哈气以感觉腹肌的收缩，练习发"K"的声音以感觉声带绷紧、声门关闭及腹肌收缩。当患者把这些动作结合时，指导患者做深而放松的吸气，接着做急剧的双重咳嗽。注意尽量避免浅咳嗽和阵发性咳嗽，有脑血管破裂、栓塞或血管瘤病史者应避免用力咳嗽，可采用多次哈气来排除分泌物。胸部手术后患者咳嗽时可将双手置于伤口处，紧紧压住伤口，减轻咳嗽所引起的伤口疼痛。同时应用化痰药物或雾化吸入法，稀释痰液使痰易咳出。

（3）体位引流：痰较多的患者可以进行体位引流，原则是将患处的肺段向支气管垂直引流。病变部位在高处以利于痰液从高处向低处引流。体位引流适宜身体衰弱或有术后并发症而不能咳出肺内分泌物者。体位引流同时施加叩击手法可增加疗效，具体做法是：治疗者手指并拢，掌心窝成杯状，依靠腕部力量，在引流部位胸部上，双手轮流叩击拍打30~40秒，叩击力量视患者的耐受力而定。注意：骨折部位、肿瘤部位、肺栓塞、心绞痛、胸腔手术后等是叩击禁忌证。

3. 预防并发症 防止高碳酸血症、呼吸肌衰竭、肺不张、感冒等。

4. 增强心功能和恢复活动能力 鼓励进行上肢练习，增强腹肌肌力练习，增强吸气练习。

5. 临床应用

（1）适应证：①急、慢性肺疾病如慢性阻塞性肺气肿、肺栓塞、慢性支气管炎、肺炎、急性呼吸窘迫综合征。②因手术或外伤所造成的胸部或肺部疼痛。③神经肌肉疾病，如脊髓损伤所致呼吸功能障碍。④脊柱畸形（后凸或侧弯）。

（2）禁忌证：除个别训练方法有禁忌证外（已注明训练禁忌证），上述呼吸功能训练几乎适用于所有呼吸系统疾病及伴有呼吸功能障碍的其他疾病。

八、水中运动疗法

水中运动即是在水中进行各种体育锻炼的治疗方法。其特点是兼有水疗法和医疗体育的综合治疗作用，它可借助水的浮力的方向进行辅助或抗阻力训练。如肢体沿浮力的方向运动则变得容易，因受水中浮力的辅助；反之如逆浮力的方向运动，则相当于对抗浮力形成的阻力而变得较难。水中运动对肢体运动功能障碍、关节挛缩、肌张力增高的患者较为适宜，也对需要减重步态训练的患者极有帮助。这种治疗方法，一般在温泉疗养地广为采用，但在综合医院中也有按照医疗需要设置水中运动室的，其规模可根据治疗人数多少和需要设置。

（一）设备

在大型康复中心，治疗池可按小型室内游泳池建成。在一般的综合医院可视具体情况，形式也可多种多样。池的大小要根据接受治疗的患者人数来决定，以水泥镶瓷砖建成。每日治疗患者 40 名，其面积最好不小于 3m×10m；治疗 90~100 名患者时不小于 6m×19m，池中放 3/4 水量，一端深 1m，外侧端深 1.4m。

水中根据治疗需要放置治疗床和治疗椅以及步行用的双杠，池边要有扶杆，以上用具要在水中固定。要准备治疗用的漂浮物如游泳圈、泡沫塑料块、软木块、各种气垫和气圈等，用于支撑头部和肢体，或作为运动辅助器具。还包括小组活动的娱乐用品。

对于出入水池有困难的患者，升降装置是必不可少的。

（二）运动种类

1. 辅助运动 由于水的浮力作用，可有效地减轻身体重量，当肢体或躯干沿浮力的方向进行运动时，浮力对运动起到辅助的作用，使运动变得较为容易，尤其是对于不完全性神经损伤的患者，在正常情况下不能抬起的肢体，在水中就可轻而易举地进行活动。除了对患者有良好的治疗作用外，对患者的心理也有积极的影响。

2. 支托运动 当肢体浮起在水面做水平运动时，浮力起到了支托作用，肢体受到向上的浮力支撑，其受重力下垂的力被抵消。由于不用对抗向下的重力作用，肢体沿水平方向的活动就会容易得多，这不仅有助于肢体活动，而且在支托情况下，也是评价关节运动和肌力的一个理想的肢位。

3. 抗阻运动 当肢体的运动方向与浮力的方向相反时，浮力就成为肢体活动的一种阻力。肢体在水中沿水平方向运动时，水也成为一种阻力，这时肌肉的活动，就相当于抗阻运动，其阻力就是与运动方向相反的浮力以及水的阻力。通过增加运动速率，或在肢体上附加一些添加物，增大肢体的面积，可以增大阻力。

（三）生理作用

1. 对肌肉的作用 水中运动可使患者彻底放松，如是温水，热可促进血液循环，扩张血管，降低肌肉和韧带的紧张度，缓解痉挛，减轻疼痛，有利于肢体活动和锻炼，特别是在水中轻柔且有节律的运动，以及在水中患者的紧张情绪完全消除，可使紧张的肌肉放松，缓解痉挛和疼痛。另外由于水的浮力作用，人在水中失去的重量约等于体重的 9/10，因此在大气中肢体运动困难，在水中借助水的浮力运动省力。又因为水的阻力，在水中活动缓慢，更适于锻炼。使部分失神经支配的肌肉在水中更易于运动，发挥更好的锻炼作用。

2. 对循环系统的影响 由于水的压力作用，或由于水温较低时，皮肤及肌肉内血管收缩，微血管的血流量减少，可使静脉血液回流量增加。在进行以全身功能锻炼为主的水中运动时，特别是较高强度的水中运动时，要求心输出量高出安静时的 5~6 倍，血流量增加，更能使循环系统的功能得到有效的锻炼。

3. 对呼吸系统的影响 当胸部浸入水中做运动时，由于水的静水压以及水的密度比空气大的原因，使得完成水中运动要比在陆地上完成同样的运动克服更多的阻力与压力，这时就需要肺开放更多数量的肺泡，并要求在克服身体入水及压力增加的条件下吸入空气，因而对呼吸肌的锻炼效果比陆地运动更明显。

4. 对能量代谢的影响 在水中运动的能量代谢主要取决于水的温度、运动强度、运动时间以及患者对水的适应程度。水中运动的能量消耗比在陆地上进行同强度、同时间的运动要大很多，这是因为水的导热性是同温度空气的 28 倍。当水温低且运动强度不大时，水的温度则成为能量消耗的主要因素，人体产热仅有 1/5 用于活动的需要，其他的大量热能从体表流失。故以治疗为目的的水中运动最好应用温水。

（四）方法

1. 一般训练 进行各种运动训练的方法是利用水中设置的各种器械，如池边扶手、水中肋木、治疗床、治疗椅等，作为患者身体的支撑物进行训练。

2. 固定体位 在水中进行训练，由于浮力的作用，使身体保持在一个固定的位置是非常重要的。常用固定最佳的方法：躺在水中治疗床上或常用的治疗托板上；坐在水中治疗椅（凳）上；让患者抓住栏杆或池的边沿；必要时可用带子固定肢体。

3. 利用器械辅助训练 利用橡皮手掌或脚蹼，可增加水的阻力；利用水中步行双杠，可练习站立平衡和行走；利用水中肋木，可训练肩和肘关节功能；利用水球做游戏可训练臂的推力等。这些都是较地面上运动更为有效的方法。

4. 水中步行训练 在水中训练步行，是进行地面上训练步行之前较为有效的训练方法，对肌力差、平衡功能差或有疼痛、肌肉紧张的患者尤为重要。如果患者平衡功能好，在水中迈步行走较在地面上容易。其方法是：先让患者进入水中，站在步行双杠内，水面齐颈，双手抓住双杠。在水中身体的重量比地面上轻，因而大大减轻下肢的承受重量，即使对于肌力比较弱的患者，亦有可能支撑起被浮力减轻的身体重量而行走。对于负重关节有疼痛的骨性关节病患者，或下肢骨折恢复期的患者，均会发现在水中站立和行走较在地面上容易得多，而且舒适或疼痛明显减轻。

5. 水中平衡训练 让患者站在步行双杠内，水的深度以患者能站稳为准，然后治疗师用不同的方法干扰患者的平衡。例如从不同方向向患者身体推水作浪，或用水流冲击，使患者的站立平衡受到干扰。在此过程中时刻提醒患者通过自己的努力保持平衡，去对抗水浪或水流的冲击。随着患者平衡功能以及对水适应性的增加，可逐渐增加水深，加大对患者平衡功能的干扰。

6. 水中协调性训练 游泳本身就是协调性训练最好的方法。根据患者的功能状况，开始可先让患者在一定的固定位置进行或让患者抓住一个漂浮物，然后再逐渐过渡到患者完全独立进行游泳运动。

7. 救生圈训练法 救生圈训练法是从瑞士 Bad Ragaz 地兴起，而后在世界各地流行。这种方法的要点，就是把浮力作为支撑力量，而不是当作阻力。把救生圈作为一种不固定的支撑物进行运动。运动时人体依赖于救生圈漂浮于水中，使患者处于一种动态的平衡状态。对于一些有肢体残疾的患者，因为患者在水中的平衡状态很差，治疗师要给予帮助，减少患者在水中的紧张和恐惧。

训练时让患者取仰卧位，治疗师的手支撑在患者下腰部，或骨盆区的救生圈上。必要时，再用小救生圈将患者颈部浮起。股骨中部、膝和足，均可作为固定点。

患者在运动中，如果某些肌肉力量较弱，可利用强壮肌带动和刺激弱肌，进行收缩锻炼，特别是对起作用的某些肌群固定姿势，运用重复收缩、慢速翻转、快速伸展、节律性固定等技巧进行训练，如躯干训练采取侧卧位、肩关节外展和内收采取俯卧位。这些技巧的运用，因人而异，灵活性也很大，治疗师要根据具体情况，适时运用不同方法去加强某些肌群和关节活动范围的训练。

8. Halliwiek 法 不借助任何器具，是由治疗师和患者进行一对一训练，最终目标是达到患者在水中获得完全独立的游泳活动。

（五）水中运动的应用

1. 脊髓损伤　对于不完全性脊髓损伤的患者水中运动是较为理想、有效的锻炼方法。训练的目的主要在于保持诸关节的活动范围、增强平衡功能、缓解肌肉痉挛以及减少多种并发症的发生，对增强肌力有一定的帮助，另外对患者的心理也有良好的影响。

患者可以在水中做绝大部分地面上或床上的动作。由于水的浮力作用，肢体重量减轻，活动更容易，可让患者扶池边杠进行躯干及肢体的各种活动。在步行杠内，进行步行训练，由于部分体重得到了有效的减持，患者的步行动作相对变得容易。也可在双杠内用双手支撑并做推升动作，以训练上肢肌肉以及腹肌的肌力。

2. 类风湿性关节炎　水中运动要用温水，水温以 34℃～38℃ 为宜。此类患者的关节僵硬及关节痛等都与肌肉紧张有关，在温水的作用下，患者缓慢运动可以使关节周围的软组织松弛。锻炼以增加患者关节活动度（ROM），防止关节畸形为主要目的。

在水中可让患者在无痛的关节活动范围内，进行缓慢的关节活动，努力使患者放松，并逐渐增大关节活动范围，直到 ROM 不再增大时，治疗师再给予轻柔的牵拉活动。类风湿性关节炎患者的关节稳定性较差，在进行肌肉力量训练时，治疗师要用手支托关节，选择好关节活动的起始位置，抗阻运动应在不损伤关节的范围内进行。也可选用合适的漂浮物套在肢体上，患者用力向下拉动漂浮物，并保持数秒钟，而后再放松。可用这种方法进行肌群的牵拉，例如常用的牵拉屈髋肌以及大腿内收肌群等。

3. 强直性脊柱炎　对于强直性脊柱炎患者，水中运动的目的在于预防和矫正脊柱的畸形，维持和改善胸部运动，增加肺活量，改善背部肌肉的力量。治疗时可先在温水中浸泡，以降低肌肉的张力。水下俯泳也是强直性脊柱炎患者一种较好的水中运动方式，适用于脊肋关节仍有一定活动度的患者。俯泳可使患者的脊柱和髋关节产生较大的伸展；另外俯泳需要深呼吸和闭气，故可增大脊肋关节的活动，长期锻炼也可使肺活量增加。

相类似的患者可组成小组，进行小组治疗和水中文体活动，这样可使运动具有娱乐性，提高患者的活动兴趣。

4. 中风后遗症患者　水中运动的目的在于改善患者的全身情况，增强体力、改善关节活动度、锻炼身体的平衡能力及肢体的协调能力等。肩手综合征是中风后常见的合并症，表现为包括肩在内的上肢疼痛，手和腕可出现水肿。治疗时的水温要稍高，并注意肩关节的保护，温水中的主、被动运动可以改善肢体的血液循环，减轻水肿，对缓解疼痛有很大的帮助。活动时要缓慢，活动范围由小到大，并在无痛的关节活动范围内进行。如果患者肌肉有主动运动，尽量让患者进行多的主动运动。

（六）水中运动的注意事项

1. 必要的身体检查，如患有传染病、心肺肝肾功能不全、重症动脉硬化、皮肤破损感染、大小便失禁以及其他的水疗禁忌证患者均不应进行水中运动。另外，月经期应暂停治疗，肺活量在 1500ml 以下时也不宜在深水中进行运动。
2. 运动应在餐后 1~2 小时进行。
3. 注意眼睛的保护，加强对池水的管理，合理地对水进行消毒等处理。
4. 对于自理能力较差的患者，工作人员要协助患者上下轮椅、穿脱衣服及出入水池。
5. 治疗中工作人员要严密监护，以保证安全。在治疗中如果患者出现了头晕、心慌、气短、面色苍白、全身无力等症状时应立即停止治疗，并给予适当的处理。

九、牵引疗法

牵引（traction）是应用作用力和反作用力的原理，并将这一对方向相反的力量作用于脊柱或四肢关节，达到分离关节面、牵伸周围软组织和改变骨结构之间角度或列线等目的的一种康复治疗方法。由于牵引的效果往往体现在肌肉骨骼系统，并且常用于牵伸和松动的治疗目的，所以牵引也是运动疗法范畴的治疗性工具。牵引主要包括脊柱牵引和四肢牵引，本部分重点讲述脊柱牵引。

（一）脊柱牵引的生理效应

1. **脊柱机械性拉长** 脊柱受到牵拉后，可产生脊柱椎体机械性分离；脊柱两侧肌肉的牵伸、放松；相应韧带和小关节囊的牵伸；椎间孔的增宽；脊柱生理曲度变直；脊柱小关节的滑动和椎间盘突出症患者突出物的缩小等变化，这些变化使脊柱被机械性拉长。

2. **缓解疼痛** 牵引可有助于局部的血液循环，特别是有助于改善因充血造成的循环血流不畅的现象，可有助于降低局部有害的炎性刺激物的浓度；椎体椎间隙的牵引分离作用，暂时性地增大椎间孔的内径，缓解位于椎间孔处硬脊膜、血管和脊神经根的压力，减少对脊神经根损害的刺激或压迫；牵拉软组织可使脊柱相应节段的活动增加，降低因活动受限或软组织损伤导致的肌肉紧张；牵引可刺激局部的机械性感受器，阻止疼痛刺激的传递。

3. 对神经系统的效应 牵引可降低正常人运动神经元的兴奋性，对运动神经元的抑制影响了脊髓疼痛信息的传递；牵引可减少肌肉不自主活动，改善运动功能。这些神经系统的生理效应缓解了肌肉痉挛和疼痛的恶性循环。

（二）脊柱牵引的分类

1. 根据牵引部位分类 可大体分为颈椎牵引、腰椎牵引和胸椎牵引。因为胸廓使胸椎较为稳定，胸椎的椎间盘突出较为少见；外侧方面胸椎牵引的实施相对困难，效果也相对差，故胸椎牵引的临床应用远比颈椎牵引、腰椎牵引要少得多。

2. 根据牵引的体位分类 临床常用的分为坐位牵引、斜位牵引（或称半卧位牵引）、俯卧位牵引和仰卧位牵引。颈椎牵引多采用坐位牵引、仰卧位牵引和斜位牵引（该体位介于前两种体位之间，尤为适合伴有心功能不全的患者）。腰椎牵引中的体位多为仰卧位牵引或俯卧位牵引。

3. 根据牵引力来源分类 可分为自体牵引（结合患者自身产生和确定的牵引重量完成牵引，如悬吊牵引）、重力牵引（通过装置牵拉双下肢，并用一特制的背心固定胸廓而实施的一种牵引方法）、滑轮—重量牵引（利用滑轮转换力量的方向，应用沙袋、重锤等附加重量充当牵引力的一种牵引方法）和动力牵引（利用电动装置等施加外在牵引力的一种牵引方式，它是目前国内外应用最为普遍的牵引方法）。

4. 根据牵引重量大小分类 根据牵引重量的大小一般可分为轻重量、中重量、大重量牵引等方法。牵引重量的大小对颈椎牵引更为重要。颈椎牵引所指轻重量牵引的力量通常为1.5~2kg，多用于较长时间的牵引。大重量牵引的重量一般在体重的1/13~1/10之间，牵引时间为15~30分钟。

5. 根据牵引时间长短分类 按照牵引时间长短可分为短时间和长时间牵引。短时间牵引一般每次在15~30分钟；长时间牵引可长达数小时以上。牵引时间的长短与牵引的力量有关，牵引重量大则牵引时间宜短；牵引重量小则牵引时间可相对延长。

6. 根据牵引力作用的连续性分类 大体分为持久牵引（应用稳定或静态的牵引重量保持数小时至数天，一般大于24小时以上。主要应用于住院患者）、持续牵引（应用稳定或静态的牵引重量保持数分钟至数小时，一般为半小时左右。主要应用于门诊患者）和间歇牵引（在牵引过程中，先是以一定的牵引重量牵拉一定的时间，然后再减轻或撤除该牵引重量，放松一定的时间。牵引重量根据设定的时间节律性地施加或放松，也称为节律性牵引）。

7. 其他形式牵引 还可根据牵引力性质分为徒手牵引和机械牵引，以及摆位牵引、单侧牵引等特殊形式。

（三）脊柱牵引方法的选择

不同的牵引方法具有不同的生理效应，牵引方法的选择可依以下几个方面决定：

1. 椎体分离　可采用持续牵引、间歇牵引、徒手牵引、摆位牵引和自体牵引（腰椎）。

2. 牵伸软组织　可采用持久牵引、持续牵引、徒手牵引、摆位牵引和间歇性自体牵引。

3. 放松骨骼肌　可采用持久牵引、持续牵引、间歇牵引、徒手牵引、摆位牵引和自体牵引。注意有时骨骼肌的放松效果并非迅速产生。

4. 制动和休息　只有持久牵引可达到这一目的

5. 对椎间孔狭窄的暂时缓解作用　由水肿、椎间盘突出、炎症或痉挛导致的椎间孔狭窄，可采用持续牵引、间歇牵引、徒手牵引、摆位牵引和自体牵引（腰椎）。

（四）脊柱牵引的临床应用

在脊柱牵引的具体应用中，要以脊柱牵引的生理效应为基础，准确地把握脊柱牵引的适应证、禁忌证，充分发挥脊柱牵引的最佳效果，防止脊柱牵引可能带来的副作用。

1. 适应证

（1）由椎间盘突出或脱出所致的脊神经根压迫或刺激。

（2）椎间孔狭窄所致的脊神经根刺激或压迫。

（3）退行性椎间盘疾病。

（4）脊柱关节功能障碍。

（5）由症状性关节突关节疾患造成的脊柱关节疼痛。

（6）脊柱疾病所致肌肉痉挛或紧张。

（7）椎间盘损伤造成的疼痛、椎体轻度压缩性骨折的复位。

2. 禁忌证

（1）任何运动均被禁忌的脊柱疾患或疾病过程。

（2）急性拉伤、扭伤和急性炎症，且在初始牵引后疼痛加重者。

（3）牵引的牵拉重量导致脊柱处于异常活动状态。

（4）牵引可加重原发病，特别是血管疾患。

（5）牵引过程中症状加重。

（五）脊柱主要牵引技术

1. 颈椎牵引技术

（1）徒手牵引：颈椎的徒手牵引在临床上主要有两个方面的作用：一是治疗作用；二是判断是否可实施牵引，特别是机械牵引的尝试性手段。

1）患者体位：颈椎牵引过程中最常用的体位是坐位和仰卧位。其中仰卧位颈椎牵引优点较多，主要有：可使 $C_{4~7}$ 椎间隙后部增宽更为明显；该体位下颈部肌肉不需支持头部重量，容易处于舒适放松状态，肌肉的保护性紧张小；稳定程度好，颈椎的曲度易于调节，容易使颈部处于适当的牵引列线；牵引角度易于调节。坐位牵引的优点是无牵引摩擦力。

2）操作方法：患者尽可能放松地仰卧于治疗床。治疗师立于治疗床头，用双手支持患者头部重量，采用静力收缩的方法用双臂施加牵引重量。双手的放置方法主要有：①将双手的掌根部放于两下颌角部，拇指自然分开，其余手指放于患者颈后。②置一手于患者前额，外侧手于患者枕后。③置双手示指于需牵拉的椎体水平以上棘突。这种手的放置，可提供一种特殊的、仅作用于手指放置位置以下椎体节段的牵引。

应用徒手牵引时，应以患者的舒适度为依据，相应变化患者头部的位置，如屈曲、伸展、侧屈和伴旋转的侧屈等，即将头部放于最有效地降低或缓解症状的位置。并在每一位置均用一轻柔的牵引重量徐徐牵拉，同时注意患者的反应，以找到牵引时最佳的双手放置位置和头部所处体位。

3）牵引力量：治疗师仅用手臂的力量来进行牵引，则很容易疲劳。因此，可以借助环形皮带，一端绕于治疗师的双手，一端绕于治疗师的髋部，通过环形皮带传递治疗师向后倚靠的力量帮助牵引，增强治疗时手指的牵拉力量。牵引力量可以间歇地应用，即治疗师在使用平稳的、逐渐产生的牵引重量片刻后，以同样平稳、逐渐放松的方法撤除牵引重量，如此反复数次。

4）牵引时间：具体应用上可从数秒到数分钟不等。但普遍认为颈椎牵引效应发生在牵引的最初几分钟，故选择 30 分钟内的牵引时间较为适宜。而且，颈椎牵引时间与颈椎牵引重量之间存在着密切的关系，即牵引重量较大时则牵引时间略短些；反之，则稍长一些。但若是针对颈椎椎间盘突出症的颈椎牵引，则牵引时间在 5~10 分钟较为合适。

（2）机械牵引：是临床上最常用的颈椎牵引方式。

1）牵引前准备：通过阅读操作手册熟悉牵引装置，以了解牵引装置的性能、限制和有关参数的调节范围。

2）患者体位：选择最舒适和放松的体位。①坐位：采用有扶手的靠背椅，使患者的双臂得以休息和放松，或者可在患者大腿上放一枕头以使双臂获得支持和放松。牵引用的椅子高度以患者坐后双脚在地板或脚凳上可舒适放置为度。②仰卧位：由于仰卧位颈椎前凸曲度减小，故牵引重量宜小。同时，在患者颈部垫枕可使前凸曲度增大，并使患者更感舒适和放松，但应根据牵引角度大小考虑患者头部与牵引床之间的摩擦力。③斜位：该体位是患者处于半卧位，在这一体位牵引时有许多影响因素需要控制，如颈部牵引节段的纵向力量受头颈部的重量、骨质增生、牵引带和牵引绳的重量、位于枕部和下颌部的摩擦力、躯体与牵拉方向之间的角度、由于牵拉方向改变和摩擦力所致的牵引重量消耗等影响。④头颈部所处体位对牵引的影响：患者头颈部置于屈曲位可使颈椎椎体分离，屈曲的角度越大，椎体后部的分离程度则越大；头部置于近中立位，可获得较好的颈部肌肉放松；将患者头颈部置于侧屈位或侧屈略旋转位可获得良好的单侧牵引效果。

3）主要操作方法：①启动牵引装置，设定控制参数。②若采用的是间歇牵引方法，则应设定需要的牵引时间和间歇时间间隔。虽然在任何一个周期仅需很短时间就可以获得最大程度的椎体分离，但频率过高易激惹患者症状。故建议初始牵引时牵引时间和间歇时间可分别为30秒、30秒，或者是60秒、30秒，以后的牵引时间和间歇时间比例为3：1或4：1。③无论是持续牵引或间歇牵引，均可根据患者的病情和治疗的目的，在10~30分钟内选择。治疗颈椎椎间盘突出症时，治疗时间宜短，5~10分钟为宜。④牵引重量近似于患者体重的7%~10%，若患者首次进行颈椎牵引或患者对牵引有恐惧感时，牵引重量宜采用较小值。为避免治疗后疼痛，首次牵引重量不应超过5kg。在随后的治疗过程中，牵引重量的渐增值应根据治疗目的和患者对牵引的反应而定。

4）注意事项：①机械性颈椎牵引须在康复医师和治疗师对患者的症状、体征全面评定以后方可进行。②在牵引治疗过程中，治疗师应对患者的状况作密切观察，一旦出现症状加重或疼痛、异常感觉，应立即中止治疗。③应用尝试性治疗：在牵引治疗初始，机械牵引一般采用不大于5kg、2~5分钟间歇牵引的方法，在除去牵引重量后，对患者的症状和体征进行再评价。最好应用机械牵引前，采用柔和的、小剂量、短时间的徒手牵引方法进行试验性牵引，初步决定是否采用机械牵引治疗。④牵引模式选择的依据：持续牵引适用于严重的颈臂痛且疼痛侧颈部侧屈、旋转运动受限者；急性颈椎小关节紊乱者；对关节松动术无效的上颈段疾病患者。间歇牵引适用于具有显著改变的退行性颈部疾患，且颈部运动明显受限者；伴有老年骨质疏松的退行性颈部疾患者；有明确的神经根受损体征，但无刺激性疼痛者。

颈椎牵引的其他方法还有家庭牵引、自我牵引、摆位牵引等，因在临床应用较少，故不作详细介绍。

2. 腰椎牵引技术

（1）徒手牵引：腰椎徒手牵引不像颈椎徒手牵引一样易于进行。因为此时牵拉的力量首先必须要克服与腰部以下 1/2 体重相关的摩擦力。

1）患者体位：腰椎牵引过程中最常用的体位是俯卧位和仰卧位。其中俯卧位腰椎牵引优点较多，主要有：腰部肌肉容易处于舒适放松状态，肌肉的保护性紧张小；稳定程度好；容易使腰椎处于适当的牵引列线；牵引角度变化易于调节。

2）操作方法：患者尽可能放松地仰卧于治疗床。最好是应用可滑动、分离的牵引床，以使摩擦阻力最小。治疗师可根据患者双髋和双下肢位置的变化确定自己合适的位置。①患者双下肢伸直、腰椎伸展时，治疗师施力牵拉患者踝部。②患者双髋屈曲 90°，腰椎屈曲，患者双下肢悬挂于治疗师双肩，然后治疗师用双臂绕于患者双下肢施力。③治疗师可应用一绕于自身骨盆的环形皮带增加手臂的牵引力量。

腰椎徒手牵引时，要时刻了解患者对牵引的耐受情况，应注意变化患者腰椎屈曲、伸展或侧屈的程度，以寻找适合患者腰椎徒手牵引的最舒适体位。并在每一位置均用一轻柔的牵引重量徐徐牵拉，同时注意患者的反应，以找到牵引时最佳体位。

3）牵引力量：一般来讲，腰椎牵引力量较大，至少>25%体重才可克服牵引时的摩擦力，使腰椎椎体发生分离，故常用的牵引力量的范围为 30~70kg 之间。但有一些研究报道，牵引力过大可造成椎体结构的损害，如胸腰椎椎间盘的破裂、周围软组织和韧带损伤等。

4）时间和频度：腰椎牵引的时间在很大程度上受到牵引重量的影响。一般牵引重量大则牵引时间相对要短些，反之则牵引时间相对要长些。通常每次牵引持续的时间以 20~40 分钟，平均 30 分钟较为适宜。对明确诊断的腰椎间盘突出症患者行牵引治疗时，治疗时间宜短。治疗频度一般为 5~6 次/周。

（2）机械牵引：腰椎机械牵引是应用最广泛的一种牵引方法。具体应用方法包括：

1）牵引前准备：同颈椎牵引。

2）患者体位：将患者置于舒适和放松的仰卧位或俯卧位，胸椎应置于滑动分离式牵引床的固定部分，骨盆应置于牵引床的移动部分，以便牵引时腰椎处于牵引床的滑动处。但要注意，在牵引床未启动之前，其滑动部分应保持锁定。根据徒手牵引获得的评定结果、患者舒适程度及治疗目的，决定患者腰椎处于屈曲、伸展或侧屈位置。如为获得腰椎椎体后部的分离，腰椎应处于屈曲位。患者仰卧位牵引时，双髋屈曲和双大腿放松置于小凳之上；患者俯卧位牵引时，可将数个枕头置于患者腹部下面。

3）主要操作方法：常规操作同颈椎机械牵引的方法。但应注意，为避免首次牵引治疗后疼痛症状加重，首次牵引治疗的牵引重量不应超过患者的1/2体重。大部分腰椎机械牵引的治疗时间可>30分钟。但具体的治疗时间应根据治疗目的、患者状况和患者对牵引的反应而定。

4）注意事项：①腰椎牵引应在康复医师和治疗师对患者的症状、体征全面评定以后方可进行。②牵引前应确定牵引姿势、牵引重量、牵引时间等具体项目，首次机械牵引，牵引力量应不大于1/2自身体重，牵引方式应采用间歇牵引的方法。③应用机械牵引前，最好采用柔和的、小剂量、短时间的徒手牵引方法进行试验性牵引，初步决定是否适合采用机械牵引治疗。④腰椎牵引一般应每日进行1次，至少隔日进行1次，间隔时间太长则会影响疗效。⑤在牵引治疗初始，在除去牵引重量后，对患者的症状和体征应进行再评价。⑥在牵引一段时间后，症状可有所缓解，此时不应过早中止牵引。即使症状缓解或消失得较快，也不宜太早结束牵引，以减少复发的可能。⑦患者应加强自我防护和自我观察，在牵引过程中，应注意有无不适感，以便在发生异常情况时及时采取措施。⑧若牵引后症状无明显改善，应及时向经治医生反映情况，以查明影响因素，并及时改换条件或更改别的治疗方法。⑨康复医师和治疗师要随时根据牵引过程中症状、体征的变化调整治疗方案，在牵引的同时应配合药物、理疗、医疗体操、针灸、按摩等其他疗法，以增强疗效。

（3）其他类型的腰椎牵引方法：腰椎牵引技术中还有一些特殊的牵引方法，如家庭牵引、摆位牵引、自体牵引、倒立牵引、重力牵引、悬吊牵引等。

十、按摩疗法

按摩疗法是中国传统康复治疗技术中最主要的一种，属中医外治法范畴。按摩疗法广泛地应用于各科疾病，通过手法操作者用手或肢体其他部分，按特定的技巧动作，在患者体表操作，作用于人体的特定部位，以调节机体的生理、病理状况，达到治疗效果。

（一）作用原理

1. 健运脾胃、促进气血的生成和循行 中医理论认为气、血是构成人体的基本物质，是正常生命活动的基础，是濡养脏腑组织器官和筋骨皮肉的基本物质。气和血的生成必须有水谷精微的充分供给，有赖于胃的受纳腐熟功能及脾的运化功能。脾胃乃后天之本，为气血生化之源。脾主升清，胃主和降，相反相成；脾气升，则水谷精微得以输布；胃气降，则水谷及糟粕得以下行。升降功能必须协调平衡，才能使气机调畅，气血生化有源，维持正常生理活动。按摩通过健运脾胃，增强脾胃功能，促使人体气、血的生成。

气血的运行有赖于经络的传输，经络通畅则气血得以周流全身，气为血之帅，血为气之母，气行则血行，气滞则血滞。故在按摩治疗疾病时，常采用按、摩、推、拿有关经脉及其腧穴，以推动和激发经脉中的经气来促进气血的运行，促进或改善人体生理循环，使人体气血充盈而调畅。

2. 平衡阴阳，疏通经络，调整内脏功能　按摩通过疏通经络调整阴阳平衡。经络内属脏腑，外络肢节，沟通表里，联络全身，具有"行气血、营阴阳"的功能。当内脏功能失调后，所产生的病变，通过经络反映在体表。运用按摩各种手法刺激体表穴位、痛点，并通过经络的连属与传导作用，改善和调整脏腑功能，使脏腑阴阳得到平衡，达到治疗内脏疾病的目的。

按摩对内脏功能的调节作用是通过按摩的补泻作用来实现的。依靠手法在体表一定部位的刺激，可起到促进机体功能和抑制其亢进的作用。对某一脏腑来说，弱刺激能活跃兴奋生理功能，强刺激能抑制生理功能。作用时间较长的轻刺激可活跃兴奋脏器生理功能，而作用时间较短的重刺激，可抑制脏器的生理功能。

3. 舒筋通络，解除肌肉紧张痉挛　肌肉附着点和筋膜、韧带、关节囊等受损害的软组织，可发出疼痛信号，通过神经的反射作用，使肌肉收缩、紧张直至痉挛，为减轻疼痛，避免对损伤部位的牵拉刺激，便减少肢体的活动。消除疼痛、解除肌紧张、恢复肢体活动是我们治疗的主要目的。按摩是解除肌肉紧张、痉挛的有效方法，不但可直接放松肌肉，并能解除引起肌紧张的原因，既可治标也可治本，做到标本兼治。

按摩直接放松肌肉的机制有三方面：一是加强局部循环，使局部组织温度升高；二是在适当的刺激作用下，提高了局部组织的痛阈；三是将紧张或痉挛的肌肉充分拉长，使肌组织从紧张状态下解放出来，从而解除其紧张痉挛，以消除疼痛，达到舒筋活络的目的。

按摩可以消除导致肌紧张的病因，其机制有三个方面：一是加强损伤组织的循环，促进损伤组织的修复；二是在加强循环的基础上，促进因损伤而引起的血肿、水肿的吸收；三是对有软组织粘连者，可帮助松解粘连。

4. 理筋整复，纠正解剖位置的异常　凡关节错位、肌腱滑脱等有关组织解剖位置异常而致的病症，可根据其不同情况，采用相应的按摩手法，使其在手法所产生的外力作用下，使错动和移位得以还原，使筋络通顺，气血运行通畅，以利于局部组织的修复和功能的重建。

5. 活血化瘀，促进血液循环和组织代谢　伤筋后，损伤部位的毛细血管破裂，造成局部肿胀；同时，由于外伤或出血局部刺激其血管产生痉挛，从而加重局部的疼痛。按摩通过手法可调节肌肉的收缩和舒张，使组织间压力得到调节，毛细血管扩张、开放，促进损伤组织周围的血液循环，加速血肿的吸收，排除瘀积，提高痛阈，减少致痛物质，达到活血化瘀、消肿止痛的目的。

损伤日久，肢体长期处在一种保护性的体位，以限制损伤肢体的活动来减轻疼痛，损伤局部所潴留的组织液或瘀血不能尽快吸收和消散，日久形成纤维化，关节产生挛缩与粘连，导致关节功能的障碍。按摩通过手法的刺激、肢体关节的被动运动，促进肢体组织的活动，使筋肉舒展，粘连逐渐松解，僵硬的肌膜恢复正常张力，关节的功能逐步得到恢复。对局部软组织变性者，则可增加组织灌流量，改善局部营养供应，促进组织新陈代谢，增大肌肉的伸展性，从而使变性的组织逐渐得到改善或恢复。

（二）操作原则

按摩疗法是在中医基本理论整体观念和辨证论治指导下制定的，结合现代解剖及生物力学原理，针对不同的疾病、不同的个体、不同的部位施用不同的按摩手法，具有普遍性指导意义的治疗规律。手法是按摩治病的主要手段，其熟练程度及适当运用，是取得良好治疗效果的关键。要熟练掌握各种手法并能在临床上灵活运用，做到"一旦临证，机触于外一，巧生于内，手随心转，法从手出"（《医宗金鉴》）。

按摩手法在临床应用中，必须贯彻辨证论治的原则，才能更好地发挥手法的治疗作用。人有老少，体有强弱，证有虚实，治疗部位有大有小，肌肉有厚有薄，因此，手法的力量、操作部位、穴位选择和手法操作时间都应因人、因时、因地、因病、因施治部位不同而异，过之和不及都会影响治疗效果。同时在操作过程中，医者必须集中精力、全神贯注，做到"意到、气到、力到"，才能取得良好的治疗效果。

按摩手法必须具备持久、有力、均匀、柔和、深透的技术要求。所谓持久，是指手法能按要求持续运用一定时间，以使手法刺激足够积累到能产生良好的疗效。所谓有力，是指手法必须具有一定的力量，这种力量不是固定不变的，而是要根据病人的体质、病症、部位等不同情况而增减。所谓均匀，是指手法动作要有节奏性，速度不要时快时慢，压力不要时轻时重，而应使手法压力保持一致，速度保持平稳。所谓柔和，是指手法要轻而不浮、重而不滞，用力不可生硬粗暴或用蛮力，变换动作要自然，做到用力自然、平稳而灵活。所谓深透，是指手法在运用中必须使气力达到病变部位，起到祛除病邪、调节脏腑功能的作用。手法的这些基本要求是有机统一的，它们之间密切相关、相辅相成、相互渗透，缺一不可。

按摩手法临床的种类多样，根据施治对象的不同，可将手法分为成人按摩手法和小儿按摩手法。成人按摩手法一般主张柔中有刚或刚中有柔、刚柔相济、相辅相成，临床操作中，可单独使用，也可复合使用。小儿按摩手法则要求轻快柔和、平稳着实，同时十分重视手法的补泻作用，在临床操作时，手法常与穴位结合，同时注重手法操作的时间或次数，以及操作方向，以增强手法的治疗作用。本书主要讲述成人按摩手法。

（三）成人按摩手法

成人按摩手法，根据其手法的动作形态，把手法分为摆动类、摩擦类、振动类、叩击类、挤压类和运动关节类等六类手法，每类又包括数种手法。

1. 摆动类手法　以指、掌、腕关节或前臂作协调的连续摆动的一类手法，统称摆动类手法。本类手法包括一指禅推法、滚法和揉法等。

（1）一指禅推法：是指用大拇指指端、指面或偏峰着力于治疗部位，沉肩、垂肘、悬腕，肘关节略低于手腕，以肘关节为支点，前臂做主动摆动，带动腕部摆动和拇指关节作屈伸活动。拇指端应做缓慢直线或循经往返移动即所谓紧推慢移。通过前臂与腕部的协调往返摆动和指间关节的屈伸活动，使所产生的力持续作用于治疗部位上的一种手法。在操作时，压力、频率、摆动幅度要均匀，动作要灵活自如。手法频率一般以 120~160 次/分的速度为宜。可单手操作亦可双手操作。见图 2-47。

治疗作用：本法接触面积较小，渗透度较大，手法轻快柔和，可缓解肌肉痉挛，消除疲劳，放松肌肉，适用于全身各部穴位或部位。具有舒筋活络、调和营卫、祛瘀消积、健脾和胃的功能。对头痛、胃痛、腹痛及关节筋骨酸痛等疾病具有良好的治疗作用。

（2）滚法：用小指掌指关节背侧着力于一定的部位或穴位上，沉肩、垂肘、肘关节微屈，置于身体侧前方。腕部放松，用小指掌指关节背侧，附着在一定部位，以肘部为支点，前臂做主动摆动，带动腕部做伸屈和前臂旋转的复合运动，使之产生持续地作用于部位或穴位上的一种手法，称为滚法。本法一般取站势，可单手操作亦可双手操作。一般分为掌背滚：即平常所说的滚法；小鱼际滚：以小鱼际着力，用于颈项肩背部；掌指关节滚：以第 3、4、5 掌指关节着力。见图 2-48。

治疗作用：滚法压力大，接触面也较大，刺激力可强可弱。因此，临床应用较广泛，特别适用于肩背、腰臀及四肢等肌肉较丰厚的部位。具有舒筋活血，滑利关节，缓解肌肉、韧带痉挛，松解粘连，增强肌肉、韧带活动能力，促进血液循环及消除肌肉疲劳等作用。对风湿痹痛、麻木不仁、肢体瘫痪、运动功能障碍等疾患常用本法治疗。

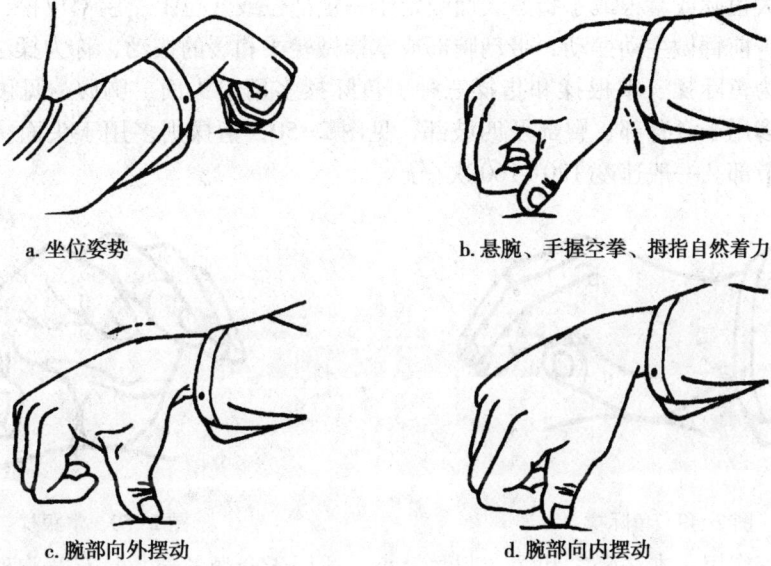

a. 坐位姿势

b. 悬腕、手握空拳、拇指自然着力

c. 腕部向外摆动

d. 腕部向内摆动

图 2-47 一指禅推法

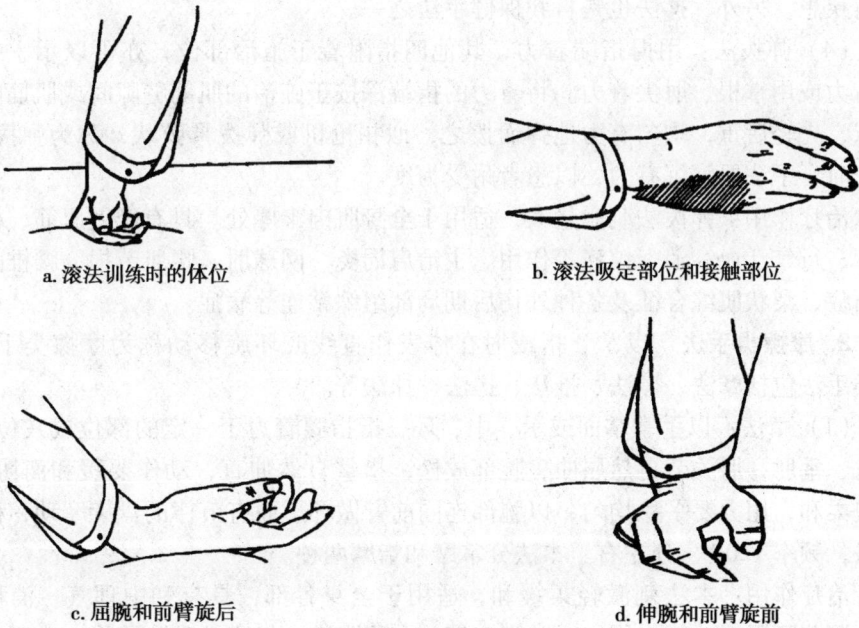

a. 滚法训练时的体位

b. 滚法吸定部位和接触部位

c. 屈腕和前臂旋后

d. 伸腕和前臂旋前

图 2-48 滚 法

（3）揉法：用手掌根或手指面部分着力，沉肩、垂肘，肘关节自然伸直或微屈，大鱼际或掌根或手指罗纹面吸定于一定部位或穴位上，腕部放松，以肘部为支点，前臂做主动摆动，带动腕部或掌指做轻柔和缓的摆动，称为揉法。揉法一般分为鱼际揉、掌根揉和指揉三种。鱼际揉多用于头面、胸腹，见图2-49；掌根揉多用于脊背部、臀部及四肢部，见图2-50；指揉则多用于头面、胸腹及四肢关节部。一般速度120~160次/分。

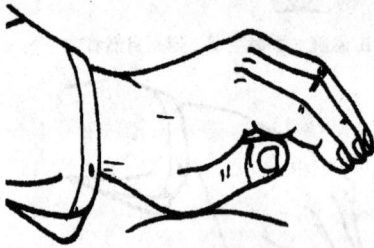 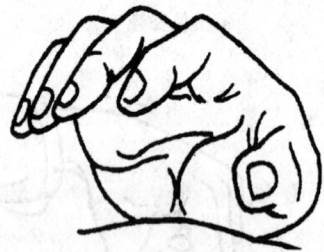

图2-49　鱼际揉　　　　　　　　　　　图2-50　掌跟揉

治疗作用：本法轻柔和缓，刺激量小，适用于全身各部。具有宽胸理气、消积导滞、活血祛瘀、消肿止痛等作用。常用于脘腹痛、胸闷胁痛、便秘、泄泻等肠胃疾患。另外，揉法也是自我保健手法之一。

（4）弹拨法：用拇指端着力，其他四指附着于施治部位，亦可以示、中两指着力或用掌根、肘尖着力。将着力的指端深按于施治的肌筋缝隙间或肌筋的起止点，先轻后重，均匀有力地弹而拨之，似扣枪机或弹拨琴弦状，称为弹拨法。操作时，手法要深沉有力，以患者耐受为度。

治疗作用：弹拨法刺激量大，适用于全身肌肉丰厚处。具有舒展肌筋、松弛痉挛、行气活血、消炎镇痛等作用。主治肩周炎、网球肘、腰肌劳损、腰椎间盘突出症、梨状肌综合征及各种外伤后期局部组织粘连等病症。

2. 摩擦类手法　以掌、指或肘在体表作直线或环旋移动称为摩擦类手法。本类手法包括摩法、擦法、推法、搓法、抹法等。

（1）摩法：以手掌掌面或示、中、环三指指腹着力于一定的部位或穴位上，沉肩、垂肘，肘关节自然屈曲，腕部放松，指掌自然伸直，动作要缓和而协调，轻快柔和，用力要平稳均匀，以腕部连同前臂做环形而有节律的盘旋摩动，称为摩法，频率120次/分左右。本法分掌摩和指摩两种。

治疗作用：本法刺激轻柔缓和，适用于全身各部，具有和中理气、消积导滞、调节肠胃蠕动等作用。对脘腹疼痛、食积胀满、气滞及胸胁屏伤、泄泻、便秘、月经不调等病症常用本法治疗。掌摩法多用于脘腹、腰背及四肢部；指摩法多用于胸腹、头面部。

（2）擦法：又称平推法。用手掌的大鱼际、掌根或小鱼际附着在一定部位，沉肩、垂肘，腕关节伸直，使前臂与手接近相平。手指自然伸开，整个指掌要贴在患者体表的治疗部位，以肩关节为支点，上臂主动带动手掌做前后或上下直线来回摩擦的手法，称为擦法。向下的压力不宜太大，但推动的幅度要大、速度要快。频率 100~120 次/分。

治疗作用：本法是一种柔和温热的刺激，可用于全身各部较为平坦处。具有温经通络、行气活血、消肿止痛、健脾和胃等作用。常用于治疗内脏虚损及气血功能失常的病症，尤以活血祛瘀的作用为更强。掌擦法多用于胸胁及腹部；小鱼际擦法多用于肩背腰臀及下肢部；大鱼际擦法在胸腹、腰背、四肢等部均可运用。擦法使用时要注意：治疗部位要暴露，并涂适量的润滑油或配制药膏，这样既可防止擦破皮肤，又可通过药物的渗透以加强疗效。

（3）推法：用指、掌或肘部着力于一定的部位上，沉肩、垂肘，肘关节微屈或屈曲，腕部伸平或背伸，进行单方向的直线或弧线移动，称为推法。有指推法、掌推法和肘推法三种。

治疗作用：本法可在人体各部位使用。具有理顺经脉、行气活血、提高肌肉的兴奋性、促进血液循环、舒筋活络等作用。临床常用于治疗颈肩腰腿疼痛、筋脉拘挛、胸闷不畅、脘腹痞满等病症。

（4）搓法：用双手掌面或掌指部对称地夹住一定的部位，沉肩、垂肘，腕部微背伸，手指自然伸直，使腕部做快速盘旋搓揉，同时做上下往返移动，称搓法。搓动要轻快、柔和、均匀、不间断，移动要缓慢。

治疗作用：本法刺激较为温和，常作为按摩治疗的结束手法。适用于腰背、胁肋及四肢部，以上肢部最为常用。具有调和气血、舒筋通络的作用。多用于治疗四肢关节伤筋、腰背疼痛、胸闷胁痛等病症。

（5）抹法：用单手或双手拇指罗纹面紧贴皮肤，作上下、左右或弧形曲线的往返移动，称为抹法。常分为掌抹法和指抹法。

治疗作用：本法在临床上常作为治疗的开始或结束手法而使用。指抹法常用于头面及颈项部；掌抹法常用于胸腹、腰背部。抹法具有开窍镇静、醒脑明目、消食导滞、散疲消肿等作用。主治头晕、头痛、颈项强痛、肩背酸痛等病症。

3. 振动类手法 以较高频率的节律性轻重交替刺激，持续作用于人体，使治疗部位产生颤动舒松的感觉，称振动类手法。本类手法包括振法、抖法等。

（1）振法：用手指或手掌着力于人体某一穴位或部位上，沉肩、垂肘，肘关节微屈，腕部放松，腕关节自然伸直，手指伸直；或悬腕，中指伸直，示指微屈，置于中指背侧，拇指伸直，置于中指掌侧，掌指关节与环、小二指均屈曲，以掌根部按压于体表，前臂强力、静止性发力，使力量集中于手掌或指端，产生振动的一种手法，称为振法。振动的幅度要小，频率要快。有掌振法和指振法两种。

治疗作用：本法温和，适用于全身各部位和穴位，具有和中理气、养血安神、消积导滞、温经止痛等作用。常用于内、妇、儿科疾病和其他杂病的治疗。指振法多用于头面、胸腹及四肢关节部的穴位上；掌振法多用于腹部及腰背部和头部。

（2）抖法：用双手握住患者的上肢或下肢远端，上身微前倾，沉肩、垂肘，肘关节屈曲，腕部自然伸直，两手握住肢体的远端，前臂静止性发力，作连续的小幅度的上下颤动，使肌体组织呈波纹状起伏抖动，称为抖法。颤动时幅度要由小缓慢增大，频率要快，一般 200~300 次/分。

治疗作用：本法是比较轻快、柔和、舒松的手法，只用于上肢、下肢与腰部，具有调和气血、舒筋活络、放松关节等作用。主治四肢、腰部的筋伤，如肩周炎、网球肘、腕关节扭挫伤等病症。临床应用时常与搓法共同使用于治疗后期，成为结束手法。

4. 叩击类手法 用手掌、拳背、小鱼际、指端或桑枝棒等，有节律地拍打肢体体表，使之产生叩击感觉的一类手法，统称为叩击类手法。本类手法包括拍法、击法、弹法等。

（1）拍法：上肢放松，肘关节微屈，腕部背伸，手指自然并拢，掌指关节微屈呈虚掌，以肩关节活动为主，带动肘关节屈曲与腕关节屈曲、背伸，拍打体表的一种手法，称为拍法，又称拍打法。拍打时要平稳而有节律，拍打的部位要准确，用力要先轻后重。

治疗作用：拍法具有舒筋通络、行气活血、消除疲劳的作用。多作为治疗的辅助手法，适用于肩背、腰臀及下肢部。对风湿痛、局部感觉迟钝或肌肉痉挛等病症常用本法配合其他手法治疗。拍法又作为自我保健按摩的常用方法，多用于腰、臀、大腿、上臂等部。

（2）击法：用拳背、掌根、掌侧小鱼际、指尖或用桑枝棒叩击体表的一种方法，称为击法。施用手法时要求沉肩、垂肘，肘关节屈曲，腕关节自然伸平或背伸，以肩关节或肘关节活动为主，带动腕关节做轻快、灵活的屈曲或内收、外展活动。击法用劲要平稳，速度要均匀有节律，快速而短暂，垂直叩击体表，不能有拖动动作。拳击法是指手握空拳，腕伸直，用拳背平击体表；掌击法是指手指自然松开，腕伸直，用掌根部叩击体表；侧击法（又称小鱼际击法）是指手指自然伸直，腕略背屈，用单手或双手小鱼际部击打体表；指尖击法是指用指端轻轻打击体表，似雨点下落；棒击法是指用桑枝棒击打体表。

治疗作用：本法刺激较强，可用于全身各处，具有舒筋通络、调和气血的作用，对风湿痹痛、局部感觉迟钝、肌肉痉挛或头痛等病症，常用本法配合治疗。拳击法常用于腰背部；掌击法常用于头顶、腰臀及四肢部；侧击法常用于腰背及四肢部；指尖击法常用于头面、胸腹部；棒击法常用于腰背及四肢部。

（3）弹法：用一手指的指腹紧压住外侧手的指甲，用力迅速弹出，连续弹击体表治疗部位的一种手法，称为弹法。操作时动作要灵活连续，弹击力要均匀，弹击速度以不引起疼痛为度。弹击频率120~160次/分。

治疗作用：本法可适用于全身各部，尤以头面、颈项部、关节部最为常用，具有舒筋通络、祛风散寒、行气活血的作用。项强、头痛、四肢关节酸痛等病症，常用本法配合治疗。

5. 挤压类手法 以指、掌或肢体其他部分按压体表穴位或部位，使之产生挤压感觉的一类手法，统称为挤压类手法。本类手法包括按法、点法、拿法、捏法、捻法与踩跷法等。

（1）按法：沉肩、垂肘，肘关节微屈或屈曲，腕关节掌屈或背伸，以指或掌按压一定穴位或部位，逐渐用力，按而留之的一种手法，称为按法。有指按法和掌按法两种。拇指或中指伸直，余四指屈曲，以指面为着力部，为指按法；腕关节背伸，手指伸直，以手掌为着力部，用单掌或双掌，亦可用双掌重叠按压体表，为掌按法。操作时着力部位要紧贴体表，不可移动，前臂静止发力，按而不动逐渐用力，使力深透，不可用暴力猛然按压。

治疗作用：本法刺激量较强，适用于全身各部位，指按法用于全身各部穴位；掌按法用于腰背和腹部。具有放松肌肉、开通闭塞、活血止痛及矫正畸形等作用。

（2）点法：沉肩、垂肘，肘关节伸直或屈曲，腕部伸平或掌屈。以拇指指端或指间关节突起部着力于一定的部位或穴位上，按而压之，戳而点之，谓之点法。有拇指点和屈指点两种。

治疗作用：本法特点是作用面积小，刺激很强，用于全身各部位。常用在肌肉较薄的骨缝处。具有开通闭塞、活血止痛、调整脏腑功能的作用。对脘腹挛痛、腰腿痛等病症常用本法治疗。

（3）拿法：沉肩、垂肘，肘关节屈曲，悬腕或腕关节自然掌屈或伸平，以指面为着力部、前臂静止发力。以腕关节与掌指关节的协调活动为主，大拇指和示、中两指，或用大拇指和其余四指做相对用力，在一定的部位和穴位上进行节律性地提捏的手法，叫做拿法。

治疗作用：本法刺激量较强，临床常用于颈项、肩部和四肢等部位。具有祛风散寒、开窍止痛、舒筋通络等作用。主治颈项强痛、风寒湿痹、肌肉酸痛、伤风感冒等病症。拿法在临床应用中多与揉法结合使用，组成拿揉的复合手法。

（4）捏法：沉肩、垂肘，肘关节微屈，腕部伸平，手指自然伸直，掌指关节过伸。以腕关节活动为主，带动掌指关节，用拇指与示、中、环三指末节为着力部，捏住一定部位，对称用力将皮肉捏起做连续辗转挤捏的一种手法，称为捏法。有三指捏和五指捏两种。见图2-51。

治疗作用：本法是较为柔和的一种手法，主要用于颈、肩、脊柱、四肢部以及腰胁部。具有疏通经络、行气活血、缓解痉挛、健脾和胃、调和阴阳、增强肌肉活力、恢复肢体疲劳等作用，常用于小儿疳积、腹泻、消化不良、厌食、失眠、体虚、月经不调、脾胃虚弱型胃痛等病症。捏法在临床应用时，常与拿法同时使用，组成拿捏的复合手法。

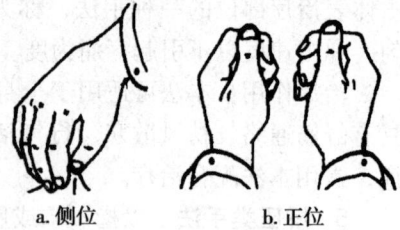

a. 侧位　　　　b. 正位

图 2-51　捏　法

（5）捻法：沉肩，肘关节屈曲，腕关节微背伸，用拇、示、中三指罗纹面为着力部，捏住一定部位，以两指的对合力对称地搓揉捻动、上下往返、捻而滑动、对称用力捻动的一种手法，称为捻法。

治疗作用：本法比较轻柔缓快，一般适用于四肢小关节及指、趾部。具有理筋通络、滑利关节，促进末梢血液循环等作用。临床常配合其他手法治疗指（趾）间关节的疼痛、肿胀或屈伸不利等病症或作为治疗的结束手法。

（6）踩跷法：患者俯卧，在胸部和大腿部各垫3~4个枕头，使腰部腾空。医者双手扶在预先设置好的横木上，以控制自身体重和踩踏时的力量，同时用脚踩踏患者腰部用单足或双足前部为着力部，借助自身的重力进行踩踏一定部位的方法，称为踩跷法。

治疗作用：本法刺激量较大，适用于腰骶部，四肢部。具有帮助复位，矫正脊柱畸形、疏经通络、行气活血等作用，常用于腰椎间盘突出症的治疗。由于本法刺激量较大，故在应用时必须谨慎，对体质虚弱、脊椎骨质有病变者不可使用本法。

6. 运动关节类手法　对关节做被动性活动的一类手法称为运动关节类手法。本类手法包括摇法、背法、扳法、拔伸法。

（1）摇法：用一手握住或夹住关节近端肢体，外侧手握住关节远端肢体，做缓和被动的环转活动的一种手法，称为摇法。因施术部位的不同而名称、操作各异。临床常用的摇法有：①颈项部摇法：用一手扶住患者头顶后部，外侧手托住下颌，作左右前后的环转摇动。见图2-52。②四肢关节摇法：用一手扶住患者关节近端，外侧手握住关节远端，作环转摇动。四肢关节摇法又可细分为肩关节摇法，见图2-53；髋关节摇法，见图2-54；踝关节摇法，见图2-55。

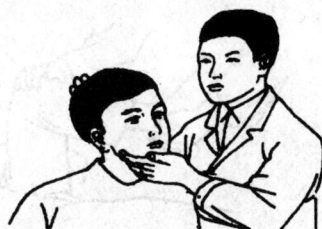

图 2-52　颈项部摇法

治疗作用：本法为被动活动手法，常用在治疗的中、后期，适用于四肢关节部及颈项、腰部等。具有滑利关节、松解粘连、增强关节活动功能的作用。用于治疗关节僵硬、屈伸不利等病症。

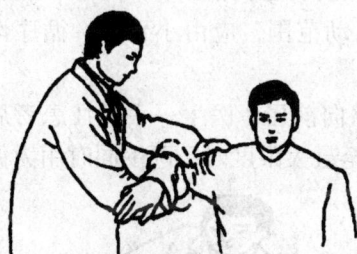

a. 托肘摇法

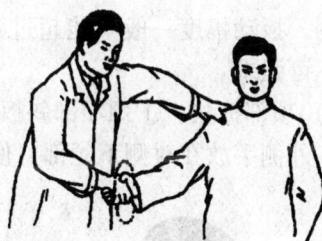

b. 握手摇法

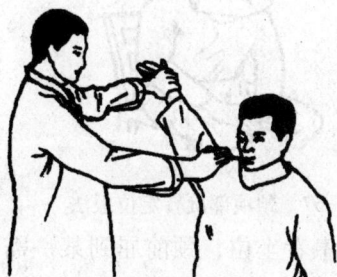

c. 大幅度摇法 Ⅰ

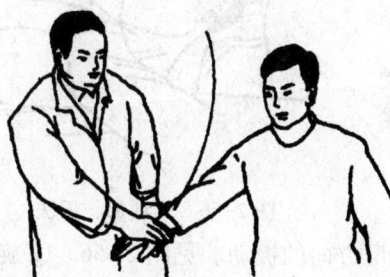

d. 大幅度摇法 Ⅱ

图 2-53　肩关节摇法

（2）背法：医者和患者背靠背站立，医生两肘套住患者肘弯部，然后弯腰屈膝挺臀，用臀部抵住患者腰骶部，将患者反背起来，使其双脚离地，以牵伸患者腰脊柱，再作快速伸膝挺臀动作，同时以臀部着力颤动或摇动患者腰部称为背法。

治疗作用：本法可使腰脊柱及其两侧伸肌过伸，促使扭错之小关节复位，并有助于缓解腰椎间盘突出症的症状。对腰部扭闪疼痛及腰椎间盘突出症等常用本法配合治疗。

（3）扳法：用双手做相反方向或同一方向用力扳动肢体的一种方法，称为

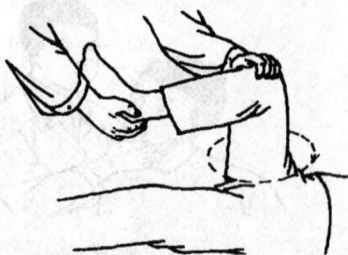

图 2-54 髋关节摇法

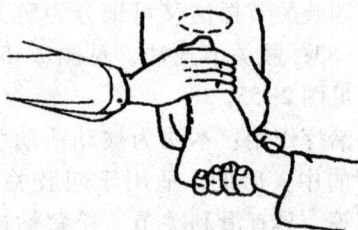

图 2-55 踝关节摇法

扳法。扳法操作时动作必须果断而快速、准确。用力要稳而恰当，两手动作配合要协调，扳动幅度一般不能超过各关节的生理活动范围，应由小到大，循序渐进，不可强求。

1）项部扳法：①颈项部斜扳法：患者头部略向前屈，医生一手抵住患者后枕部，外侧手放在对侧下颌部，使头向一侧旋转至最大限度时，两手同时用力做

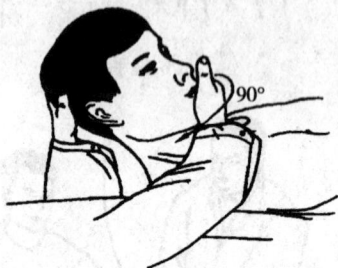

图 2-56 颈项部斜扳法

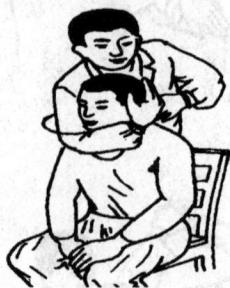

图 2-57 颈项部旋转定位扳法

相反方向的扳动。见图 2-56。②旋转定位扳法：患者坐位，颈前屈到某一需要的角度后，医生在其背后，用一肘部托住其下颌部，手则扶住其枕部，外侧手拇指按在颈椎棘突旁，余四指按在患者肩部。托扶其头部的手用力，先做颈项部向上牵引，同时把患者头部做被动向患侧旋转至最大限度后，用力扳动。见图 2-57。

2）背部扳法：①扩胸牵引扳法：患者坐位，令其两手交叉扣住，置于项部。医生两手托住患者两肘部，并用一侧膝部顶住患者背部，嘱患者自行俯仰，并配合深呼吸，做扩胸牵引扳动。见图 2-58。②胸椎对抗复位法：患者坐位，令其两手

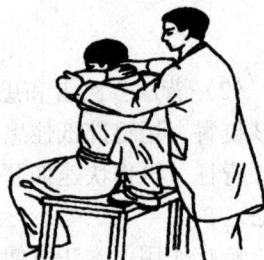

图 2-58 扩胸牵引扳法

交叉扣住，置于项后。医生在其后面，用两手从患者腋部伸入其上臂之前，前臂之后，并握住其前臂下段，同时医生用一侧膝部顶住患部脊柱。嘱患者身体略向前倾，医生两手同时做向后上方用力扳动。

　　3）腰部扳法：①腰部斜扳法：患者侧卧位，下位下肢伸直，上位下肢屈曲。医生面对患者站立，用一手抵住患者肩前部，外侧手掌或肘部抵住臀部，或一手抵住患者肩后部，外侧手抵住髂前上棘部。把腰被动旋转至最大限度后，两手同时用力做相反方向的快速扳动后迅速松手，施术时可有关节弹响感。见图2-59。②直腰旋转扳法：患者坐位，医生用腿挟住患者下肢，一手抵住患者近医生侧的肩后部，另一手从患者外侧侧腋下伸入抵住肩前部，两手同时用力做相

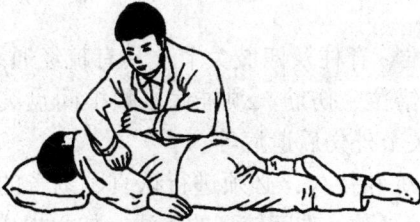

图 2-59　腰部斜扳法

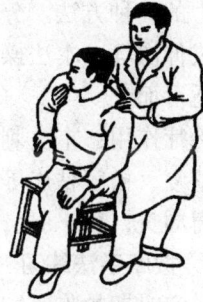

图 2-60　直腰旋转扳法

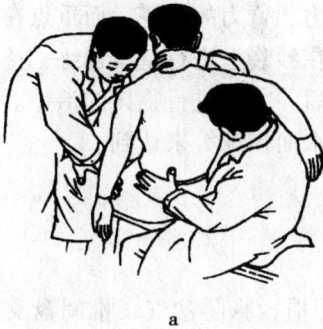

a

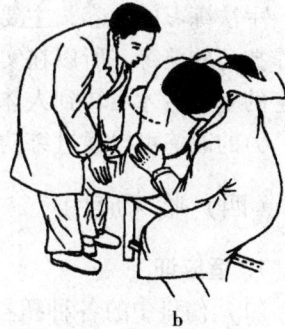

b

图 2-61　弯腰旋转扳法

反方向扳动。见图2-60。③弯腰旋转扳法：患者坐位，腰前屈到某一需要角度后，一助手帮助固定患者下肢及骨盆。医生用一手拇指按住需扳动的脊椎的棘突，外侧手勾扶住患者项背部，使其腰部在前屈位时再向患侧旋转。旋转至最大限度时，再将其腰部向健侧侧弯方向扳动。见图2-61。④腰部后伸扳法：患者俯卧位，医生一手托住患者两膝部或一侧膝部，缓缓向上提起，外侧手紧压在腰部患处，当腰后伸到最大限度时，两手同时用力做相反方向的扳动，然后迅速松

手，施术时可有关节弹响感。见图 2-62。

治疗作用：本法在临床上常和其他手法配合使用，起到相辅相成的作用。常用于脊柱及四肢关节。具有舒筋通络、滑利关节、纠正解剖位置的失常等作用。对关节错位或关节功能障碍等病症常用本法治疗。

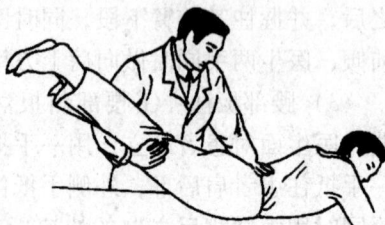

图 2-62　腰部后伸扳法

（4）拔伸法：拔伸即牵拉、牵引的意思。拔伸法是指用两手分别握住肢体的远近端，做相反方向的牵拉；或利用肢体自身的重量做反牵拉力的一种方法。分为：头颈部拔伸法、肩关节拔伸法、腕关节拔伸法、指间关节拔伸法等。本法操作时用力要均匀而持久，动作要缓和，拔伸强度要恰如其分，适可而止。

治疗作用：本法刺激较强，适用于颈椎、脊柱及四肢关节。具有疏经通络、理筋整复、松解粘连等作用。常用于关节错位、伤筋、颈椎病、腰椎间盘突出症、肩周炎，肩、肘、腕、指、踝、趾各关节外伤后遗症等。

7. 按摩手法练习　按摩手法要达到熟练和持久，必须进行认真、刻苦的练习和一定时期的临床实践，尤其对某些比较复杂、难度较高的手法，如一指禅推法、滚法等，更应经过长期反复的练习，直至娴熟，才能在临床上发挥治疗作用。手法练习的内容，主要是动作技巧和指力、腕力、臂力的锻炼，而重点在于动作技巧的熟练。所以在实际临床治疗前，首先应在沙袋上进行基本训练，待有一定的基础后才可转到人体上操作练习，手法熟练后，方可进行临床的治疗。另外，力的锻炼可以通过练功、抓坛子、抓拿沙袋及水面推球等来达到。

（四）临床应用

1. 适应证

（1）伤科中的各种扭挫伤、关节脱位、腰肌劳损、胸胁岔气、椎间盘突出症、颈椎病、风湿性关节炎、漏肩风以及骨折后遗症等。

（2）骨质增生性疾病，如退行性脊柱炎、膝关节骨关节炎、跟痛症等。

（3）周围神经疾病，如面神经麻痹、三叉神经痛、坐骨神经痛等。

（4）内科中的胃脘痛、头痛、失眠、胃下垂、肺气肿、胆囊炎、胆道蛔虫、高血压病、心绞痛与糖尿病等。

（5）外科中的乳痈初期、压疮和手术后肠粘连等。

（6）妇科中的痛经、闭经、月经不调、盆腔炎与产后耻骨联合分离症等。

（7）儿科中的发热、咳嗽、腹泻、呕吐、疳积、痢疾、便秘、尿闭、夜啼、遗尿、惊风、百日咳、肌性斜颈与小儿麻痹症等。

（8）五官科中的声门闭合不全、咽喉瘤、眼部疾病、鼻炎与近视眼等。

（9）保健、美容、戒烟。

2. 禁忌证

（1）某些感染性疾病，如丹毒、骨髓炎、化脓性关节炎等。

（2）某些急性传染病，如肝炎、肺结核等。

（3）有出血倾向、血液病或出血症，如便血、尿血、消化道出血、血小板减少性紫癜等。

（4）烫伤与溃疡性皮炎的局部等。

（5）结核病、肿瘤及脓毒血症等。

（6）外伤出血、骨折早期、截瘫初期等。

（7）严重心、脑、肺、肾等脏器疾病及妊娠妇女。

（五）注意事项

1. 治疗过程中要操作认真，态度严肃，不能边操作边嬉笑、谈话等。要经常修剪指甲，以免操作时伤及患者皮肤。

2. 除少数手法如擦、推、抹等直接接触患者皮肤操作外，治疗时必须用治疗巾覆盖被治疗的肢体或局部。

3. 在治疗过程中，应随时注意患者对手法治疗的反应，若有不适，应及时进行调整，以防止发生意外事故。

4. 年老体弱、久病体虚，或极度疲劳后、剧烈运动后、过饥过饱后以及酒醉之人等，均不宜用或慎用按摩。孕妇的腰骶部、臀部与腹部等均禁用按摩，女性在经期不宜用或慎用按摩。

5. 每次按摩的时间，一般在 5~30 分钟，隔日或每日 1 次，7~10 次为 1 个疗程，每个疗程之间应间隔 3~5 天。

十一、促通技术

（一）Rood 疗法

1. 概述　Rood 疗法是由美国治疗师 Margaret Rood 于 20 世纪 50 年代提出的，又称多种感觉刺激疗法。临床多用于成人偏瘫、小儿脑瘫及其他有运动障碍的脑损伤患者的康复治疗。

2. 基本理论　Rood 疗法是利用多种感觉刺激引起正常运动的产生，有目的地完成动作，并利用个体运动发育顺序促进运动的控制能力。感觉刺激要适当，逐渐由低级感觉性运动控制向高级感觉性运动控制发展，有控制的感觉输入可以反射性地诱发肌肉活动，使肌张力正常，产生所需要的运动。利用患者要完成动作的有目的性，诱发神经肌肉系统的运动模式，使主动肌、拮抗肌、协同肌之间的作用更加协调。训练中要反复强调患者注意力集中在要完成的动作上，使其不断完善由感觉到运动的过程，这种训练对于肢体和躯干的治疗是一个很有效的方法。

3. 治疗技术与手法

（1）刺激皮肤和本体感受器诱发肌肉反应

1）触觉刺激：包括快速刷擦和轻触摸，刷擦顺序是由肢体的远端向近端进行，应用软毛刷，在患肢的皮肤上做连续刷擦，速度为每分钟 80~100 次，每次 3~5 秒左右，观察肌肉收缩反应，可以引起交叉性反射性伸肌反应。用手轻轻触摸手指或脚趾间背侧的皮肤、手掌或足底部，可以引起肢体的回缩反应。

2）温度刺激：通常用冰刺激，用-12℃~-17℃刚从冰箱中取出的冰，将冰放在局部 3~5 秒后擦干，可以引起与快速刷擦相同的效应。一般情况下，快速强冷刺激起兴奋作用，而持续强冷刺激则起抑制作用，如将痉挛的手浸入冰水中 30 秒后痉挛即可缓解。

3）轻叩：轻叩皮肤，例如轻叩手背指间或足背趾间皮肤，轻叩掌心和足底均可引起相应肢体的回缩反应。轻叩肌腹或肌腱，可以引起肌肉收缩反应。

4）挤压：通过挤压关节，可以引起关节周围的肌肉收缩，例如仰卧位屈膝、屈髋的双桥动作，屈肘俯卧位，手膝四点跪位，站立位抬起一个或两个肢体使患肢负重等，都可以产生相似的效应。挤压肌腹可以引起肌肉收缩。对骨突处加压具有促进与抑制的双向作用，如在跟骨内侧加压，可促进小腿三头肌的收缩，产生足跖屈动作；相反，在跟骨外侧加压，可促进足背屈肌收缩，抑制小腿三头肌的收缩，产生足背屈动作。

5）牵拉肌肉：快速、轻微地牵拉肌肉可以引起肌肉收缩，例如快速、轻微地牵拉内收肌群或屈肌肌群，可以促进该群肌肉收缩而抑制其拮抗肌群的收缩。牵拉手或足的内部肌肉可以引起邻近固定肌的协同收缩。手用力抓握可以牵拉手部的内在肌，在负重体位下（肘、膝跪位）做这一动作，则可促进固定肘关节和膝关节肌群的肌肉收缩。

6）特殊感觉刺激：利用明亮的光线和鲜艳颜色对视觉的刺激，可以使中枢神经兴奋，产生促进效应，相反则有抑制作用。节奏感强的音乐有易化作用，轻音乐和催眠曲则有抑制作用。

（2）利用感觉刺激来抑制肌肉反应

1）缓慢地轻刷擦刺激：对痉挛性瘫痪肌肉，通过缓慢地轻刷擦可以诱发相应肌肉的反应，以抑制肌肉的紧张状态，放松肌肉。

2）挤压：轻微地挤压关节可以缓解肌肉痉挛。如在治疗偏瘫患者因痉挛引起的肩痛时，治疗师应托起患肢肘部，使上肢外展35°~45°，然后把上臂向肩胛盂方向轻轻地推，使肱骨头进入关节窝，并保持片刻，可以放松肌肉，缓解疼痛。见图2-63。

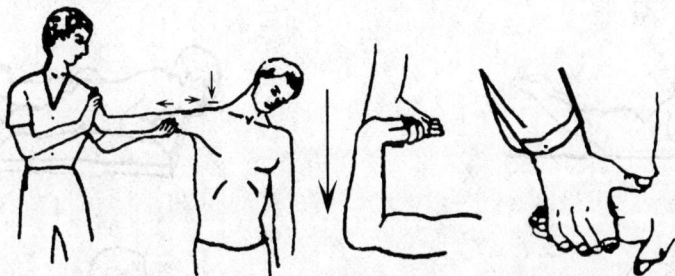

图2-63　挤压关节抑制肌肉痉挛

3）牵拉：持续牵张或将已经延长的肌肉保持在该位置数分钟，数天或数周，也可以将延长的肌肉通过夹板或石膏托固定进行持续牵拉，可以抑制和减轻肌肉痉挛。如将偏瘫患者屈曲痉挛的手指放置于分指板上固定数分钟持续牵伸，可以缓解手的屈曲痉挛，促进手指的伸展。

4）用有效的、轻的压力从头部开始沿脊柱直至骶尾部，反复对后背脊神经支配区域进行刺激，可以反射性抑制全身肌紧张，达到全身放松的目的。

5）缓慢地将患者从仰卧位或俯卧位翻到侧卧位缓解痉挛。

6）固定远端，运动近端：让患者取手膝位，手部和膝部位置不动，躯干做前、后、左、右和对角线式活动，可以放松肌肉。

（3）利用个体运动发育顺序促进运动控制能力：Rood 将个体运动的发育水平分为四个阶段：①第一阶段：为关节的重复运动，新生儿的四肢活动，是由主动肌的收缩和拮抗肌的抑制而完成的。②第二阶段：是指大关节周围肌肉的协同收缩，是主动肌与其拮抗肌同时收缩的张力运动模式，固定近端关节，发展远端关节技能。③第三阶段：远端关节固定，近端关节活动。④第四阶段：是技巧运动，是运动控制的最高水平，如爬行、行走、手的使用等。运动控制能力的顺序是先屈曲，后伸展；先内收后外展；最后旋转等。在治疗运动控制障碍的脑损伤患者时，Rood 常采用个体运动发育顺序的 8 个运动模式。

1）仰卧屈曲：为仰卧位时躯体屈曲，双侧对称，交叉支配。见图2-64a。

2）转体或滚动：为同侧上下肢屈曲转动或滚动身体。见图2-64b。

3）俯卧伸展：俯卧位时，颈、躯干、肩、髋、膝伸展，身体中心位于 T_{10} 水

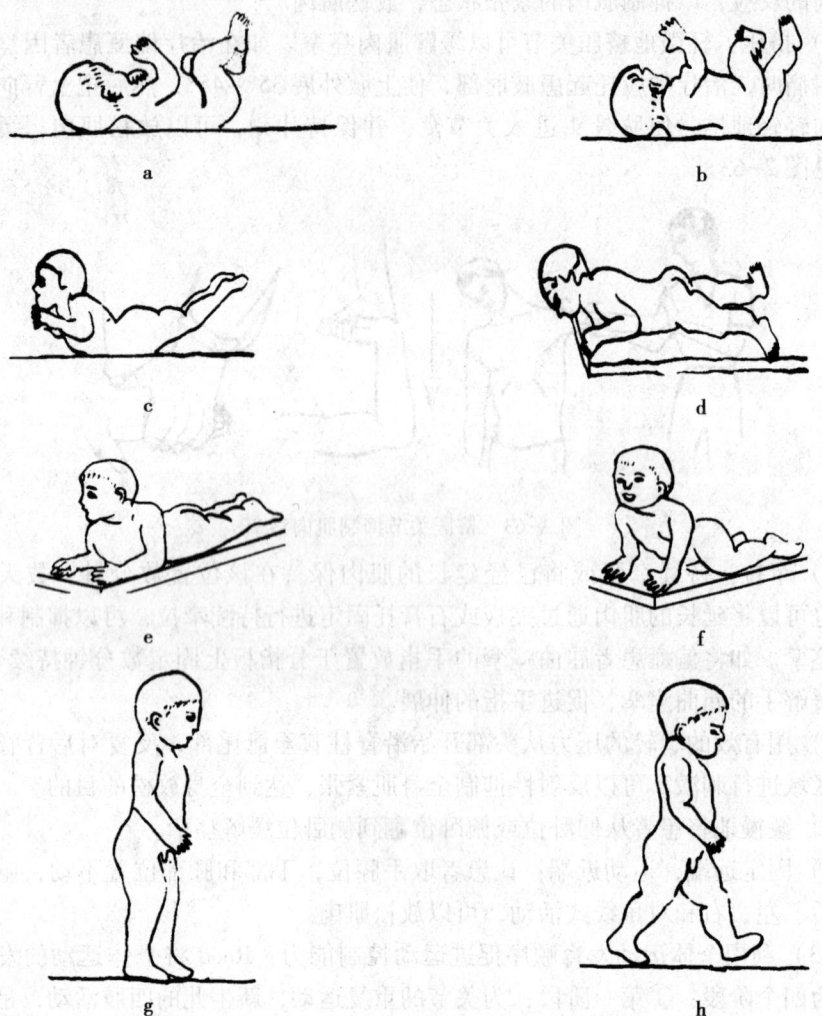

图 2-64 个体运动发育顺序的 8 个模式

平。见图 2-64c。

　　4）颈肌协同收缩：俯卧位时能抗重力抬头，这是促进头部控制的模式。见图 2-64d。

　　5）俯卧屈肘：俯卧位，肩前屈，屈肘负重，为伸展脊柱的模式。见图 2-64e。

　　6）手膝位支撑：先双侧手膝着地，然后再一手一膝着地，最后发展到爬行。见图 2-64f。

7）站立：先双腿站立再单腿站立。见图 2-64g。

8）行走：包括支撑、抬腿、摆动、足跟着地等。见图 2-64h。

4. 临床应用　临床工作中要根据患者的不同情况，采取不同的治疗方式和刺激方法，灵活应用。

（1）弛缓性瘫痪：通过对弛缓性瘫痪肌采取快速并有一定强度的刷擦刺激、在骨端处敲打、快速冰敷、固定肢体远端在肢体近端施加压力等方法，可以诱发肌肉收缩，提高肌肉的张力。注意刷擦的部位是主动肌群或关键肌肉的皮肤区域。

（2）痉挛性瘫痪：可以采取缓慢、轻柔的刺激来抑制肌肉痉挛。具体的方法如下：

1）轻刷擦痉挛肌的拮抗肌，诱发相应肌群的肌肉反应，从而抑制痉挛肌。

2）采取肢体的负重位可以缓解痉挛，但关节的位置必须摆正。如为了降低上肢的痉挛，促进前臂和手的负重能力，肱骨头在关节盂内的位置必须保持正确，不内收、内旋。下肢负重时髋关节必须处于中立位，没有内收和屈曲。

3）反复运动，如坐位时双手支撑床面，做肩部或臀部上下反复运动可以缓解肩部和髋部肌群的痉挛。

4）利用缓慢牵张可以降低颈部和腰部伸肌、肩胛带回缩肌、股四头肌的张力。

5）对患者治疗时应该根据个体运动发育规律，选择每个个体的运动模式。如屈肌张力高时，不要采取屈曲运动模式；而伸肌张力高时应避免使用伸展的运动模式。

（3）吞咽功能障碍：快速冰刺激常用于脑血管病患者吞咽障碍的治疗。从冷冻室取出冰块，快速擦刷患者的嘴唇、软腭和咽后壁，诱发和增强局部肌肉的活动。

5. 注意事项

（1）应用 Rood 技术时要根据病人运动障碍的性质和程度，运动控制能力的发育阶段，由简单到复杂，由低级向高级发展，循序渐进。

（2）对有可能因刷擦引起不良反应的儿童应避免使用。

（3）刷擦有可能引起紧张性肌纤维退化，要合理应用。

（4）在耳部皮肤、前额外 1/3 刷擦时可引起不良反应的发生。对体力明显低下的患者有进一步抑制作用，应禁忌。对脑外伤、特别是脑干损伤的患者会加重意识障碍。

（5）耳后刷擦可使血压急剧下降。

（6）诱发觉醒和语言时，要避免用冰刺激痉挛手。

（二）Brunnstrom 技术

1. 概述 Brunnstrom 疗法是瑞典 PT 师 Signe Brunnstrom 于 20 世纪 50 年代提出的。她的方法集中在脑卒中后偏瘫的评定和治疗上，尤以其评定方法为著名，不仅至今仍常应用，而且在西方已以之为基础发展出 Fugl-Meyer 评定法，在东方已发展出上田敏评定法。在治疗方面，她主张用联合反应、紧张性颈反射、非对称性紧张性颈反射、紧张性迷路反射、皮肤和本体刺激等引出协同运动模式，刺激患者的主动参与和治疗的愿望。强调在疾病恢复过程中运动模式由异常向正常、由简单到复杂的发展变化，再训练患者控制、修正和利用协同运动模式，逐步地力图摆脱协同运动模式，从而达到中枢神经系统的重新整合，最后争取恢复原先的独立、自主的随意运动。

2. 基本理论

（1）运动的控制与协调

1）控制（control）：是指在注意和意志的直接作用下，从皮质 4 区发出兴奋经皮质-脊髓锥体通路到达脊髓前角，激活某一块肌肉的运动单位，有选择地使这块肌肉收缩。因此，控制就是通过皮质脊髓锥体通路随意地兴奋某一肌肉。

2）协调（coordination）：是指较复杂的神经肌肉活动，参与活动的神经肌肉能按照一定的程序兴奋和抑制，配合恰当。这是因为中枢对运动易化的部分（锥体束、前庭脊髓束、网状脊髓束）和中枢对运动抑制的部分（大脑皮质抑制区、小脑抑制区、纹状体、延髓网状结构腹内侧部）的整合作用互相作用、互相制约，而使运动能够协调起来。这种协调一般是在意志的控制下达到的，通过反复实践练习后，神经肌肉活动的印迹逐渐加强并复杂化，在没有感知时也能达到协调。

3）反馈（feedback）：学习控制与学习协调都需要感觉反馈。关节和肌肉的感觉末梢受到牵拉所产生的本体感觉通过脊髓小脑系统产生脊髓-小脑-大脑反馈对运动进行调整、纠正错误。在运动的控制与协调中，大脑皮质是神经肌肉活动的整合中枢，大脑皮质能贮存和提取无数个能用于整合运动的感觉和感觉运动关系的信息，使运动更为协调、复杂，运动能力不断加强。

总之，运动系统是一个完整的体系。神经系统对运动进行分级控制，脊髓是低级中枢，脊髓水平的牵张反射闭环环路是随意运动的基础。脊髓上反射和网状结构的易化抑制中枢是中级中枢，调节脊髓反射。大脑是高级中枢，统辖整个运动系统。大脑通过激活中级、低级中枢及锥体外系所传递的易化和抑制活动来调节较低级的活动，并通过皮质-脊髓的锥体通路直接控制低级中枢，改变肌肉收缩的活动。在正常人体中，通过各级中枢的调节控制，人体才能完成随意的和协调的躯体运动。

（2）原始和异常的姿势反射、反应

1）紧张性反射：紧张性反射是由两位德国科学家发现的，称为 Magnus 与 Kleijn 反射。紧张性反射是在人体发育的过程中建立起来并不断完善的，是由脑干调节的原始体位反射，可使人体保持整体平衡和局部平衡。正常时被高位中枢所抑制而不能表现出来；失去皮质控制时即被释放而夸张地表现出来。

①紧张性颈反射（tonic neck reflex，TNR）：颈部移动时所发生的紧张性反射称为紧张性颈反射。颈部移动时颈椎关节、肌肉、韧带的肌梭、腱器官等本体感受器受刺激，产生感觉信息传入中枢而引起四肢紧张性调节的反射，但只有在脊髓反射活动的基础上才能起作用。如果中枢神经系统的兴奋性没有超过运动反射的阈值，就不会表现出来。反射的潜伏期一般为 1/3~6 秒，反射的表现形式有两种：

A. 非对称性紧张性颈反射（asymmetrical tonic neck reflex，ATNR）：颈向一侧旋转或倾斜时所引起的反射称为非对称性紧张性颈反射，表现为面向侧肩外展、肘伸直、下肢伸直，背向侧肩亦外展，但肘及下肢屈曲，犹如拉弓样。

B. 对称性紧张性颈反射（symmetrical tonic neck reflex，STNR）：颈前屈或后伸时所引起的反射称为对称性紧张性颈反射。颈前屈时上肢屈曲，双拳位于颏下，背前屈，下肢伸直。颈后伸时上肢与背的伸肌力增加，髋、膝、踝关节的屈肌张力增加。

②紧张性迷路反射（tonic labyrinthine reflex，TLR）：头部在空间的位置改变时所发生的紧张性反射称为紧张性迷路反射。头部位置改变时内耳前庭的耳石器官受刺激，产生感觉信息传入中枢而引起四肢紧张性调节的反射。仰卧时产生伸肌张力优势，头后仰，四肢伸直。俯卧时产生屈肌张力优势，痉挛的四肢伸肌张力降低。

③紧张性腰反射（tonic lumbar reflex）：身体上部对骨盆的位置关系改变时所发生的紧张性反射称为紧张性腰反射。如躯干上部旋转向一侧时，同侧上肢屈曲、下肢伸展，对侧上肢伸展、下肢屈曲。

2）正支持反应（positive supporting reaction）：足趾触及地面时下肢伸肌紧张、下肢伸直，并且伸屈肌同时收缩，使下肢和关节稳定，以便支持站立、负重，这种反应称为正支持反应，可见于初生的婴儿，是婴儿站立、行走的基础。这是由于下肢远端屈肌的本体感受器接受刺激后所产生的信号传入脊髓，上行至脑干网状结构，再下行易化脊髓的伸肌发出反射的结果。高级中枢损伤时这个反射被释放出来，而呈过度的、不适宜的收缩状态。由于受刺激的肢体可随施加压力的手缓慢移开而伸展，犹如磁铁吸引一样，故正支持反应又有磁反应之称。

3）本体感觉牵引反应（proprioceptive traction response）：上肢任何一个关节屈肌的牵张可引起或易化其他各关节屈肌的收缩，这种反应称为本体感受牵引反应，又称近端牵引反应。这种牵引反应可以被紧张性颈反射明显易化或抑制，也受身体翻正反射的影响，如患者侧卧、患肢在上时牵引反应受易化，患肢在下时牵引反应受抑制。

4）抓握反射（grasp reflex）：在手与手指的掌侧面，尤其是5个手指的掌指关节和指间关节上（拇指桡侧及手掌尺侧部分除外）作向远端方向的刺激、深压时可引起手指的屈曲内收反应，称为抓握反射。这个反射是由于手掌的触觉感受器和本体感受器受刺激而引起，可见于初生婴儿。随意抓握出现以后，这种反射逐渐消失。高级中枢损伤时，抓握反射释放出来，呈夸张的表现。至于在手掌稳定地施加一个物体时所引起的合掌抓握反应称为本能的抓握反应，与抓握反射不同，可见于额叶损伤的患者。

5）本能的回避反应（instinctive avoiding reaction）：敲击手的掌面时各手指过伸的反应称为本能的回避反应，可见于顶叶损伤及脑瘫患者。在皮质水平上，本能的抓握反应与本能的回避反应是一对拮抗的反应。在病理状态下，这种平衡受到干扰。顶叶损伤时本能的抓握反应受抑制，本能的回避反应释放；相反，额叶损伤时本能的回避反应受抑制，本能的抓握反应释放。

6）苏克（Souques）现象：Souques 观察到，高级中枢损伤的偏瘫患者的患侧上肢抬高、前屈或外展超过90°时患侧手指自动伸展，这种现象称为苏克现象。

以上各种反射是皮质下中枢所控制的反射，在正常人中由于受到高级中枢的整合作用而相互协调、维持平衡。中枢神经系统发生损伤后，这些反射失去大脑皮质的抑制、控制，同时机体对外周刺激的敏感性提高，这些反射即较容易地释放、诱发出来，而呈过度的、夸张的表现，形成异常的姿势和反应。

（3）异常运动模式

1）联合反应（associated reaction）：是一种异常的张力性反射，是脱离随意控制所释放的姿势反应，身体的一部分肌肉收缩时可以诱发没有主动活动的部分肌肉收缩。

早在20世纪20年代就有一些学者发现和研究了联合反应。这种异常的反射在偏瘫的弛缓性瘫痪期并不存在；而在痉挛性瘫痪期，正常肢体或身体其他部分的有力的、随意的肌肉收缩，可以不自主地使患肢的肌张力增高并出现运动。这种肌肉收缩以健侧的肌肉收缩作为本体感受刺激。反应的潜伏期一般为0.25～2.00秒。痉挛的程度越高，联合反应越有力、越持久，一般比健侧持续的时间更长，在刺激去除后才逐渐回复原来的状况。Walshe 指出，联合反应在引起反应的刺激、潜伏期、反应形式与持续时间等方面都具有紧张性姿势反射所具有的特点。

①联合反应的规律：Brunnstrom 在前述研究的基础上对偏瘫患者做了进一步的观察。使患者处于仰卧位，先使头处于中立位，然后转向左，再转向右，在正常侧肢体施加阻抗时所发生的反应有如下的规律：

A. 上肢的联合反应：患侧所出现的运动反应与正常侧的运动类型相同，即屈曲倾向于引起屈曲，伸展趋向于引起伸展，称为对称性联合反应。一般来说，上肢较易引起屈曲反应。

B. 下肢的联合反应：患侧所出现的运动反应与正常侧的运动类型相反，即屈曲倾向于引起伸展，伸展趋向于引起屈曲，称为相反性联合反应。一般来说，下肢较易引起伸展反应。

C. 上、下肢之间的联合反应：上、下肢之间也可能发生同侧性联合反应。

此外，偏瘫患者打哈欠、打喷嚏或咳嗽时患侧也可出现联合反应。

Simmis 发现，联合反应与紧张性颈反射有相互作用：偏瘫患者面部转向健侧，健侧手捏一物体时患侧上肢屈肌痉挛加强；面部转向患侧，健侧手捏一物体时患侧上肢可能伸展开。

②雷米斯特（Raimiste）反应：Raimiste 在偏瘫患者身上发现了联合反应的新特点，即下肢的刺激与反应属于同一类型，这就是雷米斯特反应。

A. 外展现象：患者取仰卧位，正常侧下肢外展时，在肢体外侧施加强阻抗，可出现患侧下肢的外展运动。

B. 内收现象：患者取仰卧位，正常侧下肢内收时，在肢体内侧施加强阻抗，可出现患侧下肢的内收运动。下肢联合反应的内收现象比外展现象更容易出现。这可能由于下肢的内收内旋肌是伸肌成分，容易受到易化。

Brunnstrom 在偏瘫患者上肢发现了胸大肌的双侧反应与 Raimiste 的内收现象有相似的特点，都属于联合反应。

联合反应是较原始的运动模式，是脊髓水平的反应，故两侧反应相似。

2）协同运动：中枢神经系统发生损伤时出现进化的倒退，回复到较低水平的功能，依赖最低级的运动中枢控制运动，不能像正常人那样募集不同的肌群进行运动。卒中患者偏瘫痉挛期的运动模式是刻板的、定型的，强度相同，没有选择性运动，一部分是随意的，一部分是不随意的，只能按照固定的运动模式进行运动。这种运动模式称为肢体协同或协同运动。其实质是高级中枢损伤后对低级中枢的控制、抑制减弱，肢体伸肌与屈肌在功能上的交互抑制失去平衡，肌张力增高，甚至出现痉挛，不能随意地、有选择地控制运动所需的不同肌群，出现了异常的、固定而刻板的运动模式。其基本的运动模式为屈肌协同模式或伸肌协同模式，可见于上肢和下肢。见表 2-6。

表 2-6 肢体协同模式

	部位	屈肌协同	伸肌协同
上肢	肩带	上提，回缩	伸展，前突
	肩关节	外展，外旋△	内收*，内旋
	肘关节	屈曲*	伸展△
	前臂	旋后（有时旋前）	旋前
	腕关节	屈曲	伸展
	指关节	屈曲，内收	屈曲，内收
下肢	骨盆	上提，后缩	
	髋关节	屈曲*，外展，外旋	伸展△，内收*，内旋
	膝关节	屈曲	伸展*
	踝关节	背屈，内翻△	跖屈*，内翻
	趾关节	背屈	跖屈（踇趾可伸展）

*：该协同模式中的最强成分；△：该协同模式中的最弱成分。

①上肢屈肌协同（flexor synergy of upper limb）：偏瘫患者患侧的上肢屈肌协同可由对健侧肘的屈曲施加阻抗而引起。非对称性紧张性颈反射（头转向健侧）对这种模式有易化作用。在这种模式中肘屈曲是最强成分，出现早；而肩外展、外旋是最弱成分，出现晚，存在较持久，恢复晚而不充分。肘的屈肌与前臂的旋后肌在神经生理学上有紧密的联系，因此肘屈曲与前臂的旋后趋向于同时发生；肩外展与前臂旋后之间也有较强的联系。

②上肢伸肌协同（extensor synergy of upper limb）：偏瘫患者患侧的上肢伸肌协同可由对健侧肘的伸展施加阻抗而引起。在这种模式中胸大肌是最强成分，出现最早，使肩内收、内旋；其次为前臂旋前。肘伸展则是最弱成分。偏瘫患者患侧上肢的典型姿势常是屈肌协同的最强成分（肘屈曲）与伸肌协同的两个最强成分（肩内收、前臂旋前）的结合。

③下肢屈肌协同（flexor synergy of lower limb）：偏瘫患者患侧的下肢屈肌协同可由对侧踝的跖屈施加阻抗而引起。在这种模式中髋屈曲是最强成分，如在髋屈曲的同时出现了髋外展、外旋则力量减弱。踝背屈是最弱成分。

④下肢伸肌协同（extensor synergy of lower limb）：偏瘫患者患侧的下肢伸肌协同可由对健侧踝的背屈施加阻抗而引起。在这种模式中膝伸展、髋内收、踝跖屈、内翻都是较强成分。其中以膝伸展为最强成分，髋伸展则是最弱成分。

3. Brunnstrom 脑卒中后运动恢复的不同阶段 据 Brunnstrom 对脑卒中后运动功能恢复的观察，将其分为六个阶段，见表 2-7。临床中从上述运动功能障碍的三个方面进行评估，参照表即可判断患者所处的运动功能状态及所处的恢复期。

表 2-7　　　　脑卒中后运动功能恢复的六阶段表（Brunnstrom）

阶　段	臂	手	下　肢
Ⅰ　弛缓、无反射	弛缓、不能进行任何运动	无功能	弛缓
Ⅱ　协同动作或其成分的出现；开始出现痉挛	开始出现痉挛，肢体协同动作或它们的一些成分开始作为联合反应出现	出现粗大的抓握动作，有最小限度的屈指动作	出现痉挛，有最小限度的随意运动
Ⅲ　可随意引起协同动作或它们的一些成分；痉挛达峰点	痉挛加剧；但可随意地引起协同动作的模式或它们的一些成分	可作粗的抓握和勾状抓握，但不能放	痉挛达峰点；屈、伸协同动作出现，坐位和站立时，有髋、膝、踝的协同性屈曲
Ⅳ　脱离基本的协同动作；痉挛开始减弱	痉挛在消退；可能有脱离协同动作模式的复合运动出现	粗抓握存在，侧捏在形成，可做少量的伸指运动和一些拇指的运动	坐位时足可在地板上向后滑动，使膝屈曲＞90°；在地板上时，足可背屈同时屈膝达90°
Ⅴ　开始有独立的活动；痉挛明显减弱	协同动作不再占优势，更多地进行一些脱离协同动作的复合运动要容易得多	掌伸抓、球和圆柱状抓握及释放都能做	站立时伸髋伴屈膝，踝背屈时伴有膝髋的伸直
Ⅵ　协同动作大致正常；痉挛轻微	痉挛仅在进行快速运动时才表现出来，易于进行独立的关节活动	可做所有类型的伸抓和个别地活动手指；有充分范围的伸指	坐或站位时髋外展，坐位时髋可交替地内外旋，合并有踝的内外翻

注：手的功能变化大，可与臂的六阶段不一致。

4. 基本治疗技术　Bobath 认为脑卒中后出现的刻板的协同动作和联合反应等都是异常的运动模式，应设法抑制和避免；与 Bobath 的理论相当不同，Brunnstrom 则认为这些动作在运动发育早期是正常存在的，这些模式是在正常随意运动恢复之前患者必须经历的过程中的一个必然阶段。在脑卒中后，应视为功能恢复正常顺序的一部分，并认为脑卒中后高级运动功能的恢复也出现在这些粗大的屈伸协同之后。因此，Brunnstrom 认为，在恢复早期（Ⅰ～Ⅲ期）应当帮助患者去控制和利用这些模式以获得一些运动反应，一旦这些协同动作能较随意和自由地进行，它们就可以被修正，最终才能摆脱这些模式而变为正常的模式。

（1）Brunnstrom 治疗成人偏瘫的基本思路

应用 { 联合反应 STNR、ATNR、TLR 皮肤、本体刺激 } → 引出刻板的 协同动作 —治疗师的指导 和患者的努力→

→ 半自主的协同动作 —经过反复的训练及 随着病情的改善→ 协同动作逐渐地 被修正和抑制

→ 逐步脱离刻 板的协同 → 单个或少数肌肉的协调 的、接近正常的运动

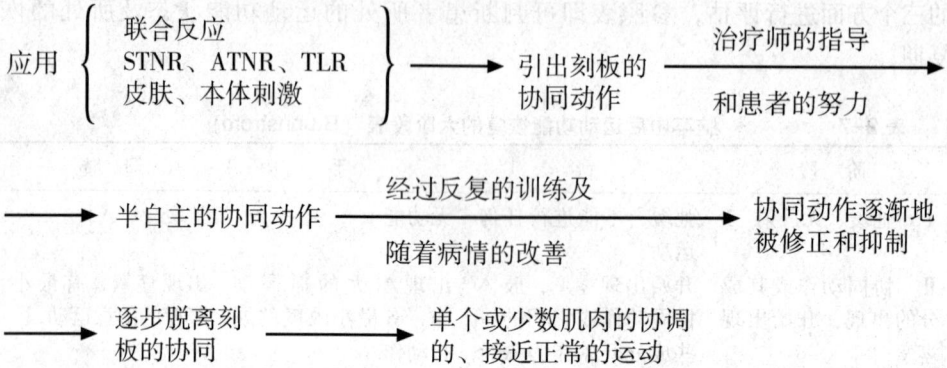

（2）基本技术与方法：充分利用一切方法和手段包括各种运动模式，使患者产生正常或异常的运动反应，再从异常的运动模式中引导分离出正常的运动成分，最终脱离异常的运动模式，逐渐向正常功能性模式过渡。

1）Ⅰ～Ⅱ期：治疗目的：通过健侧肢体的抗阻运动，诱导出患侧肢体的联合反应或共同运动。方法：①对健肢远端施加阻力，进行各个方向的活动，诱发患侧肢体的运动。②对患肢近端牵拉引起屈曲反应，牵拉前臂肌群引起伸肌的共同运动。③可利用本体神经刺激诱发患肢的运动。

2）Ⅲ期：治疗目的：训练对屈伸共同运动的控制，并将屈伸共同运动与日常生活的功能活动结合起来，方法如下：

肩和肘：①训练控制屈伸共同运动：从屈曲共同运动模式中的肩胛带上提开始，颈向患侧屈曲，当头肩接近时，对头肩施加分开的阻力，加强屈颈肌群和斜方肌、上提肩胛肌的收缩。单侧肩胛上举，如不能主动完成，可通过叩击、按摩刺激上斜方肌来促进。利用刺激健侧上肢的内收，并在健侧臂近端内侧加阻力，以诱发患侧胸大肌收缩。②促进伸肘反应：利用紧张性迷路反射，在仰卧位促进伸肌群的收缩。利用非对称性紧张性颈反射，使头转向患侧，降低患侧屈肌群的张力，增加伸肘肌群的张力。前臂旋转，旋前时促进伸肘，旋后时促进屈肘。利用紧张性腰反射，躯干转向健侧，健肘屈曲，患肘伸展。轻叩三头肌，在皮肤上刷擦，刺激肌肉收缩。治疗师与患者面对面双手交叉相握做划船动作，通过联合反应促进伸肘。③共同运动与日常生活活动相结合：如屈曲共同运动的拿东西；伸展共同运动的患者伸手取物、穿衣时患手拿衣服让健手穿入健侧衣袖中；屈伸交替的共同运动，如擦桌子、熨衣服、刮土豆皮、捡拾东西、进食、穿衣、洗脸、刷牙、梳头、清洗健侧肢体等。

手：大多患者屈肌张力占优势。可以利用肢体近端牵引反应、手的抓握反射和牵引内收肩胛肌等，以及伸肌的共同运动模式保持伸腕。如治疗师在让患者上抬臂时叩击伸腕肌；在保持臂外展的位置对手掌近端施加阻力；也可轻拍伸腕肌

的同时让患者做伸腕动作；如病人能维持握拳状态时，治疗师轻扣伸腕肌使握拳与伸腕同步，或握拳、伸腕时伸肘，屈腕时伸肘。

3）Ⅳ期：治疗目的：促进上肢共同运动的随意运动成分，方法如下：

肩和肘：①训练患者手放到腰后部：通过转动躯干，摆动手臂，抚摸手背及背后；在坐位上被动移动患手触摸骶部，或试用手背推摩同侧肋腹，并逐渐向后移动；也可以用患手在患侧取一物体，经背后传递给健手。②训练肩的前屈：拍打刺激三角肌并让患者前屈肩；做上肢的被动活动，在前屈90°让患者维持住，同时拍打刺激三角肌；如能保持住，让病人稍降低上肢后再缓慢前屈，并达到充分的前屈；前臂举起后按摩和刷擦肱三头肌以帮助充分伸肘。③锻炼在屈肘90°的情况下做前臂的旋前和旋后：伸肘时对前臂施加阻力，再逐步屈肘；或练习屈肘90°时翻转纸牌，抓牌时旋前，翻牌时旋后。

手：用共同运动锻炼其功能活动，包括伸、屈、抓握及放松。患者前臂旋后并保持拇指外展；掌指关节及指间关节被动屈曲以牵拉伸指肌，并刺激伸指肌皮肤；肩前屈90°以上，前臂的旋前可促进伸指；保持肩的前屈位，前臂旋前时可促进环指和小指的伸指运动，而前臂的旋后可促进伸拇，还可同时给予皮肤刺激，当能反射性伸指后，可进行握拳及放松的交替锻炼。

4）Ⅴ期：治疗目的：脱离共同运动，强化分离运动，增强手的功能。方法：①肩部功能锻炼：通过进行上肢外展抗阻运动抑制胸大肌和肱三头肌的联合反应；被动肩前屈运动以推动肩胛骨的脊柱缘来活动肩胛带；强化前锯肌的作用，逐渐增加肩前屈的活动范围。②加强肘及前臂的锻炼：训练前臂的旋前和旋后运动，肩前屈时的旋前和旋后运动。③强化手的随意运动；当手能随意张开，能完成拇指和各指的对指时，可开始手的抓握锻炼。

5）Ⅵ期：治疗目的：恢复肢体的独立运动。方法：在这一阶段可以按正常的运动模式进行各种日常生活活动练习，加强上肢的协调性、灵活性及耐力的训练，并可运用多种器具训练手的精细活动。

（三）本体感觉神经肌肉促进技术

1. 概述 本体感觉神经肌肉促进技术（proprioceptive neuromuscular facilitation，PNF）是利用牵张、关节压缩和牵引、施加阻力等本体刺激和应用螺旋、对角线运动模式（spiral and diagonal pattern）来促进运动功能恢复的一种治疗方法。本体感觉神经肌肉促进的基本原理是从神经生理、运动学习和运动行为方面的研究成果归纳出来的。

此法是美国康复医师 Herman Kabat 于 20 世纪 40 年代提出，以后由其同事 Margaret Knott 和 Dorothy E Voss 于 50 年代正式发表，故又称 Knott-Voss 或 Kabat-Voss 疗法。当时研究出这种方法是为了满足脊髓灰质炎和多发性硬化引起瘫痪的康复需要，以后又用于中枢神经系统疾病的治疗，如脑外伤、脑血管意外、脊髓损伤等。

本体神经肌肉促进技术的基本内容可归纳为：①螺旋、对角线运动模式；②手法治疗技术；③本体、皮肤和视听刺激。

2. 基本理论

（1）肌肉的反射控制：牵张感觉器主要包括肌梭和高尔基腱器官。肌梭为复杂的感觉器，包括两类感觉末梢，受三类运动神经支配；高尔基腱器官与主要肌纤维（梭外肌）串联，选择性对收缩力敏感而对肌长度的变化不敏感。机械负荷牵拉肌肉时可引起相反方向的肌肉收缩即牵张反射。大多数肌纤维由 α 神经元支配，a 神经纤维能直接引起肌肉收缩，γ 神经元和 β 神经元纤维支配肌梭和压力感觉，它们之间相互联系产生反射回路可维持肌张力并达到运动控制的目的。

（2）螺旋、对角线型运动

1）姿势和运动的发展按一定的顺序：先双侧对称；后双侧不对称；然后是双侧交互；最后是单侧型式。对角线型运动是最高的形式，也是人体动作的最常见形式。

2）螺旋、对角线型运动符合正常生理上有功能的运动形式。从解剖学上看，大多数肌肉的附着点和纤维排列也符合这种形式。

3）自主运动由大量复杂的整合的运动模式组成，而不是由单个的肌肉运动组成。

4）对角线型运动是屈伸、内外旋、内外展三对拮抗肌的结合运动结果，是正常发育的最高级运动形式。

5）所有对角线型运动都越过中线，可促进身体两侧的相互作用。

6）对角线型运动合并有旋转的成分，而旋转也是发育的最高运动形式之一。

7）肩胛带前挺能促进上肢的肌电活动；后缩则抑制上肢的肌电活动。

8）实验证明，肘关节屈曲并作等长伸屈活动时，用 EMG 可以发现在前臂旋前时，肱三头肌与桡侧腕屈肌组成一种运动模式；在前臂旋后时，肱三头肌与桡侧腕伸肌组成外侧种运动模式。对于肱二头肌，前臂旋前时它与桡侧腕伸肌组成一种运动模式；在前臂旋后时，它与桡侧腕屈肌构成外侧种运动模式。

9）双侧活动的必要性：从改善肢体功能的角度分析，双侧性运动和左右交替运动更为有效。

10）运动开始时的肢体位置：刺激可使处于伸长状态的肌肉首先出现反应。因此在训练开始时，要尽量使被训练肌肉处于伸长的位置上。

（3）手法治疗技术的基础

1）牵张：牵拉肌肉时由于牵张反射使相反运动方向的肌肉收缩，而被牵张的肌肉易被皮质传出的冲动所兴奋。

2）抗阻力：保持关节不动，肌肉在抗阻等长收缩时，肌肉的兴奋性较大。

3）协同肌收缩之后紧接着进行拮抗肌的收缩：Sherrington 的相继诱导定律表明，协同肌收缩一结束，拮抗肌的兴奋性立即升高，因此，如要进行肱二头肌的训练时，应先让肱三头肌做最大收缩后立即训练肱二头肌。

4）抑制：生理研究表明，多种外周刺激可以提高运动神经元兴奋阈值。在神经生理学疗法（NPT）中，把能提高运动神经元兴奋阈值或对神经元直接产生抑制性作用的刺激和手法称为抑制性治疗。

5）语言刺激：中等强度的声音易于引起 γ 运动神经元的活动；较大的声音可以改变 α 运动神经元的活动。在 PNF 治疗中强调语言刺激的重要，常用柔和的声音以促进稳定；用较大的声音以促进运动。

3. 基本技术

（1）PNF 的组成：由螺旋、对角线型活动模式，手法治疗技术和本体、皮肤等刺激组成。主要包括：

1）91 种基本运动模式：头颈：3；上躯干：2；下躯干：6；上肢：14；下肢：12；强调时间顺序的 ROM 变化模式：2；按发育顺序在治疗垫上进行的：38；步行训练：7；轮椅和转移：5；生活自理：2。

2）5 种手法治疗技术。

3）3 大类本体、皮肤刺激。

（2）螺旋、对角线型运动模式的命名：用一系列大写英文字母和阿拉伯数字组成，其排列和意义如下：

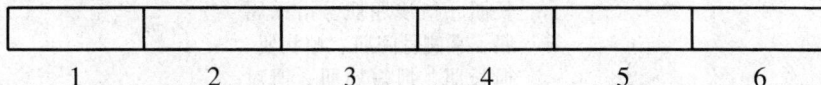

1	2	3	4	5	6

1）肢体运动模式的命名标记：一般用 6 个字母表示：①第 1 个字母代表双侧或单侧，单侧用 U（unilateral）代表，不写 U 时即可理解为双侧；②第 2 个字母（如为双侧时，由于 B 不标出，故变为第 1 个字母，以下同）常用 D（diagonal）代表对角螺旋型；③第 3 个字母用阿拉伯数字，1 代表 1 型，2 代表 2 型；④第 4 个字母代表伸或屈，伸用 E（extension）表示；屈用 F（flexion）表示；⑤第 5、6 个字母代表是上肢还是下肢，上肢填入 UE（upper extremity）；下肢填入 LE（lower extremity）。

如 UD₁FUE 即表示上肢单侧 1 型屈曲式对角螺旋型运动模式；D₂ELE 代表下

肢双侧 2 型伸展式对角螺旋型运动模式。

2）躯干运动模式的命名标记：一般用 3 个字母表示：①第 1、2 两个字母表示上或下躯干，上躯干用 UT（upper trunk），下躯干用 LT（lower trunk）表示；②第 3 个字母表示伸或屈：伸展用 E 表示；屈曲用 F 表示。

如 UTF 代表上躯干的屈曲型；LTE 代表下躯干的伸展型。

3）上肢单侧运动模式。见表 2-8。

表 2-8　　　　　　　　　　　　　上肢单侧运动模式

模式名称	代号	主要训练的肌肉	目的
1. 屈、内收、外旋、腕掌屈、桡侧偏	UD$_1$FUE	前锯肌、胸大肌锁骨部、三角肌前部、喙肱肌、肱二头肌的屈肩成分、旋后肌、桡侧腕屈肌、掌长肌、拇长屈肌、拇短屈肌、拇收肌	促进运动控制的技巧阶段；增强运动从远端到近端发生的时间顺序的准确；促进对抗肌的逆转
2. 伸、外展、内旋、腕背屈、尺侧偏	UD$_1$EUE	肩胛提肌、菱形肌、胸大肌、胸小肌、大圆肌、背阔肌、三角肌后部、肱三头肌长头、旋前方肌、尺侧腕伸肌、指总伸肌、小指固有伸肌、小指展肌、背侧骨间肌、蚓状肌、拇短展肌、拇长伸肌	促进桡尺关节或更远端的稳定；增大肩关节 ROM，间接地促进近端肌特别是肩袖肌
3. 伸、内收、内旋、腕掌屈、尺侧偏	UD$_2$EUE	胸小肌、锁骨下肌、肩胛下肌、胸大肌胸骨部、旋前圆肌、尺侧腕屈肌、掌长肌、指浅屈肌、指深屈肌、掌侧骨间肌、蚓状肌、拇长肌、拇短屈肌、拇对掌肌、掌短肌	促进腕、指的运动
4. 屈、外展、外旋、腕背屈、桡侧偏	UD$_2$FUE	斜方肌、小圆肌、冈上肌、冈下肌、三角肌中部、肱桡肌、桡侧腕长伸肌、桡侧腕短伸肌、指总伸肌、小指固有伸肌、背侧骨间肌、蚓状肌、拇长伸肌、拇长屈肌、拇短伸肌、第一背侧骨间肌	促进运动控制的技巧阶段；增加运动从远端到近端发生的时间顺序的准确；促进对抗肌的逆转

4）下肢单侧运动模式。见表2-9。

表2-9   下肢单侧运动模式

模式名称	代号	主要训练的肌肉	目的
1. 屈、内收、外旋、足背屈、内翻	UD_1FLE	腰大肌、腰小肌、髂肌、闭孔外肌、耻骨肌、股薄肌、内收短肌、内收长肌、缝匠肌、股直肌内侧部、胫前肌、趾长伸肌、蹈长伸肌、趾短伸肌、蹈展肌、背侧骨间肌、蚓状肌	增加腘绳肌的延展性，增大直腿抬高的ROM
2. 伸、外展、内旋、足跖屈、外翻	UD_1ELE	臀中肌、臀小肌、股二头肌、腓肠肌外侧头、比目鱼肌外侧部、腓骨长肌、趾长屈肌、趾短屈肌、蹈短屈肌、蹈收肌、小趾短屈肌、跖方肌、跖骨间肌、蚓状肌	加强左方所有肌肉
3. 屈、外展、内旋、足背屈、外翻	UD_2FLE	阔筋膜张肌、股直肌外侧部、趾长伸肌、蹈长伸肌、腓骨短肌、趾短伸肌、小趾展肌、背侧骨间肌、蚓状肌	增加腘绳肌的延展性，增大直腿抬高的ROM
4. 伸、内收、外旋、足跖屈、内翻	UD_2ELE	臀大肌、梨状肌、上孖肌、下孖肌、闭孔内肌、股方肌、内收大肌、半膜肌、半腱肌、跖肌、腓肠肌内侧头、比目鱼肌内侧部、胫后肌、趾长屈肌、蹈长屈肌、跖方肌、趾短屈肌、蹈短屈肌、跖骨间肌、蚓状肌	增强左方所有肌肉

5）双侧上肢运动模式的运动成分。见图2-65。

图中的A、B、C、D表示组成部分，如D_2F由A、D的成分组成；D_1F由A、B的成分组成；D_2E由B、C的成分组成；D_1E由C、D的成分组成。

6）双侧下肢运动模式的运动成分。见图2-66。

7）日常活动常用活动模式：①D_1FUE：左手摸右耳；脱套头衫；卧位手越过胸到对侧头上方抓住和调整枕头；进食；左手洗右脸。②D_1EUE：骑自行车和

A
屈曲（肩）
外旋
旋后
桡侧偏

D₂F

D₁F

D
外展（肩）
伸腕
伸指

肩

B
内收（肩）
屈腕
屈指

C
伸展（肩）
内旋
旋前
尺侧偏

D₁E

D₂E

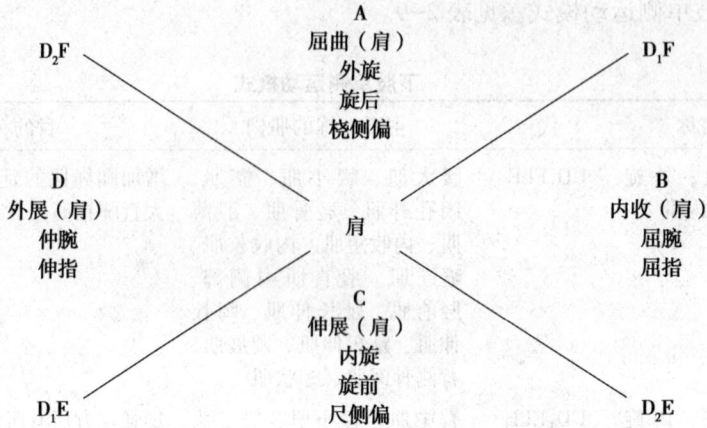

图 2-65　双侧上肢运动模式的运动成分

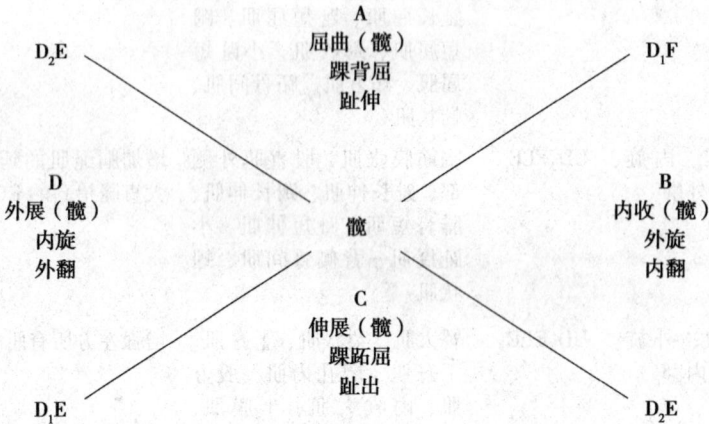

A
屈曲（髋）
踝背屈
趾伸

D₂E

D₁F

D
外展（髋）
内旋
外翻

髋

B
内收（髋）
外旋
内翻

C
伸展（髋）
踝跖屈
趾出

D₁E

D₂E

图 2-66　双侧下肢运动模式的运动成分

推轮椅时的双上肢。③D₁ELE：站；向后退上马路沿石；准备踢球。④D₁FLE：坐；盘腿坐；翘腿坐。⑤D₂EUE：网球手发球后；棒球手掷球后。⑥D₂FUE：举双手赞同；爬绳向上时。⑦D₂ELE：士兵向后转时将一足移到另一足后；坐位翘腿穿裤子。⑧D₂FLE：坐。

4. 训练要领

（1）用手刺激：以手掌直接接触患者的肌肉、肌腱和关节处，对感受器给予刺激，施行时要求以手掌的前部接触肢体，并应根据需要施加不同的刺激，注意不要用指甲顶住患者的肢体。刺激时技巧要熟练，只有刺激适当才可诱导正确的运动方向。

（2）指示和意志促进：治疗前治疗师应向患者说明治疗的目的以及治疗过

程并指导患者做好配合。如治疗中要求患者的眼追踪 PT 师的手和患者肢体运动的方向，因为视觉有强烈的空间感，听觉也有很强的时间感，治疗师的声调对患者的听觉也是一种刺激。当治疗师以尖锐声调说"用力！再用力！"时患者就可产生紧迫感，这种方法常用于让患者做较强的抗阻运动时；中等声调的语言多用于鼓励患者稍加努力即可完成的动作中；对某些有心情紧张的患者，应采用轻柔的声调，或用多与患者交谈等方法，才可加强患者的配合。总之，治疗师在用词上要应用易使患者理解的语言并注意自己发音的声调。

（3）手法治疗

1）节律性发动（RI）：先给患者进行数次的被动运动，然后再让患者利用病变较轻的肢体或借助滑车、重锤等工具使患肢进行数次主动助力运动，然后再让患者自己试做主动运动，成功后可做较轻的抗阻运动。RI 对于帕金森病、较严重的痉挛等难以发起运动的情况是有用的，RI 可改善发起运动的能力。

2）节律性稳定（RS）：RS 是交替地使协同肌和对抗肌做等长收缩，是发展稳定性、刺激协同肌的活动和松弛拮抗肌的手法。如要稳定颈肌，让患者坐直，从侧方向患者施加阻力，让患者克服此阻力做 2~3 秒的等长收缩，然后迅速从相反方向施加阻力，让患者反向克服此阻力做等长收缩，如有必要还可从前后等不同方向上按类似的方法进行。

此外，在活动 ROM 有疼痛而又需进行加强肌力训练时，RS 较为合适，因不用变化 ROM 即可增强肌力。对等长收缩缺乏和稳定性也缺乏的共济失调患者 RS 也是适用的。RS 有增强肌力，提高稳定性、协调性的作用。

3）反复收缩（RC）：RC 是 Kabat 根据巴甫洛夫关于在中枢神经传导通路上进行反复刺激，可使神经冲动的传导变得更容易的理论而提出的方法。RC 的主要目的是增强肌力和耐力，提高协调性和改善平衡。RC 在三种肌无力状态中应用较为有效：①肌力仅为 1、2 级时：此时随意发起运动较为困难，可用快速牵张激起肌肉收缩，一旦能收缩立即施加适当阻力，反复进行。要注意的是在肌力为 1、2 级时，往往对牵张不敏感，因而要进行数次的牵张，同时加上较强的口令。②当肌力为 3 级及在整个 ROM 内力量均弱的情况：可在肌肉反复收缩至短范围时加上等长收缩。③肌力在 ROM 内强度不均匀时：可用在肌力减弱点增加一次等长收缩的方法。

4）保持-放松（HR）：治疗师将患者肢体移到 ROM 的受限点上，并限制肢体和关节的活动，使患者做 2~3 秒的等长收缩，然后嘱患者放松。HR 在因肌肉紧张而导致 ROM 受限时较为有效，如腘绳肌紧张而限制了膝关节的伸展，可在受限点上让腘绳肌抗阻进行 2~3 秒的等长收缩，然后放松，这样可增大关节的ROM。HR 往往比被动 ROM 训练更有效。

5）收缩－放松（CR）：CR 与 HR 的不同之处仅在于 CR 时不做等长收缩而做等张收缩。CR 技术同样可以用于增大 ROM。有些学者发现 HR 和 CR 不仅可使同侧的 ROM 增大，而且发现也可使对侧的 ROM 增大，并可防止肌萎缩。

6）慢逆转（SR）：SR 是使对抗的两组肌群缓慢交替地做等张收缩，在逆转时没有间歇时间。若关节周围的肌肉不平衡，阻力应先加在较强的一组肌群上，阻力强度的大小应使患者能完成最大范围的 ROM 运动。SR 的作用是促进协同肌、松弛拮抗肌，增加协同肌的肌力、耐力和协调能力，协调对抗肌之间的运动。其原理是利用了 Sherrington 的相继诱导定律，即拮抗肌收缩停止的瞬间，对协同肌有促进作用。如要促进上肢的屈曲、外展、外旋模式（UD_2FUE）时，就要从与其对抗的伸展、内收、内旋模式（UD_2EUE）开始，反复 3~10 次，每次 2~3 秒缓慢往复地进行，最后终止于 UD_2FUE 上。

7）慢逆转－保持－放松（SRHR）：SRHR 是让患者主动运动达到 ROM 中因拮抗肌紧张而受限的点时，先让拮抗肌做等张收缩，然后抗阻做等长收缩保持 2~3 秒，最后放松，然后由协同肌做等张收缩，可反复进行。SRHR 的作用是放松拮抗肌、促进协同肌，用于加强肌力和增大 ROM。

8）慢逆转－保持（SRH）：SRH 是 SR 的变型，所不同的是在等张收缩末再做 2~3 秒的等长收缩然后再逆转。SRH 的作用是增强肌力、促进协同肌、松弛拮抗肌和提高关节的稳定性。

9）最大阻力（MR）：MR 是对较强的肌群施加阻力，使兴奋向较弱的肌群扩散。但需注意，所谓最大是相对的，注意不能大到患者收缩时发生震颤；再者施加的阻力不应限制患者做最大范围的 ROM 运动。一般阻力的施加是递增的，在 ROM 的 1/3 时达最大，并维持到最后。目的为增强肌力和耐力，改善强肌和弱肌之间的不平衡。进行 MR 的时间不宜过长。

10）时间顺序的强调（TE）：时间顺序是指在任何运动中肌肉收缩的顺序，目的是保证运动的协调。这种顺序有的为由远端到近端，如上肢用手取物；有的为由近端到远端，如下肢的迈步。强调时间顺序是在适当考虑时间顺序的条件下，重点对运动模式中较强的部分（常为近端或远端）施加最大的阻力，以达到使兴奋向弱的部分扩散的目的，促进运动模式中较弱的运动成分。如在上肢的 UD_2FUE 模式中腕向桡侧伸是最强的部分，其他部分则较弱，此时可利用 TE 对腕施加足够的阻力限制其运动而让肩进行屈曲；在下肢中，屈髋强而伸膝弱，对髋加阻力使之不能屈曲而做等长收缩，然后可让膝关节做反复收缩（RC）。总之，TE 是在一种运动模式中仅某一部分无力时较为有效的技术。

11）手法接触（MC）：MC 是治疗师通过深的、无痛的与患者身体部分的手法接触，达到刺激肌肉、肌腱和关节传入感受器的目的。当治疗师对患者进行各种治疗技术时，MC 是同时存在的。

12）其他手法：包括牵拉分离、挤压、强化等手法。

13）手法治疗技术的应用

从治疗的目的考虑：①帮助帕金森病或痉挛严重的患者发起运动：可用 RI；②增强肌力：可用 SR、RC、RS；③增加关节的稳定性：可用 RS；④使肌肉放松：可用 HR、CR、RS；⑤改善活动的协调性：在部分肌群的肌无力引起不协调运动中，SR 最有效；⑥肢体运动模式中只有某一部分较弱：可用 TE。

从运动控制四阶段的要求考虑：对运动有良好的控制需经历四个阶段，各阶段训练中适用的技术如下：①活动性（mobility）：可用 RI、RC 帮助发起运动，可用 RI、HR、CR、RS 以增大 ROM；②稳定性（stability）：可用 RS、SRH；③受控制的活动（controlled mobility）：可用 RS、SRH、RC、TE；④技巧（skill）：可用 SR、TE、RC、SRH、TE。

（4）本体、皮肤和视听刺激

1）本体感觉：①牵张；②阻力；③震颤；④压缩；⑤牵引；⑥滚动；⑦线和角加速，是刺激前庭的一种促进运动的方法。

2）外感受器：①轻触；②刷；③温度刺激；④缓慢地抚摸脊神经后基支支配的皮肤表面等。

3）本体感觉和外感受器：①手法接触；②对长的肌腱施加压力。

5. 应用 PNF 的注意事项

（1）PNF 目前多用于骨科、运动创伤、周围神经损伤等疾病，也可用于中枢神经系统的疾病的后期治疗，但骨科、外科疾患的急性期一般不宜应用。

（2）在 PNF 治疗中采用了大量的抗阻运动形式，因此在脑卒中后偏瘫、颅脑损伤后、小儿脑瘫、多发性硬化等中枢神经疾患引起的运动功能障碍中，当抗阻运动诱发痉挛或联合反应时，不能应用；只有在随意运动已恢复，抗阻运动不引起任何痉挛或联合反应时才可应用。

（3）在中枢神经疾患引起的运动障碍中，帕金森病早期就可采用 PNF 中的 RI 技术。

（四）Bobath 疗法

1. 概述 Bobath 疗法是神经发育疗法的一种，是在英国理学疗法师 Berta Bobath 夫人长期治疗小儿脑瘫的经验基础上，由其丈夫 Karel Bobath 以神经生理学关于姿势控制和小儿发育学为理论基础武装，夫妻共同创立的治疗方法，已经发展成为当代小儿脑性瘫痪和偏瘫患者康复治疗的主要方法之一，并在世界范围内被广泛应用。

2. Bobath 疗法的生理学基础

（1）中枢神经的综合协调化：意图性的活动是由大脑皮质运动区发出指令，通过基底神经节、视丘或小脑等一系列程序来完成的。完成运动主要需通过本体感觉向皮层和小脑反馈信息。其功能约在 3 岁左右开始成熟，7 岁时结束。正常人通过反复重复的日常动作，能够很自然轻松地学习完成各种动作。任何简单的动作都涉及到全身肌肉活动，如坐位屈肘时主动肌（肱二头肌）收缩，拮抗肌（肱三头肌）舒张，肩关节固定，躯干、骨盆及双下肢协同作用。随意运动的开始、停止、转换方向都需要意识支配，一般完成动作背景多运用自主性活动运动模式来完成。所以 Bobath 认为，自主的控制功能是姿势反射活动。脑损伤后失去上位神经中枢控制，而出现下位神经中枢的异常姿势反射活动，表现出异常运动模式。如果在此时进行抑制和修正，用正常感觉运动来阻断异常运动的恶性循环，就可防止疾病进展，达到康复治疗目的。

（2）姿势紧张：姿势紧张是用以表示肌肉性状的，古典生理学用肌张力来表示，这种表示法只说明了肌纤维的弹力性，不能说明肌肉的所有性状。肌肉的所有性状，与脊髓终末神经突触中的兴奋冲动与抑制冲动的比率、本体感受器传导的感觉冲动的反馈、身体支持面的相对位置对本体感受器的刺激所引起的肌肉反应等有关。所以 Bobath 提出姿势紧张的表达方式。姿势紧张要对重力保持一定的高度。在各种姿势中，起支持身体作用的肌群，一定要保持一定高度的姿势紧张，才能保证人体姿势的稳定。如抬举上肢不下落的悬空动作、维持坐位与立位时保持头、躯干的位置等都是姿势紧张起的作用。

（3）相反神经支配：当主动肌收缩时拮抗肌舒张的法则叫做相反神经支配。正常情况下，相反神经支配正常姿势反射活动，保证姿势和运动的完成。越是复杂动作，越受高级中枢的影响，越富于适应性。中枢神经系统受损伤时，正常的相反神经支配亦受损，使主动肌、共同运动肌、拮抗肌不能完成精巧动作，有自主运动功能障碍，而呈现异常姿势反射活动。可以表现出过度的同时收缩或过度的相反抑制。临床上可以见到脑瘫患儿由于主动肌和拮抗肌同时收缩过剩，拮抗肌不能舒张造成痉挛或强直；也可以见到运动时拮抗肌过度舒张而不能维持稳定正常的姿势和运动模式，造成姿势紧张性的动摇或迟缓，出现突发运动等的手足徐动、舞蹈和失调。

（4）异常运动模式：人类做各种有目的的运动时需要全身各个肌肉群与关节的配合，通过全身的姿势与运动的协调动作而产生运动模式。当中枢神经损伤后，由于原始反射残存、异常的姿势紧张及异常的相反神经支配等原因而产生异常的运动模式。患者呈现与年龄不相称的原始的、整体的模式，或运动中无法组合形成不同的模式，或者固定于代偿的异常的模式之上。只有在正常的姿势张力、相反神经支配、模式的多样性的组合下，才能具有正常的随意运动。

（5）联合反应：当患者功能障碍轻微的部位做有目的性、随意运动时，会引起身体其他部分肌张力增高，发生联合反应，因而妨碍了正常功能的发挥。如偏瘫患者下肢一用力屈曲，患侧上肢的肘、手、指关节会屈曲增大而发生联合反应。痉挛型双瘫患者坐位使用一只手时，易发生坐位屈肌的痉挛性增高。越是努力去做，则另一侧上肢、颈部、躯干以及两髋关节屈肌痉挛性越亢进，持续下去，逐渐形成屈曲变形。

（6）正常的感觉-运动发育迟缓：患者存在运动发育迟缓，运动功能障碍，重者运动发育停滞。因患者可能合并听觉障碍、视觉障碍，存在异常运动模式，所以不能体会到正常的生活动作，缺少感觉-运动刺激，从而妨碍了正常姿势和运动发育。Bobath 强调一定要给予患者正常感觉-运动刺激，使其有更多的体会，通过周围刺激和学习而促进脑的发育和正常模式的建立。

3. **基本治疗技术与手法** Bobath 方法的基本原理是通过反射性抑制异常姿势和运动，促进正确的运动感觉和运动模式。其基本手法有 4 种，即关键点调节、反射性抑制、促通技术、刺激本体感受器和体表感受器。

（1）关键点调节：治疗师通过在患者身体的特定部位进行调节，抑制挛缩和异常姿势反射，同时又能促通正常姿势和自发运动，Bobath 将这个特定部位称为关键点。关键点多选在身体的近端部位，随着治疗的进展逐渐移行到远端部位。近端部位关键点的选用及调节方式、预期的作用见表 2-10。

表 2-10 关键点的调节方式及作用

关键点	调节方式	对屈曲模式的作用	对伸展模式的作用
头部	屈曲	促通	抑制
	伸展	抑制	促通
肩胛带	肩前屈	促通	抑制
	肩后伸	抑制	促通
躯干	屈曲	促通	抑制
	伸展	抑制	促通
骨盆	屈曲	促通	抑制
	伸展	抑制	促通

1）头部关键点的调节

①头部的屈曲（前屈）：头部前屈使全身屈曲模式占优势，对全身伸展模式起到抑制作用，对屈曲运动起到促通作用。前屈可在仰卧位、坐位、立位体位时进行。可抑制伸肌痉挛与挛缩，患者在仰卧位上颈部与肩胛带被强力地拉向背

侧，造成头后仰，通过操作使头部前屈可抑制这种异常姿势。对仰卧位向坐位拉起和翻身至侧卧位时头的控制起到促通作用。也可抑制患者在起立与步行时发生的髋关节与膝关节的过伸展。见图2-67a。

②头部的伸展：头部伸展使全身以伸展占优势，可促通全身的伸展模式与伸展运动，抑制全身屈曲模式。可在俯卧位、立位上进行手法操作。坐位上进行此手法操作可能会妨碍髋关节的屈曲。见图2-67b。

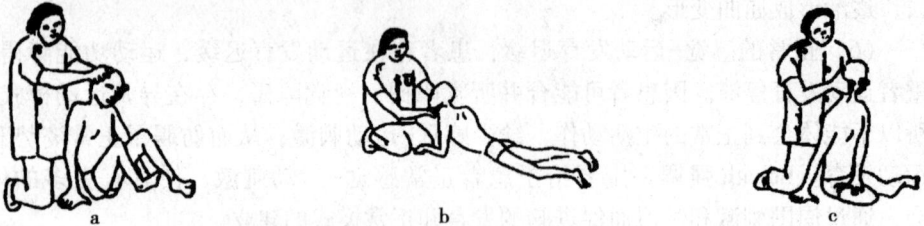

图 2-67　头部关键点的调节

③头部回旋：通过使头部回旋的操作，可以破坏全身性屈曲和全身性伸展模式，诱导体轴内回旋和四肢的外展、外旋模式和内收、内旋模式。对于痉挛、强直和阵发性痉挛等肌紧张过强的重症患者，应避免直接操作头部，最好通过下述的肩胛带与躯干部关键点的调节来改变头部位置。见图2-67c。

2）肩胛带及上肢关键点的调节

①肩胛带前突：通过操作使患者的肩胛带向前方突出，可使全身以屈曲占优势，可以抑制头部向后方的过度伸展及全身的伸展模式。也可以诱导上肢伸展状态的向前伸出，可促通肩胛带向前方突出。见图2-68a。

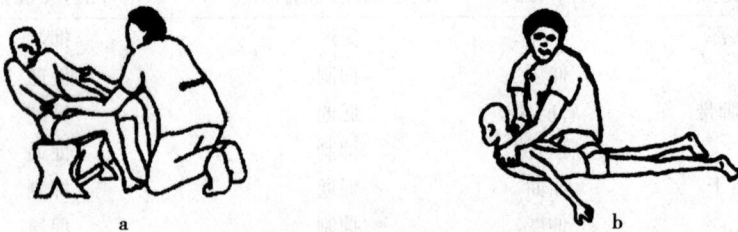

图 2-68　肩胛带及上肢关键点的调节

②肩胛带后退：通过操作使肩胛带后退，使全身以伸展占优势，可以抑制因头部前屈而致的全身性屈曲模式，并促通抗重力伸展活动。进行操作时可直接保持或操作肩胛带，也可以通过上肢使肩胛带的肢位发生变化。见图2-68b。

③肩关节内旋：通过前臂旋前使肩关节完全内旋的手法操作，可有效地抑制手足徐动型伸肌挛缩。对痉挛型患者，应注意防止增加颈部、躯干、髋关节以及

下肢的屈肌痉挛。

④肩关节外旋：通过在前臂旋后、肘关节伸展状态下使肩关节完全外旋的操作，可抑制全身的屈曲模式，增加全身的伸展。

⑤上肢水平外展：通过在前臂旋后、肘关节伸展、肩关节外旋位上（手心向上）做上肢水平外展的操作手法，可抑制屈肌痉挛（特别是胸部肌群和颈部屈肌群），并促通手与手指的自发的伸展，促通下肢的外旋、伸展。

⑥上肢上举：通过肩关节在外旋位上肢上举（手心向后）的手法操作，可以抑制痉挛型四肢瘫患者屈肌痉挛和上肢与肩胛带被牵拉向下方的异常模式，可使脊柱、髋关节及下肢的伸展变得容易。

但对于痉挛型偏瘫的患者，由于其存在的患侧上肢的屈肌痉挛会导致形成下肢的伸肌痉挛和伸展模式的形成，可以通过患侧躯干的侧屈肌群的伸展及同时上举同侧上肢的操作，达到促通患侧下肢的屈曲和外展，打破上肢的屈曲模式和下肢伸展模式的目的。

⑦上肢的对角线伸展：通过使上肢对角线的向后方伸展的手法操作，可以产生与上肢水平外展的手法同样的效果，抑制屈肌痉挛。对角线伸展与上肢的外旋可同时进行。重症患者常用这一方法，比上肢的水平外展手法更有效，因此操作时最好先从这一方法开始。

⑧拇指外展：通过使伴有前臂旋后的拇指外展与伸展的手法操作，可以促通手指的伸展，使手张开，注意必须在腕关节伸展状态下进行。

3）躯干（脊柱）部关键点的调节

①躯干后屈：通过手法操作使躯干部后屈，使全身伸展位占优势，能抑制全身屈曲模式，达到促通伸展姿势与伸展运动的目的。

痉挛型四肢瘫患者，在俯卧位上受全身性屈曲模式控制，上肢屈曲抱在胸的下面，髋关节和膝关节屈曲，体重负荷于头部与颜面。这时可应用躯干后屈的操作，方法是将上肢从胸下拉出，使肩和胸抬起到一定高度，并使髋关节与下肢伸展，骨盆紧贴床面，形成躯干部后屈、全身伸展的姿势。在这种姿势下鼓励患者抬头和用两下肢负荷体重，可促通抗重力伸展活动。见图2-69a。

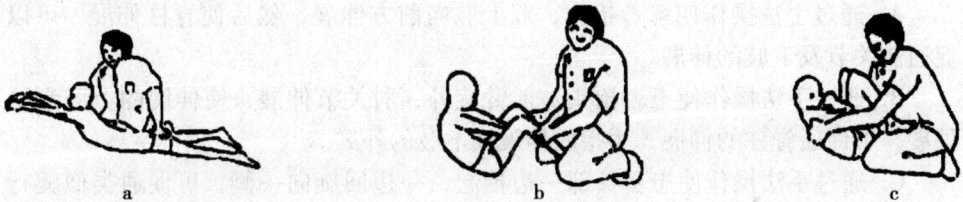

图2-69　躯干（脊柱）部关键点的调节

②躯干前屈：通过手法操作使躯干部前屈，使全身成为屈曲位，能抑制全身性伸展模式，达到促通屈曲姿势和屈曲运动的目的。见图2-69b。

患者若在仰卧位上呈现非常明显的全身性伸展模式时，可应用强制性的使躯干屈曲的手法，达到减少全身的过度紧张的目的，这就是所谓的"抱球姿势"。见图2-69c。

③躯干回旋：通过手法操作使躯干回旋，可以破坏全身性的伸展、屈曲模式，促通正常的体轴内回旋运动和四肢的回旋活动。

4）骨盆带及下肢关键点的调节：主要用于坐位和立位时。

①骨盆带前倾

坐位：通过手法操作使骨盆带前倾，可促通上半身以伸展占优势，下肢以屈曲占优势。

立位：通过手法操作使骨盆带前倾，可形成身体的前倾姿势和全身性屈曲模式。

②骨盆带后倾

坐位：通过手法操作使骨盆带后倾，可使上半身以屈曲占优势，下肢以伸展占优势。

立位：通过手法操作使骨盆带后倾，可使身体以后倾姿势占优势并促通全身伸展模式。

③下肢屈曲：通过手法操作使下肢屈曲时，可促通下肢外旋、外展及踝关节的背屈。

④下肢伸展位上外旋：通过手法操作使下肢在伸展位上外旋，可以促通下肢的外展及踝关节的背屈。

⑤足趾背屈：通过手法操作使足趾，特别是2、3、4、5趾背屈时，可抑制下肢的伸肌痉挛，促通踝关节背屈及下肢的外旋、外展，对髋关节和膝关节的伸展也有抑制作用。

5）不同肢位上关键点的调节

①俯卧位

A. 通过手法操作使患者抬头，双上肢向前方伸展，然后使脊柱伸展，可以促通髋关节及下肢的伸展。

B. 通过手法操作使患者抬头，前臂旋外，肘关节伸展，使伸展的上肢水平外展，可促通脊柱的伸展、手指的伸展及下肢的外展。

C. 通过手法操作使患者头部一边抬起，一边回旋向一侧，可促通类似爬行运动时的颜面侧下肢的屈曲、外展以及上肢向上方运动。如使偏瘫患者头部向患侧回旋时，可促通患侧上、下肢的运动。

②仰卧位：通过手法操作使有轻度肌肉痉挛，但有肩胛带和颈回缩的患者的下肢处于外展位，然后屈曲下肢并压向腹部，可促通上肢向前方伸出，两手容易在正中位合在一起，即促通正中位指向的发育。

③坐位：伸腿坐位，下肢呈外展位时，使躯干在髋关节处充分屈曲，可以促通脊柱的伸展和头部抬举。通过操作使上肢内收并将上肢保持在前方时，可使肩胛带稳定，可以促通在控制头的情况下，从仰卧位向坐位拉起并再复原到仰卧位。按压胸骨部使胸椎成圆背形，可抑制头部和肩胛带的回缩，使头部和上肢移向前方。

④膝立位、立位：上肢内旋及前臂旋前，再屈曲胸椎，可抑制手足徐动型患者的伸肌挛缩、髋关节和膝关节的过伸展动作。上肢在外旋位上伸展，在稍向后方保持对角线上时，能抑制痉挛型患者的躯干、髋关节及下肢的屈肌痉挛，可促通伴有脊柱伸展和髋关节及下肢的外旋、外展位上的伸展。

⑤四爬位：让患者在四爬位上伸展上肢并用手掌负荷体重，可促通患者肩胛带的上举使之不下落。这样可以防止肩胛带被过度的推向外侧（防止胸肌挛缩），起到抑制上肢的屈肌痉挛和内收，促进手与手指的伸展、外展，使手张开的作用。

⑥单膝立位：使患者非负荷体重侧（向前方迈出的下肢侧）的骨盆向后方回旋，会促通骨盆的稳定、向前方迈出的下肢内收与屈曲，可以防止负荷体重侧下肢的屈曲。

以上所述的关键点的调节，可根据患者的肌肉痉挛、强直、阵发性痉挛等程度的不同，单独或组合应用。重度的患者多采用以抑制为目的的操作，中度患者抑制同时加用促通的操作，轻度患者也必须考虑在促通同时用抑制的手法操作。

（2）反射性抑制

1）躯干屈肌张力增高时，把头部放置在过伸位，可降低屈肌张力，增加伸肌张力。躯干伸肌张力增高时，把头部放置在屈曲位，可降低伸肌张力，增加屈肌张力。

2）躯干屈肌张力与伸肌张力均增高时，可通过旋转躯干（保持骨盆不动）来抑制。

3）肢体屈肌张力增高可取肢体外旋位，肢体外展肌张力增高可取肢体内旋位，上臂屈肌痉挛，取肢体的对称性伸展（保持头在中立位，以排除非对称性紧张性颈反射）。

4）颈、臂及手出现屈曲痉挛时，可取上臂水平外展或对角线伸展来抑制。当双手及上肢同时活动时，可采取 Bobath 式握手，即患者双手掌心相对，十指交叉握手，患侧拇指在上。躯干、头、肢体的伸肌张力均增高时，使髋屈曲外展并屈膝即可抑制。躯干与髋出现痉挛时，可将臂上举过头，以促进躯干及髋的伸展。

（3）促通技术：通过促通手法，能够引发出患者的潜在能力，获得主动、自动反应和动作技巧。促通之前或同时，应先抑制肌张力，采取抑制-促通手法，等待反应，不要妨碍患者的自身动作，刺激程度要适当。

1）颈矫正反应的促通：通过操作患者头部，促通躯干、上肢、下肢的运动，达到运动的正常发育。

①从仰卧位至俯卧位的促通手法：患儿呈仰卧位，治疗师跪坐在患者头的上方，一手放在下颌部（以左手为例），另一手放在后头部，缓慢抬起患者的头部。见图2-70a。

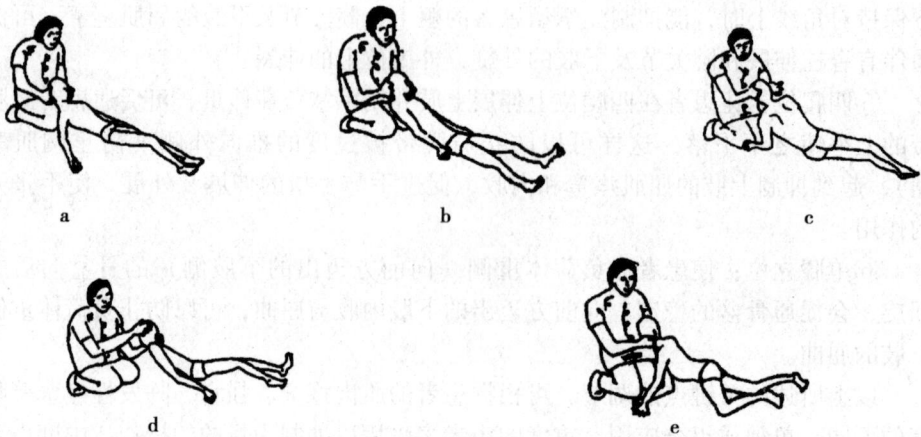

图2-70　颈矫正反应的促通（从仰卧位至俯卧位）

为了增强颈部周围肌群的同时收缩性，要逐渐地减少对患者头部支撑的力量。见图2-70b。当肌肉的同时收缩性波及到肩胛带和腹部时，可以感觉到患儿头部在手中变轻，其两手仍固定好头部轻轻上提头部，然后缓慢将头部向左侧回旋。见图2-70c。

这时需注意，要持续的保持头部使之距离床有一定的高度。头部回旋后，肩胛带、上肢、躯干、骨盆带、下肢会依次出现活动，引起矫正运动。见图2-70d、e。

此方法既诱发了从仰卧位向侧卧位、俯卧位的翻身运动，然后又诱发了从俯卧位向仰卧位翻身的运动。这种手法不能只是被动的操作，而是通过翻身运动诱发正常运动发育的协调模式，即同时收缩性、体轴为中心的指向、对称性姿势、抗重力伸展活动、上肢和下肢的分离运动等，使患者体验到正常运动的感觉，所以治疗中必须按照患者的反应慎重操作。

临床上有的患者表现出姿势的非对称性和以伸展为主，有的患者有轻度肌肉的痉挛和阵发性痉挛，应用这种手法可以促通患者两手的正中位指向、侧卧位的对称性姿势、躯干肌群的同时收缩性等。部分痉挛型患者通过其他手法可以抑制肌肉痉挛，但并不能理解正常运动，而这种手法能使患者学习下肢的分离运动（特别是外展、外旋模式）。

②从俯卧位至伸腿坐位、四爬位的促通手法：形成俯卧位后，治疗师仍一手支持患者的下颌部，另一只手扶持其后头部，将头部向一侧回旋。这时如果患者用前臂支撑，可诱发骨盆回旋及一侧下肢屈曲并向前方迈出的动作。见图2-71a。如果此时出现了上肢的屈肌痉挛增强，可使操作的手从头部改换到扶持患者的两腋窝处，利用肩胛带的回旋来诱发骨盆回旋及一侧下肢向前迈出。见图2-71b。然后，在患者双手支撑的俯卧位的姿势上，再缓慢回旋头部，促进上肢伸展与躯干回旋，使之成为伸腿坐位。见图2-71c。在伸腿坐位上仍扶持下颌部和后头部，诱导两上肢在一侧下肢的侧方支撑身体，继续回旋患者头部，使体重负荷于两手上，再继续进行躯干回旋运动，使骨盆从床上抬起成为四爬位。见图2-71d。

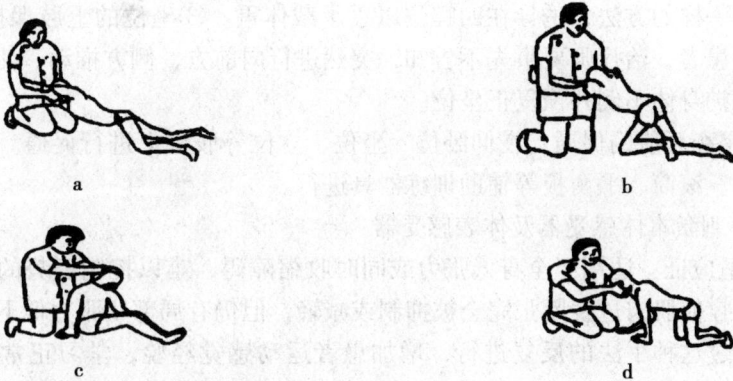

图2-71 颈矫正反应的促通（从俯卧位至伸腿坐位、四爬位）

③从四爬位至膝立位、立位的促通手法：当头部回旋在四爬位时，骨盆也发生回旋使重心向后移动，形成侧坐位。如果在回旋的同时将体重向前方移动，一侧下肢向前迈出，开始四爬前进运动。这种操作不是练习四爬移动本身，而是为了让患者学习上肢的支持性、体轴内回旋、下肢分离运动的协调性模式等。接着，通过保持在四爬位上的下颌和后头部的移位，缓慢地将体重移向后方，提高髋关节和躯干的抗重力伸展活动，使患儿成为膝立位。见图2-72a。然后治疗师移到患者侧方，用两手保持患者头部，使体重移向一侧膝部（治疗师所在侧）。见图2-72b。使头部向对侧回旋，诱导未负荷体重侧下肢向前迈出，成为单膝立

位。见图 2-72c。注意治疗师的双手这时不要离开患者头部，让患者用已迈向前方的一侧足底支持体重，随着髋关节的逐渐伸展，将头部向下肢留在后方的一侧回旋，于是诱导出两足底支持体重的立位。见图 2-72d、e。

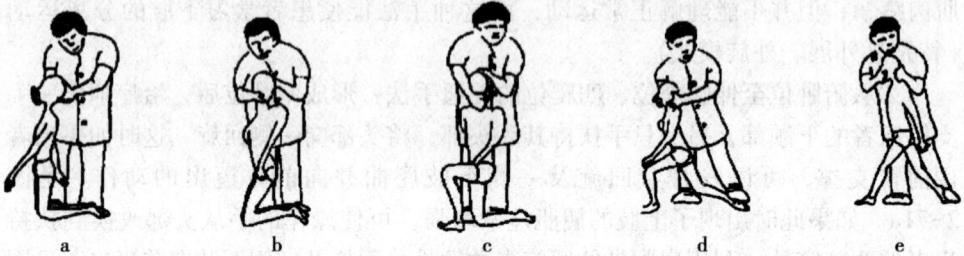

图 2-72　颈矫正反应的促通（从四爬位至膝立位、立位）

2）上肢的保护性伸展反应的促通：上肢的保护性伸展反应在 5 个月时出现。开始为手向前方伸展，8 个月起向侧方，10 个月后向后方的发育反应，终生存在。①俯卧位以上肢支持体重，从下方将患者抬起，或向后方拽肩胛带慢慢地向侧方动摇，以此来诱发伸展上肢，并以其手承载体重。②四爬位以上肢支持体重，和①一样的方法，诱导在四爬位以手承载体重。③坐位的上肢保护性伸展，对正坐的患者，治疗师要事先不告知，突然进行向前方、侧方推动，使患者上肢伸展，保护身体不倒并恢复正坐位。

3）平衡反应的促通：在仰卧位、坐位、立位等肢位上进行促通。可以配合使用大球、滚筒、平衡板等辅助训练器具进行。

（4）刺激本体感受器及体表感受器

1）适应证：适用于全身低张力或同时收缩障碍，难以控制姿势的患者，以及通过治疗使肌肉过度紧张完全被抑制或减轻，但仍有局部肌张力低下的痉挛型患者。通过这种手法的反复进行，增加患者运动感觉经验，学习正常的肌肉收缩。刺激的效果在时间上、空间上加强，最后扩展到神经通路上，反复进行可使效果逐渐积累加强。应用本手法应注意：①以刺激局部反应为目的，避免诱发广泛的联合反应。②刺激后如果肌张力异常增高，应中断此种操作。③配合使用反射性抑制手法。

2）操作方法

①压迫叩击手法：叩击的目的是期望达到主动肌、拮抗肌、协同肌同时发挥作用，主动肌与拮抗肌用同样的长度，维持中间位的方法。多用于过度的活动、缺乏固定性、难以维持一定姿势紧张的患者。

②放置反应与保持反应：将某一肢体被动地放置在一定肢位，然后使其悬空，通过肢体重量的刺激诱导出所期待的姿势反应，肌肉张力的调整。如让患者

取坐位，使上肢水平上举，慢慢减少支持或突然撒手，上肢悬空，这时可增大肩关节各部位的同时收缩性，如果此时患者有意识地控制，则称之为保持反应，可以对进行姿势变化的肌肉的自动调节起作用。

③抑制叩击手法：局部发生肌紧张时，不要直接接触紧张的肌肉，而是在小范围内，瞬间地反复给予叩打刺激，激活拮抗肌的功能，称为抑制性叩击。此方法多用于刺激固有感受器和浅表感受器，增加颈部、躯干部、四肢的姿势张力。如若患者上臂的肱二头肌明显痉挛，可以一手支撑在患者肘部下方，另一只手对患者前臂的明显收缩处给予小的叩击，逐渐使肘关节伸展就会增强肱三头肌的收缩。

④交替性叩击手法：是利用相反神经支配，诱发立直反应和平衡反应出现，使患者保持中间位，促通患者平衡功能的方法。可以采取不同体位，叩击可以前后方向，也可以左右方向。

⑤轻抹（扫）叩击手法：是在特定的肌肉和皮肤上给予强力的刺激，使主动肌和协同肌被激活，增强肌紧张的手法。该方法作为放置反应、支持反应、压迫叩击的一部分而使用。用伸展的手指，流畅地、轻抹（扫）地、快速地刺激肌肉和皮肤。

上述的几种叩击方法要选择适当，防止出现异常性反射活动的模式，应与反射抑制模式同时应用。

4. 治疗原则　在 Bobath 疗法的治疗操作过程中要掌握以下几点：

（1）防止病理性原始反射，如侧卧替代仰卧位，抑制引出不对称颈反射。

（2）用正确的姿势取代异常姿势，注意保持身体各部分的对称性和保持正中位，以正确姿势改善全身痉挛状态。

（3）训练患者时，要按着正常人体运动发育规律进行。

（4）连续不断给予运动感觉信息输入，改善拮抗肌的肌力协调。

（5）诱导和发展高级的、完整的自动反应。

（6）将运动疗法的原则贯穿到患者的日常生活中去。

（7）防止早期挛缩和变形。

5. 临床应用　以痉挛型双瘫或轻度痉挛型四肢瘫的脑瘫患儿的训练为例：

（1）治疗目标：良好的坐位平衡，坐位时上肢的所有机能（日常生活动作的自立），立位保持、步行。

（2）应控制的模式：髋关节屈曲内收模式，脊柱的过度后弯及过度前弯，肩胛带、躯干部、骨盆带的非对称性，伴有上肢内旋的肘屈曲、前臂旋前模式，伴有髋关节屈曲或过度伸展的踝关节跖屈模式。

（3）应促通的模式：髋关节伸展、外展、外旋模式，髋关节与躯干部的抗重力伸展活动，对称性发育，固有感受器反馈而来的身体认知觉，伴有可动性的上、下肢支持，上、下肢各关节单位的分离运动或选择性运动。

（4）手法操作

1）患儿仰卧位，治疗师跪坐于患儿脚下，口头指示最大限度地将双上肢举向头的方向，足底着地膝屈曲位。治疗师用两腋窝向下方压迫患儿的两膝，使踝关节保持背屈位。用两手保持骨盆让患儿抬臀做搭桥样动作。见图2-73。

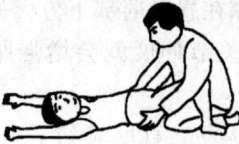

图2-73 痉挛型双瘫或轻度痉挛型
四肢瘫的治疗手法-1

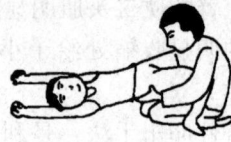

图2-74 痉挛型双瘫或轻度痉挛型
四肢瘫的治疗手法-2

2）当患儿抬起臀部时，常以腰椎前弯来代偿导致骨盆前倾，为了抑制这种代偿动作，治疗师可以用两腋窝部加大对患儿膝部的压迫，使臀部抬起时间延长，从而促进臀部肌肉群和腹部肌群的同时收缩。训练时应让患儿自己努力完成，必要时对臀部和腹部予以叩击，刺激患儿学习自己控制。见图2-74。

3）为了改善脊柱伸展和髋关节的可动性，将圆滚的一头垫高，让患儿两下肢夹住圆滚站立，治疗师在后方的圆滚上，用双手保持患儿的两膝部，使其下肢呈外展位，并以一侧肩部支撑患儿臀部。见图2-75。

4）让患儿的两手在圆滚上像两脚走路一样交替、反复移动。在患儿手向前方运动时，为了完全地抑制膝的屈曲及肌肉痉挛，治疗师用肩部扶持患儿臀部同时促通脊柱的伸展。在患儿手向后方运动时，为抑制两下肢内收与内旋的肌肉痉挛及踝关节跖屈的肌肉痉挛，治疗师用肩给臀部以抵抗，促通躯干肌肉的同时收缩。见图2-76。

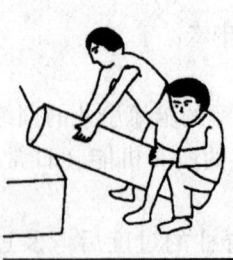

图2-75 痉挛型双瘫或轻度痉挛型
四肢瘫的治疗手法-3

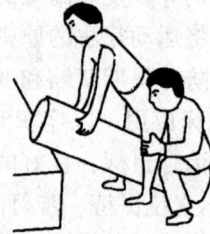

图2-76 痉挛型双瘫或轻度痉挛型
四肢瘫的治疗手法-4

5）当骨盆带的可动性稍有改善后，可让患儿用一侧上肢支撑于圆滚上，一侧上肢向侧方抬举，以此来诱发体轴的回旋运动。因为体重向侧方的移动，容易发生膝与肘的屈曲，所以治疗师一定要给患儿臀部以支持，注意保持膝关节稳定，防止发生屈曲。见图2-77。

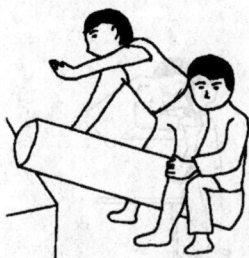

图 2-77　痉挛型双瘫或轻度痉挛型
四肢瘫的治疗手法-5

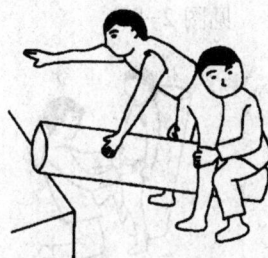

图 2-78　痉挛型双瘫或轻度痉挛型
四肢瘫的治疗手法-6

6）在两上肢交替上举的练习中，当左上肢支撑时，鼓励患儿将右上肢尽量高举及向侧方抬举，以促通体轴回旋。随着体轴回旋运动的改善，逐渐地肌肉的正常收缩会波及到骨盆带、两下肢、两膝及两足部，也可改善各关节的可动性。见图2-78。

7）随着患儿两下肢内收、内旋的肌肉痉挛减轻，脊柱的伸展也变得容易，治疗师在仍用肩部扶持臀部的状态下，将其体重大部分移向后方，这时要注意控制两下肢保持外旋、外展状态。见图2-79。

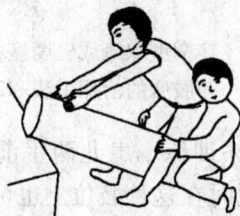

图 2-79　痉挛型双瘫或轻度痉挛型
四肢瘫的治疗手法-7

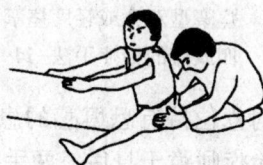

图 2-80　痉挛型双瘫或轻度痉挛型
四肢瘫的治疗手法-8

8）然后支持患儿的臀部，让他坐于地上，使其体验两下肢夹住圆滚一端正常的伸腿坐位，即两下肢外旋、外展位，膝关节伸展位，髋关节屈曲位的状态及脊柱的伸展位相组合的坐位姿势。可以在这坐位上利用上肢做正常的、多种多样的活动，并进一步促进坐位平衡的发育。见图2-80。

9）尽可能早期给予立位的机会，可竖起圆滚靠墙立住，让患儿背靠它练习站立。治疗师从前方保持其骨盆，协助患者髋关节、脊柱、膝关节的伸展动作和向上方的伸展。见图 2-81。

10）在患儿身后放一适当高度的桌子，让患儿两手向后扶在桌面上，治疗师从后方控制患儿两肩胛带。这时要保持髋关节和脊柱的充分伸展，使体重落在双足跟上。见图 2-82。

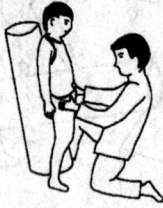

图 2-81　痉挛型双瘫或轻度痉挛型
四肢瘫的治疗手法-9

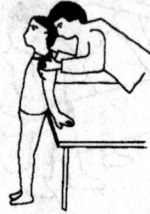

图 2-82　痉挛型双瘫或轻度痉挛型
四肢瘫的治疗手法-10

11）治疗师通过控制患儿肩胛带使其体重向侧方移动，当体重移动到一侧下肢时，要诱导该侧下肢与躯干部的良好伸展。见图 2-83。

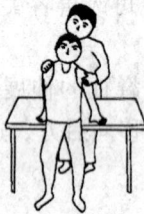

图 2-83　痉挛型双瘫或轻度痉挛型
四肢瘫的治疗手法-11

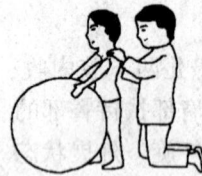

图 2-84　痉挛型双瘫或轻度痉挛型
四肢瘫的治疗手法-12

12）对立位持有恐惧感的患儿，可利用大球来训练。患儿两手前伸支撑于大球上，治疗师跪于身后，两手扶持患儿双肩，同时在这种肢位上也可进行体重移动的练习。见图 2-84。

13）减少对患儿的支持，使患儿基本上依赖自身的控制。治疗师可在患儿后方，用两手扶持患儿的两手心使其保持立位，进行远隔的操作。这种状态下还要让患儿进行体重移动的练习。见图 2-85。

14）治疗师轻轻向上推患儿左上肢，使患儿以右手支撑支持体重，同时增加右上肢的外旋模式，诱发出右下肢的支持性和右侧躯干的伸展。反复的进行体重向左、右两侧的移动，让患儿学习步行时支撑相的下肢和摆动相的下肢的活动方式。见图 2-86。

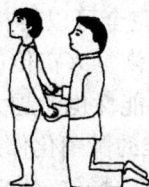

图 2-85　痉挛型双瘫或轻度痉挛型
四肢瘫的治疗手法-13

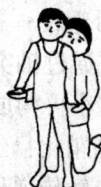

图 2-86　痉挛型双瘫或轻度痉挛型
四肢瘫的治疗手法-14

15）治疗师在患儿前方调节进行迈步练习，当患儿向前方迈出一下肢时，全身性屈曲模式会重新出现，治疗师可向上方牵拉患儿双手，使其两上肢上举，在持续的全身伸展活动的同时，用一侧下肢负荷体重，另一侧下肢松弛迈向前方。见图 2-87。

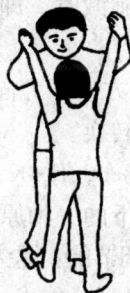

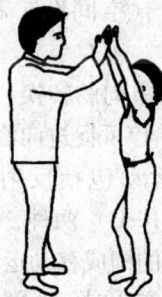

图 2-87　痉挛型双瘫或轻度痉挛型四肢瘫的治疗手法-15

（五）Vojta 疗法

1. 概述　Vojta 法是西德学者 Vojta 博士在总结前人经验的基础上，经过多年临床实践所创立的治疗脑性瘫痪理学疗法之一。它是通过对身体一定部位的压迫刺激，诱导产生全身性的协调化的反射性移动运动，因此又称为诱导疗法。该方法的出发点是，能不能通过诱导正常姿势和运动的出现，达到抑制和阻止异常运动的发生和发展的目的。在 1954～1966 年间，Vojta 做了大量观察实验，结果证实了他的想法，于 1966～1968 年创立了的 Vojta 诱导疗法，总结出一套完整的治疗小儿脑性瘫痪的理论和手法，并总结出筛查脑损伤、中枢性协调障碍及脑性瘫痪的 7 种"Vojta"姿势反射。1973～1977 年 Vojta 博士确定了该法对异常运动早期治疗的有效性，目前已在世界范围内广泛使用。

2. Vojta 法的基本原理　Vojta 法的基本原理是利用诱发带的压迫刺激，诱导产生反射性移动运动。通过这种移动运动反复规则地出现，促进正常反射通路和运动，抑制异常反射通路和运动，达到治疗目的。Vojta 认为其生理学机制有：

（1）脑的可塑性：神经组织虽然不能再生，但完全可以再构成，即神经元与神经元之间可通过轴突和树突建立新的突触联络，恢复兴奋传递，发挥代偿作用，并且年龄越小再构成的代偿能力越强，治愈的可能性也就越大。

（2）促进髓鞘化：经常受到刺激的神经，其纤维的髓鞘化作用加强。

（3）促进突触传递作用：增加刺激可促进突触递质释放，增加突触电位。

（4）正反馈回路机制：刺激引起的结果（运动反应模式），又作为第二刺激信号，经深部感觉传入中枢，由于 Vojta 疗法的反复强化刺激，可使运动模式得到记忆和加强（运动的再教育），进而达到治疗目的。

（5）促进皮层内运动代表区（神经核团）的形成和完善。如头、手、唇、足等。

（6）空间和时间性易化机理：当给予单个诱发带和短时间刺激不引起阈上兴奋时，给予多个（空间性）和长时间（时间性）刺激时，即可引起阈上兴奋而出现相应反应。

（7）肌肉收缩方向的转换：脑瘫患儿肌肉收缩的方向多为向心性，正常儿为离心性。Vojta 法治疗可促进向心性收缩向离心性方向转换。

反射性移动运动包括反射性俯爬（reflex kriechen，R-K）和反射性翻身（reflex umdrehen，R-U）两种，其是在原始反射支配下的一种原始运动。Vojta 观察分析有不可分割的构成移动运动的三要素：①姿势调节能：是人类对于自己身体在空间上体位发生变化时，头部、躯干、四肢的反射性适应能力。②相运动能：是一种活动身体某一部分或使身体的位置发生变化的能力。③起立机能：是头颈、躯干、肩胛带、骨盆带的支持能力。其中姿势调节能是基础，一旦姿势调节能发生障碍，起立机能及相运动能就要发生障碍，正常的支持能力缺如，正常的相运动能也不能形成。脑瘫患儿的早期，尤其是 3 个月以内的患儿，异常姿势没有固定化，还不能明确分为哪种类型，而脑损伤的结果只是处于协调化障碍的状态而已。到了生后 6 个月以后，才会因脑的继发性变性而使器质性损害逐渐明确起来。通过 R-K 和 R-U 的诱导治疗，使正常的起立机能和相运动能不断地出现，可防止运动向病态方向发展，可以改善移动运动的各个要素，使病情好转或治愈。

3. 基本技术及基本手法

（1）反射性俯爬

1）出发姿势：俯卧位，头颈在躯干延长线上回旋 30°～40°角，稍屈曲。前额着床，颈肌伸展，左右肩胛及骨盆保持水平位，躯干垂直。见图 2-88。

①颜面侧上肢：外展、外旋，肩关节 110°～130°上举，肘关节屈曲呈 40°。前臂中间位，腕部在肩的延长线上，手半握拳。

②后头侧上肢：肩内收、内旋，上肢位于躯干外侧，肘关节伸展，手自然位

置或握物。

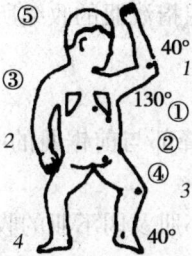

1　颜面侧上肢肱骨内侧髁
2　后头侧桡骨的末端
3　颜面侧下肢股骨内侧髁
4　后头侧下肢跟骨
①颜面侧肩胛骨内侧缘下1/3处或下角 ②髂前上棘
③肩峰 ④臀中肌 ⑤后头部

图 2-88　反射性俯爬出发姿势及诱发带

③双下肢：髋、膝轻度屈曲位外展、外旋，跟骨在与脊柱平行的坐骨延长线上。

2）诱发带与刺激方向：诱发带包括位于四肢的 4 个主诱发带和位于躯干的 5 个辅助诱发带，共有 9 个。

①主诱发带

A. 颜面侧上肢肱骨内侧髁，方向颜面侧肩胛骨。

B. 后头侧桡骨的末端，与上肢外展、向前移动相对抗。

C. 颜面侧下肢股骨内侧髁，在髋外展同时将股骨头向髋臼方向压迫。

D. 后头侧下肢跟骨，在足的背屈、跖屈中间位上，垂直向下。

②辅助诱发带

A. 颜面侧肩胛骨内侧缘下 1/3 处或下角，向颜面侧肘关节方向压迫。

B. 后头侧肩峰，向背侧方向压迫。

C. 颜面侧髂前上棘，向背侧方向压迫。

D. 后头侧臀中肌，向颜面侧膝方向压迫。

E. 后头部，与头部活动相对抗的方向。

3）诱发反应

①颜面侧上肢的反应

肩关节：可使肩胛骨内收固定，由于斜方肌下部及前锯肌内收与菱形肌收缩，使肩胛固定，肩关节上抬、内收、外展或呈中间位，肩关节向后移动，由于三角肌后部、肱三头肌、大圆肌、背阔肌收缩，使肩关节向后方移位。抬高肩关节，由于胸大肌、喙肱肌、肩胛下肌等肩胛带内收肌的收缩，使肩胛被提高。使肩胛内旋、外旋动作协调，由于冈上肌与冈下肌收缩使肩关节内旋、外旋保持协调状态。三角肌、肱二头肌的收缩，使肩关节稳定。

肘关节：由于肘肌（肱二头肌、肱桡肌、肱肌）的收缩，使肘关节屈曲，并保持中间位置。

前臂内旋：腕关节掌屈、背屈是由前臂肌协调性收缩所致。

拇指外展：由于手部肌肉、骨间肌、屈指深肌、屈指浅肌的收缩所致，使拇指外展。

②后头侧上肢反应

肩胛水平位前举：是由于斜方肌上部、三角肌肩峰部与前锯肌的收缩所致，并产生了固定作用。

肩关节外展外旋并上举：由于三角肌锁骨部、胸小肌及冈下肌的收缩，使得肩关节外展外旋并上举。

肘关节逐渐屈曲：由于肘关节屈肌肱二头肌收缩，使肘关节逐渐屈曲，最后可达 90°的屈曲状态。

腕关节：由于腕部手指关节肌肉的协调作用，出现掌屈、背屈、小指伸展、拇指外展的动作，最后可背屈 90°。

总之，后头侧上肢的反应是：从出发姿势开始，手背贴床，逐渐变换角度，向头部移动，经过腋下，手掌贴床，拇指外展，手指张开，出现支撑上部躯干的动作。由于肩关节、肘关节的运动被诱发而出现向前方的移动运动。

③颜面侧下肢的反应

髋关节外展外旋屈曲 90°：由于刺激股骨内侧髁，使髋关节屈曲运动加强，而形成外展、外旋状态。

膝关节屈曲：由于大腿后侧的肌群股二头肌、半膜肌及腓肠肌的作用，使膝关节屈曲，起着支撑作用。

骨盆抬高：由于膝关节支撑，大腿内收使骨盆抬高。

踝关节背屈：由于胫前肌、小腿三头肌、胫骨后肌互相协调作用，使踝关节背屈。

总之，颜面侧下肢的反应是：从出发姿势下肢的半屈曲状态开始，由于刺激与压迫了同侧股骨内侧髁，反射性引起髋关节、膝关节屈曲及外展，促使髋关节屈曲、外展、外旋，膝关节屈曲、使膝关节向侧腹部靠近，骨盆抬高，膝关节起支撑作用，同时踝关节也背屈，为移动运动的起立机能、相运动能与调节机能建立了基础。

④后头侧下肢的反应：在新生儿时期就是一种踢蹬动作，这种反应是一种局部反应，远隔反应很难引出。其反应为：由出发姿势的下肢轻度屈曲开始，受刺激后，出现髋关节、膝关节的伸展动作，开始由于训练师按压足跟表现伸展动作，以后用脚踢蹬床面向前移动。与颜面侧的下肢发生交互运动，形成移动运动。

⑤头、颈部的反射及其他反应：在颈肌给予刺激与四肢的主诱发带刺激共同

引起颈肌的反应，从头部向一侧回旋出发姿势开始，形成中间位，然后向对侧回旋，由于对回旋动作给予了一定抵抗刺激，导致头部出现上举的动作，如果持续给予抵抗刺激时，头部可保持一定姿势，促进颈部伸肌群持续收缩，使头上举。

随着头部的旋转、上举，脊柱也出现旋转动作，表现为颜面侧脊柱短缩，这是由于腰方肌、背阔肌收缩所致。由于腹肌、肛门括约肌的收缩，而出现排便与排尿现象。

4）反射性俯爬运动的标准反应模式：对主诱发带与辅助诱发带的压迫抵抗刺激，最终出现的反应是典型的俯爬运动。由出发姿势开始，颜面侧的上肢因肩胛内收，肩关节向后移动，而致肩关节后伸抬高。后头侧的上肢，因斜方肌上部、三角肌与前锯肌作用，使肩胛呈水平位上举，而使后头侧上肢向前，小指伸展、拇指外展，形成向前方的移动运动。后头侧下肢出现伸展，使头向另一侧回旋，颜面侧下肢屈髋、屈膝90°，骨盆抬高，下肢向前移动。这种颜面侧上肢向后，后头侧上肢向前，头向对侧回旋，颜面侧下肢屈曲，后头侧下肢伸展的移动运动反复规律地出现，就是反射性俯爬移动运动的标准反应模式。见图2-89。

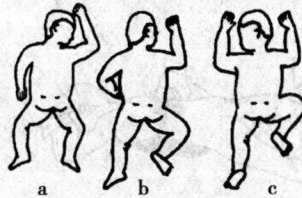

图2-89 反射性俯爬运动的标准反应模式
a. 出发姿势 b. 中间姿势 c. 终末姿势

5）基本方法：反射性俯爬的基本方法包括 RK_1、RK_2 及各种变法。

①RK_1

A. 出发姿势：与 RK 相同。

B. 诱发带的选择：主诱发带选用颜面侧上肢肱骨内侧髁、后头侧下肢跟骨，辅助诱发带选用颜面侧肩胛骨内侧缘下 1/3 处，2 个或 3 个诱发带。由 1 人或 2 人共同完成。

C. 反应的观察：主要观察颜面侧肩胛带与下肢的反应。肩胛带局部肌肉收缩，肩胛带内收、抬高，颜面侧上肢用力向后回旋。此时要注意与向后回旋的力量相对抗，并使肘关节作为一个固定点与支持点。这不仅可增加刺激强度，而且可以促进肱二头肌、肱三头肌的收缩方向向支持点转换，进而促进俯爬运动的完成；颜面侧下肢屈曲，骨盆带抬高，踝关节背屈。因这个下肢没有被固定，往往见到屈曲—伸展—屈曲—伸展的反复运动，这是正常反应。有的患儿见不到屈曲—伸展的反复动作,反而呈现持续的硬直性伸展,是异常的反应。

要注意保持出发姿势不被破坏,如两肩的水平位、头颈与躯干的垂直位、各关节的角度等。RK_1各种方法见图2-90a、b、c。

②RK_1变法:适用于上半身运动障碍较重的患儿。

A. 出发姿势:患儿俯卧于床上,两下肢游离于床边,上半身姿势与RK的出发姿势相同。

B. 诱发带的选择:根据不同情况选择相应的诱发带。抬头运动差的患儿可选用颜面侧肱骨内侧髁与后头部2个诱发带。见图2-91。对不能用肘支持的患儿可选用颜面侧肱骨内侧髁、肩胛骨内侧缘1/3处及后头部3个诱发带,这时应使颜面侧上肢肘关节保持固定的90°屈曲位。见图2-92。

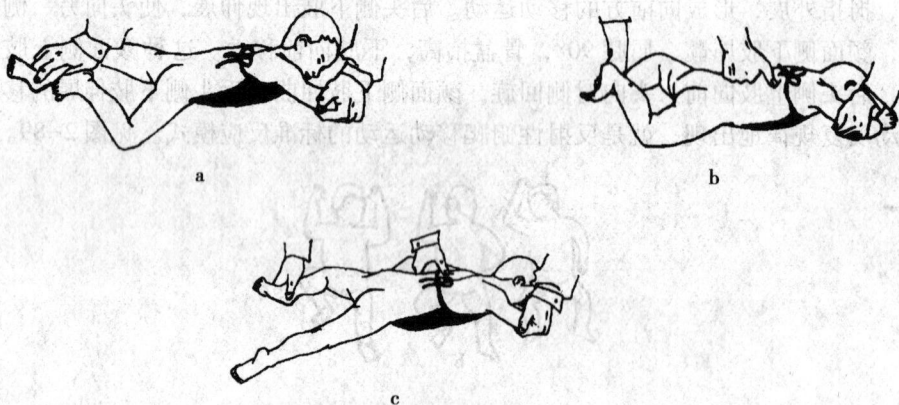

图 2-90　反射性俯爬 RK_1

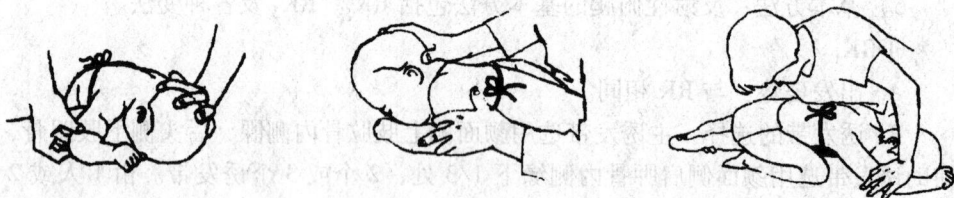

图 2-91　RK_1 变法-1　　　图 2-92　RK_1 变法-2　　　图 2-93　反射性俯爬 RK_2-1

③RK_2:主要用于下半身障碍明显的患儿,如骨盆抬高较差、下肢硬直性伸展、不能进行两下肢的交替运动或不完善等。对上肢及全身肌肉同样有激活作用。也选用于手、肘支撑能力差的患儿。

A. 出发姿势:除颜面侧下肢屈曲于腹部下面外,其余与RK相同。

B. 诱发带选择:为了促进下肢的屈曲与伸展及骨盆抬高,选用颜面侧上肢肱骨内侧髁与后头侧下肢跟骨。见图 2-93。选用颜面侧上肢肱骨内侧髁及后头部，主要促进肩胛带与骨盆的抬高。见图 2-94。可单独应用颜面侧肱骨内侧髁。为了诱发肘膝支撑，可选用颜面侧臀部向颜面侧肘、膝方向压迫刺激。见图 2-95。为了诱发手支撑，可固定颜面侧下肢膝部，向下向后压迫臀部。见图 2-96。为诱发骨盆带抬高，可按压臀部和髂前上棘。见图 2-97。选用颜面侧下肢髂前上棘和后头侧跟骨，可诱发下肢屈曲和骨盆带抬高。见图 2-98。选用后头侧下肢跟骨和颜面侧下肢臀大肌，可促进骨盆带抬高。见图 2-99。

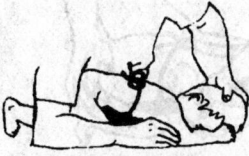

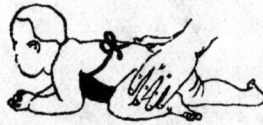

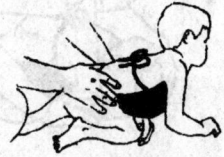

图 2-94　反射性俯爬 RK_2-2　　图 2-95　反射性俯爬 RK_2-3　　图 2-96　反射性俯爬 RK_2-4

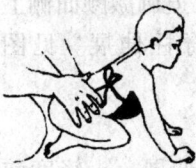

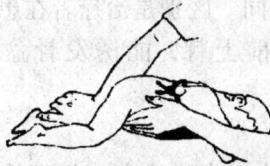

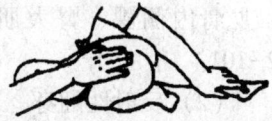

图 2-97　反射性俯爬 RK_2-5　　图 2-98　反射性俯爬 RK_2-6　　图 2-99　反射性俯爬 RK_2-7

④R-K 变法（erste position，E-Po）：主要适用于 8 个月以上的较大的患儿，对下肢硬直尖足、支撑能力差的患儿起到治疗作用。

A. 出发姿势：俯卧位，双下肢屈曲于腹部下方，使臀部位于跟骨上方，头向一侧旋转 45°，颜面侧上肢上举，后头侧上肢后伸，足背距治疗台一端之外 2cm。

B. 诱发带及刺激方向：主诱发带及辅助诱发带均与 R-K 相同。刺激方向同 R-K。

C. 诱发反应

颜面侧上肢：肩胛骨内收、前臂中间位、手关节背屈桡屈、拇指外展、手指屈曲。

颜面侧下肢：轻度屈曲、踝关节背屈、内收。

后头侧上肢：肩胛骨内收、前臂外展、手关节背屈、从小指到拇指依次伸开。

后头侧下肢：踝关节背屈、足外展、足趾屈曲。

D. 基本手法：E-Po 实质上是 R-K 的一种变法。基本手法有两种：

第一种：将患儿双下肢屈曲腹下，颜面旋转向一侧跪卧于床边，足背距治疗床一端之外 2cm。治疗者在患儿背后，以胸腹部压迫固定患儿后头侧上肢及躯干和臀部，压迫刺激后头部和颜面侧上肢肱骨内侧髁，能促进四肢，尤其是下肢的支撑起立机能，同时也能促进踝关节背屈及拇指外展，对尖足和拇指内收起到治疗作用。见图 2-100。

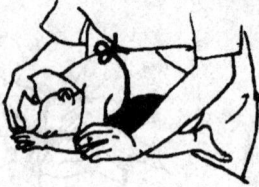

图 2-100 反射性俯爬 E-Po（A）   图 2-101 反射性俯爬 E-Po（B）

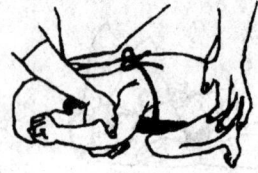

第二种：出发姿势与①相同。区别是治疗者在患儿一侧，压迫刺激颜面侧上肢肱骨内侧髁、臀大肌和髂前上棘，能诱发骨盆带抬高及脊柱伸展。见图 2-101。

（2）反射性翻身

1）出发姿势：仰卧位，头正中位或向一侧回旋 30°角，颈伸展，头轻度前屈，使眼睛能看到自己乳头为宜。颜面侧上肢与下肢伸展，后头侧上、下肢屈曲呈非对称性紧张性颈反射或两上肢自由位，两下肢半屈半伸，头颈躯干在一条线上。见图 2-102。

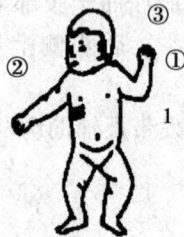

图 2-102 反射性翻身出发姿势及诱发带
1 胸部带（主诱发带）①肩峰 ②下颌 ③后头部（①~③辅助诱发带）

2）诱发带及刺激方向

①主诱发带：颜面侧乳头下二横指，即第 6~7 或 7~8 肋间。可通过剑突划一横线，再通过乳头划一竖线，两线交叉点为主诱发带，也可上下左右移动

1cm。用拇指腹部向下，向对侧肩峰方向压迫。

②辅助诱发带

A. 后头侧肩峰。

B. 下颌骨。

C. 后头部。

D. 后头侧肩胛骨下角。

刺激方向为与主诱发带相反的方向，起增强刺激与维持出发姿势的作用。

3）诱发反应

①局部反应：由于直接按压刺激，使7~8肋间直接最大限度伸展，横膈扩张。由于肺部受压，纵隔移动，颜面侧腰方肌和后头侧腹外斜肌伸张，使颜面侧骨盆抬高，身体向对侧旋转。

②远隔反应

A. 颜面侧上肢

肩关节：两侧肩胛骨水平内收，肩关节因小圆肌、冈下肌的收缩作用而外旋，因三角肌的收缩作用而外展。

肘关节：由于肱二头肌的收缩，使肘关节呈10°~15°屈曲。

腕关节：背屈或桡屈。手指呈半伸展状态。颜面侧上肢出现像拥抱样动作，上肢转向对侧。

B. 后头侧上肢

肩关节：轻度外展、外旋，由于前锯肌、三角肌、肩胛下肌、冈上肌作用，使支点逐渐移动到后头侧的肩部。

上臂：受背阔肌、胸小肌作用，呈内旋、外旋或中间位。

肘关节：轻度屈曲。

腕关节：背屈或桡屈。手指伸展。

这时支点从肩部移向肘部，用肘支撑，前臂内旋，手指伸展，可见头部回旋动作。

C. 下肢反应

髋关节：屈曲约90°，外展约30°。

膝关节：屈曲90°。

踝关节：出现背屈（胫骨前肌收缩）或跖屈（趾长屈肌收缩）。

腹肌收缩使骨盆上提，并向后头侧回旋，完成翻身动作。

4）反射性翻身运动的标准反应模式：反射性翻身运动的标准反应模式就是典型的翻身动作。从出发姿势开始，训练师一手将患儿头部向右侧旋转（以右侧为例），一手在右胸部主诱发带上朝脊柱方向给予压迫刺激，使脊柱向左侧凸出，由此而使右肋弓部与左髂前上棘间的距离缩短，左肋弓部与右髂前上棘间的距离加大，使腹肌（左侧腹外斜肌，右侧腹内斜肌）收缩，骨盆向左回旋，两侧下肢屈曲，颜面侧骨盆抬高向左回旋，左下肢伸展，右下肢屈曲。右上肢肘关节伸展、肩关节水平内收，超过胸部翻向左侧。可见头部与躯干一起向左侧回旋成为左侧卧位，完成翻身动作。见图 2-103。

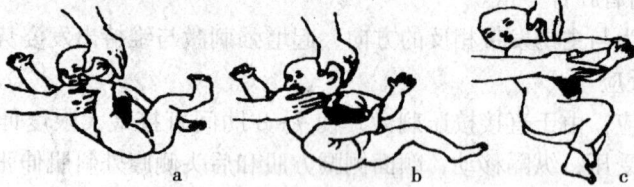

图 2-103　反射性翻身运动的标准反应模式

5）基本方法：RU 的基本方法包括 RU$_1$、RU$_2$、RU$_3$、RU$_4$ 等，常用的是前两种。

①反射性翻身 RU$_1$：RU$_1$ 主要应用于不会翻身的患儿，也应用于治疗头背屈、肩屈曲、腹肌无力、下肢内收交叉、尖足等患儿。由于对口腔肌肉、舌、肛门括约肌等有促进收缩作用，可改善咀嚼功能，使胃肠蠕动增强，有利于改善吞咽困难、语言障碍、腹胀及脱肛等症状。腹壁肌肉收缩又有利于呼吸，可增大肺活量，改善呼吸道疾病的病情。

出发姿势与 RU 相同，月龄小无非对称性紧张性颈反射姿势者，可采用头正中位，以拇指压迫刺激法。见图 2-104。月龄大有非对称性紧张性颈反射姿势者，可采用头旋转 30°，用小鱼际压迫刺激法。见图 2-105。

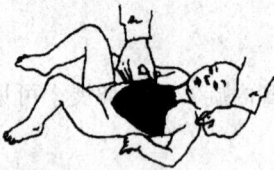

图 2-104　反射性翻身 RU$_1$-1　　　　　图 2-105　反射性翻身 RU$_1$-2

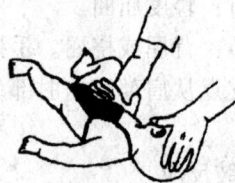

②反射性翻身 RU$_2$

A. 出发姿势：小儿侧卧位，两下肢伸展，下侧上肢外旋位，肘关节 90° 屈曲与胸廓平行上举。上臂伸展使肩关节与躯干呈 90° 角，上侧上肢肩伸展内旋，肘伸展状态放于体侧。头颈伸展与脊柱成直线。

B. 诱发带及刺激方向：第一：上侧肩胛带内缘下 1/3 处，向对侧肘方向压迫。第二：上侧髂前上棘，向后方压迫。第三：上侧股骨内侧髁，向同侧髋臼方向压迫。第四：下侧肱骨内侧髁，向同侧肩胛带方向压迫。

C. 诱发反应

上侧上肢：在肩关节固定的基础上，肩外旋、外展并举向对侧，前臂回旋至外旋位，手出现桡背屈、手指张开。

下侧上肢：以肘为支点的肩胛带抬起机构出现，这时肩胛骨内收，背部位置稳定。肘轻度屈曲，前臂内旋，腕关节桡背屈，手指张开。

上侧下肢：髋关节由于内收与外展、内旋与外旋均协调，所以处中间位置，髋、膝关节屈曲，足也处于内、外旋的中间位，足趾张开。

下侧下肢：外展、外旋、伸展状态，出现以膝为支点的骨盆带抬起机构。足部出现伴有小腿三头肌收缩的外旋位背屈，足趾屈曲。

颜面、躯干、骨盆的上举回旋与 RU 相同。

D. 各诱发带适应证：上述第一与第二诱发带适用于小龄患儿，可诱发躯干的立直反应及进一步翻身，由侧卧位向俯卧位。注意使上肢上臂与躯干呈 90°角，以利于抬头、翻身后形成肘支撑。第三与第四诱发带适用与年长儿，具体实施手法时，训练师可将自己的下肢放于患儿两腿之间压迫固定下侧下肢，使上侧下肢置与训练师腿上，训练师的腹部向前用力靠紧患儿背部，固定上侧上肢。两诱发带同时应用，促进翻身，并能抑制两下肢交叉，促进脊柱伸展。见图 2-106。第一与第二及第三与第四诱发带同时应用，两刺激方向相反，形成一平行的力的耦联。见图 2-107。

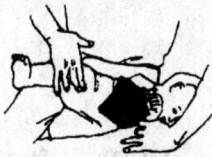

图 2-106　反射性翻身 RU_2-1　　　图 2-107　反射性翻身 RU_2-2

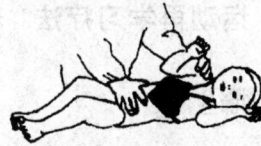

③RU_3：出发姿势与适应证与 RU_2 基本相同，不同的是将双下肢伸展状态变为屈曲，训练师按住患儿屈曲的双下肢向头部及臀部两个方向压迫刺激。见图 2-108。

④RU_4：出发姿势为侧卧位，选用上侧肩胛骨内侧缘下 1/3 向前压迫刺激，再选用下侧下肢或上侧下肢的股骨内侧髁，向后压迫刺激。见图 2-109。

4. 临床应用　应用 Vojta 诱导疗法治疗脑瘫患儿时，需选用 2~3 种合适的手法，每种手法都要左右各做 1 次，每次 3~5 分钟，2~3 种手法共需要 20~30

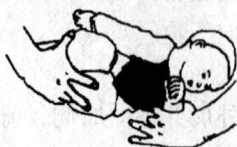

图 2-108　反射性翻身 RU_3　　　　　　　　图 2-109　反射性翻身 RU_4

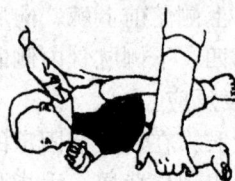

分钟。年小体弱患儿可选用 2 种手法，时间 10~15 分钟。通常要求每 3~4 小时做 1 次，每天做 3~4 次。以 2~3 个月为 1 个疗程，一个患儿平均需要治疗 3~4 个疗程（8 个月左右）。

对偏瘫患儿可采取时间差进行治疗，即偏瘫侧治疗的时间要长或多作 1 次。

Vojta 诱导疗法不仅适用于小儿脑瘫的治疗，也应用于其他脑性运动障碍及周围神经损伤引起的运动障碍的治疗，如脑病及脑血管病后遗症，分娩引起的臂丛神经损伤等，而且效果明显。对斜颈、脊柱侧弯等也起到治疗作用。

因该法消耗体力较大，所以治疗时要注意以下几点：①治疗前后 1 小时不要洗澡；②饭后 1 小时开始治疗，治疗后 10 分钟可进饮料；③两次治疗期间要充分休息，并要让患儿充分游戏，以使在治疗中已获得的能力得到发挥；④加强喂养，增强体质，防止感冒；⑤患重病、高热时应停止治疗；⑥掌握好治疗时间，过长消耗体力，过短效果不佳；⑦治疗时患儿应裸体进行，使之有利于正确选用诱发带，清楚观察各部位反应的状态；⑧Vojta 疗法与 Bobath 疗法结合效果更佳。

十二、运动再学习疗法

（一）概述

1. 运动再学习疗法（motor relearning program，MRP）　是 20 世纪 80 年代初由澳大利亚物理治疗师 J. H. Carr 和 R. B. Shepherd 教授提出的一种运动疗法，他们将中枢神经系统损伤后运动功能的恢复训练视为一种再学习或再训练的过程。该疗法主要以生物力学、运动科学、神经科学、行为科学等为理论基础，以作业或功能为导向，在强调患者主观参与和认知重要性的前提下，按照科学的运动学习方法对患者进行教育以恢复其运动功能的一套方法。与神经生理学疗法中易化技术相比是神经康复技术从周围神经水平发展到了中枢神经水平。此法主要用于脑卒中患者，也可用于其他运动障碍的患者。

2. 易化模式与运动再学习模式的比较

（1）正常运动控制：易化模式指用感觉指导或改正进行着的运动，它由外部感受器，特别是视觉进行调整；本体感觉使我们能依据肢体肌肉的运动及当时所处的位置的信息来更改运动方案。运动再学习模式认为大多数熟练的运动不是依靠计划好的神经对肌肉输出的模式，而是靠反复学习而在脑中形成的运动程序。

（2）技巧获得：易化模式是用引发正常运动的刺激方式来学习运动，尽管刺激有时能引出正确的运动，但当除去诱发和强化的刺激时，患者常又回到异常模式。运动再学习模式是根据现代认知心理学，采取主动学习的态度，反复改善技术，不断解决问题。总之，前者把患者看作是被动运动模式的接受者；后者认为患者是运动问题的主动解决者，治疗人员应根据患者的功能情况，通过一系列合适的作业使患者改善病情。

（3）运动失控：运动障碍本质是决定治疗方法的一个重要因素。易化模式用脑的等级结构观点阐述脑损伤后出现的异常运动模式及痉挛等，只用神经生理学来解释运动障碍。而近年有人指出，拮抗肌的痉挛不能解释运动缓慢的原因，肌电图表明是由于主动肌激活不充分所致。因此，运动再学习模式认为，神经缺损后的运动障碍是神经组织的缺失及代偿造成的，故早期干预以阻止消极的代偿方法及指导恢复过程，使患者达到最大可能的恢复是很重要的。

（4）功能恢复：易化模式认为脑损伤后的恢复遵循类似婴幼儿神经发育的规律，即近端到远端的顺序。学习模式认为此观点过于刻板。有研究表明，婴幼儿发育的进展，近端和远端的控制是平行的，而不分前后顺序。同时，在考虑运动学习时要分析发生行为的前后关系和进行运动的环境特点。

（二）基本原理

MRP 的基本原理包括脑损伤后功能恢复的机制和学习运动技巧的几个基本要素。

1. 脑损伤后功能恢复　脑损伤后功能恢复主要依靠脑的适应（adaptation）和脑的功能重组（functional reorganization）。脑的适应性（亦称脑的可塑性）是指脑在结构和功能上有修改自身以适应变化了的现实的能力。同时，病损前大脑的质量和脑卒中后患者所处环境的质量也对恢复产生深远影响。脑的功能重组的主要条件是需要练习特定的活动，练习得越多，重组就越自动和容易进行。

2. 上运动神经元损害综合征　上运动神经元损害综合征表现为：

（1）急性期的"休克"：即肌肉无力，是随意肌活动力量受损，缺乏运动控制，肌肉激活缓慢，丧失灵巧性等。它们主要是由于对脊髓运动神经元的下行输入减少和运动单位激活的共济能力缺损，不能产生和安排肌肉的力量，这是上运动神经元的主要的基本的缺损。加上由于失神经支配，制动和废用造成的软组织的适应性改变，是功能残疾的主要原因，是重获有效功能的主要障碍。肌肉无力主要发生在肢体，近端躯干肌肉受累较轻，而且不同肌群的力弱程度可能是不同的。

（2）痉挛期：指所有夸大的正常现象或释放现象及增强的本体感觉和皮肤的痉挛状态。过度的本体感觉反射的临床特征是折刀现象、过高的腱反射和阵挛；过度的皮肤反射产生屈肌回缩反射，伸肌和屈肌的痉挛及 Babinski 征。阳性特征出现的原因是来自锥体外系而不是锥体系，并可能与继发的功能紊乱有关。痉挛状态在临床上常常指肌张力过高（对被动运动有阻力）、异常或"痉挛性"运动模式、反射兴奋性过高（反射亢进）等。

（3）适应特征（adaptive features）：主要指身体容易产生适应性变化。它主要指肌肉和其他软组织的生理学、物理学和功能的改变及适应性的运动行为。急性脑损伤后，肌肉和其他软组织的适应是指直接由于脑损伤造成的肌肉无力及随后继发的废用。适应性行为是病损后患者根据神经系统的状态来做出反应，他尝试用不同于正常的运动模式或方法来达到目的。

3. 限制不必要的肌肉运动 脑卒中后肌肉活动恢复时，可发生几种错误的倾向，并通过用力而加重，即可能活动了不应活动的肌肉；可能肌肉收缩过强以代偿控制不良；可能活动健侧而非患侧，虽活动了应活动的肌肉，但肌肉间的动力学关系紊乱。因此，运动再学习包括激活较多的运动单位和抑制不必要的肌肉活动两方面，最好按运动发生的先后顺序对完成动作的肌肉进行训练。运动学习过程中，要保持低水平用力，以免兴奋在中枢神经系统中扩散。

4. 反馈对运动控制的重要性 除了外部反馈（眼、耳、皮肤等）、内部反馈（本体感受器和迷路等）外，反馈还包括脑本身信息的发生。中枢神经系统在运动技能的获得与维持中有相当大的自主性与独立性，许多运动程序是遗传赋予的。动机、意志等在动作技巧的形成和改善中起主要作用，并通过意向性运动输出与运动方案的比较，对运动进行监测。周围反馈和运动的关系不像感觉、运动两分法那么简单。有本体感觉和触觉缺陷不一定是脑卒中预后不良的指征，通过明确目标、视听反馈和指导，患者将学到有效的运动。运动训练本身有助于改善患者的感知觉。同时强调在运动学习中利用视觉和语言反馈的重要性。

5. 调整重心 运动时人体姿势不断变化，其重心也不断改变，因此，需要体位调整才能维持身体的平衡，体位调整既有预备性又有进行性，并与运动种类和环境有密切关系。要在完成运动中动态地去掌握平衡，而不必总是依靠直接的训练来进行。易化模式的训练只针对来自外部的干扰做出平衡的反应，而未考虑预备性和进行性的体位调整。我们要注意使患者重新具有主动性和信息搜集能力。

6. 训练要点

（1）目标明确，难度合理，要及时调整难易度，逐步增加复杂性。

（2）要练习与日常生活功能相联系的特殊作业，要模仿真正的生活条件，练习要有正确的顺序。

（3）开放性技术和闭合性技术相结合：前者指适应环境变化而完成运动；后者指在没有环境变化时来完成运动。为增加患者的灵活性，需要用开放性技术在不同环境条件下进行作业训练。

（4）整体训练和分解训练相结合。

（5）指令要明确简练：学习技巧分认知期、联想期和自由期三个阶段，不同阶段要给予不同指令。在学习早期，口头和视觉指令是主要的，而间断应用触觉指令可以加强视觉指令。

（6）避免错误的训练，否则纠正很困难；同时要注意，健侧代偿会产生患侧的废用。

（7）患者要参与，注意力要集中。鼓励患者采取积极态度，要其了解自己的主要问题以及解决问题的对策。集中精力或复述作业有助于学习，在患者重获肌肉收缩能力以前就可以使用。

（8）训练安排：训练应是持续的，在治疗人员直接训练的其余时间，制定一个训练计划很重要。制定一个训练计划表，患者可自我检测执行情况。学习曲线和自我报告可提供反馈信息。至于运动类型、时间和次数要依据患者技术水平和目标而定。中等负荷对发展肌力和心肺耐力是必要的。应用录像和照片有助于训练。

（9）疲劳的处理：患者出现疲劳时，要考虑可能的病因，如服用过量镇静剂或肺活量降低。训练后正常程度的疲劳，可通过适当休息或让其从事另一种动作训练来消除。

（三）治疗技术及临床应用

运动再学习方法由7部分组成，包括日常生活中的基本运动功能：即上肢功能、口面部功能、从仰卧到床边坐起、坐位平衡、站起与坐下、站立平衡、步行等。治疗人员根据患者具体情况，选择最适合于患者的任何一部分开始治疗。每一部分一般分4个步骤进行：①功能动作分析；②练习丧失的成分；③练习功能动作；④将训练转移到日常生活中去。

1. 上肢功能训练

（1）正常功能及基本成分：大多数的日常活动都包括复杂的上肢活动，在日常生活中，臂的运动常服从于手的活动要求。

1）正常人的上肢需要能做到：手臂在身体不同位置上抓住和放开各种物体；将物体从一处移到另一处；在手内转动物体；伸到各个不同方向；双手同时操作，双手做不同的活动。

2）臂的基本成分：臂的主要功能是使手在操作时放在适当的位置。因此，在伸手操作时臂的基本成分包括：肩关节外展；肩关节前屈；肩关节后伸；肘关节屈曲和伸展。

3）手的基本成分：手的主要功能是抓握、放开及操作物体。因此，其基本成分为：桡侧偏移伴伸腕；握住物体，伸腕和屈腕；拇指腕掌关节的掌外展和旋转；各指向拇指的屈曲结合旋转；在指间关节微屈时各掌指关节屈曲和伸展；手握物体，前臂旋后和旋前。

（2）步骤1——上肢功能分析：脑卒中常见问题及代偿方法：

1）臂：①肩胛运动差（特别是外旋和前伸）及持续的肩带压低；②盂肱关节肌肉控制差，即肩关节外展和前屈差或者不能维持这些动作，患者可能用过度提高肩带及躯干侧屈来代偿；③过度的肘关节屈曲、肩关节内旋及前臂旋前。

2）手：①伸腕抓握困难：由于屈腕肌活动差，指长屈肌群收缩时，除屈指外也起屈腕作用；②在指间关节微屈下，屈/伸掌指关节，使手指抓住和放开物体有困难；③外展和旋转拇指以抓握和放开物体有困难；④不屈腕不能放开物体；⑤放开物体时过度伸展拇指及其他手指；⑥当抓住或拾起一个物体时，前臂有过度旋前的倾向；⑦移动上臂时不能抓握不同的物体；⑧对指困难。

此外，脑卒中后还有常见的其他几个问题，但是有可能预防的，如：①肢体的习惯性姿势导致肩关节、腕关节、拇指和其他手指软组织相应长度的改变；②用健肢代偿；③习惯性弃用患肢。脑卒中后初期患者的需要相对比较简单，可使用一侧肢体来满足其要求。但常常在患者回到家里后，才认识到只使用一侧肢体对功能带来的巨大影响。这是脑卒中后的一个主要问题。

3）疼痛肩：脑卒中后肩关节软组织损伤伴发的疼痛、僵硬和半脱位通常由以下原因引起：①被动关节活动范围的锻炼；②用力外展肩关节而无外旋的锻炼；③软瘫臂重力的作用；④拉患者上肢去摆弄患者的姿势；⑤患侧卧位压在轻瘫的肩关节上；⑥用不适当的方法引发肩关节的肌肉活动和训练运动控制。

引起疼痛、僵硬肩的主要原因之一是应用了不适当的被动运动。由于被动运动范围的锻炼不能受瘫痪的肩周肌肉来控制，以及它是集中在盂肱关节的运动，而没有相应的和必需的肩带的运动，从而形成肱骨与肩胛骨之间的一种不正常的关系，会损伤盂肱关节周围的软组织，引起疼痛、僵硬肩。此外，大多数脑卒中患者是老年人，由于年龄增加形成退行性改变，使肩关节易于在被动运动中受到损伤。

（3）步骤2及3——练习上肢功能

1）引发上肢前伸的肌肉活动（即屈曲肩关节）和运动控制

①患者仰卧位，治疗师举起其上肢并支持在前屈位，前臂旋后或盂肱关节外旋，让患者尝试朝上向天花板伸。此动作也可在侧卧位进行。

②患者仰卧位，治疗师举起患者上肢并予支持使之处于前屈位，前臂旋后，然后要求患者尝试练习各种作业以帮助患者引发肌肉活动。如将手向头部移动；将手经头上移触到枕头。这是一个探索过程，患者试图在某些主要肌肉中引出肌肉活动，特别是三角肌和肱三头肌。

③患者练习保持上肢于前屈位，前臂旋后、肘关节伸展或肩关节外旋，并控制在所有方向和不断增加的范围内活动。治疗师指引患者需要活动的轨迹。

④患者靠桌子坐，练习患肢向前伸及向上伸，肩关节外旋。患者应在所能控制的范围内活动，并逐渐增加活动范围。当患者能控制其肩关节大于90°时，应于90°以下在较小的运动范围内练习前伸，直至能在坐位和站位臂从侧位屈曲前伸和外展前伸。

2）维持肌肉长度，防止挛缩

①患者取坐位，用其双手或只用患手平放在身后床上，肘关节伸展，保持平衡，治疗师必要时予以协助。

②患者坐或站位，治疗师帮助其手臂外展/前屈，在90°下维持其手压在墙上。通过其手臂施以一些水平压力，防止手从墙上滑落。开始时，治疗师需要让其肘关节伸展。在这个姿势下，患者练习屈曲和伸直肘关节以改善对肘伸肌群的控制；当重新获得对肩关节和肘关节的一些控制后，让其练习转动躯干和头。

3）引发手操作的肌肉活动和训练运动控制

①训练伸腕

A. 用以练习腕关节桡侧偏移引发腕伸肌的活动通常是较为有效的。患者取坐位，手臂放在桌上，前臂处于中立位，手握一个玻璃杯，试着将杯子抬起。

B. 前臂处于中立位，患者练习拿起物体、伸腕、放下，屈腕、再放下，患者应始终抓住物体。

C. 患者也可练习向后移动手以触碰一个物体，并尽可能快地增加其移动的距离，也可以让他沿着桌面用手背推动物体，这其中包括腕和臂的运动。

②训练前臂旋后：患者手握圆筒形物体，试着前臂旋后以使该物体的顶部接触桌面。

③训练拇外展和旋转（对掌）

A. 患者试着抓住和放开杯子，治疗师要握其前臂使之处在中立位及伸腕。同时要指导其活动，直至他稍能控制肌肉。当其拇指稍能活动时，要求他在放开物体时确保拇指外展，而不是伸展腕掌关节使拇指向物体上方滑动。

B. 让患者尝试外展拇指腕掌关节去推开一个轻的物体。

④训练手的对指：患者前臂旋后，练习拇指和其他手指相碰，特别是第4、5指。治疗师示范如何将手掌握成杯状。

⑤训练用手操作事物

A. 患者练习用拇指和其他各个手指捡起各种小物体。他可不断地从一个碗中捡起这些小物体，然后将手旋后放入另一碗中。

B. 患者练习环握抓杯：拿起塑料杯而不让其变形。应练习拿起杯子并移动手臂及放下杯子。还练习拿起杯子，使杯子靠近身体、离开身体，并和另一手协同操作（如将一个杯子的水倒到另一个杯子里）。

C. 患者练习从他的对侧肩上捡起一块小纸片。

D. 向前伸手去捡起或接触一个物体。

E. 手伸向侧方从桌子上捡起一个物体并将其转移到桌子的前方。

F. 向后伸展上肢以抓握和放下一个物体。

G. 使用双手完成各种作业。

⑥改善使用餐具

A. 当患者拿起餐匙时，难于将它移动到手中适当的位置。可练习以下动作：患者前臂旋后，尽可能快地用拇指逐个触碰其他手指尖；患者前臂旋后，练习转动手中一个小物体。

B. 当从盘中拿起餐匙送到口边时，难于调整抓握以保持餐匙的盛物部分于水平位时，可练习以下动作：患者练习手持餐匙并移动手臂，餐匙中盛有液体，作为评定用，即不让液体溢出；练习将餐匙连同液体送到口中。

（4）步骤4——将训练转移到日常生活中去：在日常生活中要鼓励患者多使用患肢，限制健肢的代偿活动等。如果患者想要达到其上肢功能的潜在恢复能力，必须考虑以下四点：

1）治疗中必须避免继发性的软组织损伤，不要强拉患者的手臂来移动，不应鼓励患者被动地活动患侧上肢，也不应让其做滑轮的运动。

2）不允许或不鼓励患者用健肢来带动患肢活动或仅用健肢作业，这容易发展成习惯性弃用患肢。

3）患者应在白天练习治疗师认为应集中精力练习的特定成分或运动。

4）在脑卒中早期，肢体的固定姿势是个重要的问题。软瘫的或不活动的肢体在体侧处于内旋和屈曲位可能会相当快地引起适应性的长度改变，发生挛缩，并使盂肱关节向下半脱位。因此，在长久站立时戴上一个支持物，有可能避免肩关节半脱位的倾向。在坐位时，上肢应支撑在桌子上，交替处于前屈和外展位。这样将有助于避免肩带下塌而改变关节盂窝的角度以及造成肩关节半脱位。

2. 口面部功能训练

（1）正常功能及基本成分：脑卒中期间的吞咽困难是口面部主要的功能障碍。一旦患者的颌及唇能闭合，有更多的舌的运动和吞咽东西的刺激，就会产生正常的吞咽。吞咽的基本动作是：①闭颌；②闭唇；③抬高舌后 1/3 以关闭口腔后部；④抬高舌的侧缘。

有效吞咽的前提包括：坐位，控制与吞咽有关的呼吸，正常的反射活动。

（2）步骤 1——口面部功能分析：口面部功能分析包括：观察唇、颌和舌的序列及运动；舌和双侧面颊的口内指检；观察吃饭和喝水。脑卒中偏瘫患者的常见问题：

1）吞咽困难

①对口面部肌肉控制不良，特别是张颌、闭唇差，舌固定不动。这些会导致流口水，食物存留在面颊与牙床之间。

②刺激阈改变，这会导致觉察力降低，特别是对口中食物及唾液的觉察低；或过度敏感，如张口反射亢进、舌回缩等。

2）面部运动和表情不协调：这是患侧面下部缺乏运动控制以及健侧面部肌肉过度的和无对抗活动的结果。面部上 1/3 肌肉接受双侧神经支配，因此脑卒中后通常不受影响。

3）缺乏感情控制：此问题本质上不是口面部的问题，脑卒中早期经常看到患者缺乏感情表露的控制，表现为爆发性的、无法控制的哭泣，很难由患者调整或停止。

4）呼吸控制差：这可由多种因素联合引起，包括软腭控制差，或运动不持续，表现为深呼吸、屏气和控制延长呼气困难，因此使言语交流困难。

（3）步骤 2 和 3——练习口面部功能：吞咽和吃饭最有效的体位是坐位，应让患者双髋充分向后坐及保持头和躯干垂直。应帮助戴假牙的患者正确放置假牙以改善其外貌及防止牙床变化。双唇及口内区域对温度变化敏感，可用冰刺激口部功能，但它有麻木的作用。吮吸冰块可促使患者吸气，因为液体较固体更易使人吸气。应用口内技术时，时间不要过长，以便让患者闭合吞咽。唾液的存在和唇及颌的闭合与改善舌的肌肉活动相结合以引起吞咽。

1）吞咽训练

①闭颌训练：治疗师帮助患者闭颌并使其在中立位，当患者颌部张开时或需

要吞咽时要帮助或提醒患者保持闭颌。

②训练唇闭合：治疗师让患者闭颌，并用手指指出其缺乏活动功能的唇的区域，让其轻轻闭唇。

③训练舌运动：治疗师用食指压舌前 1/3 并作水平震颤，震颤运动的幅度应小，并且治疗师的手指在口中不应超过 5 秒钟，然后治疗师帮助患者闭颌。

④抬高舌后 1/3：治疗师示指用力下压舌前 1/3 以关闭口腔后部。紧接着像前面讲的那样闭唇和颌。

2）训练吃和喝：食物应可口，由多种成分组成，起初可用黏稠的土豆泥。黏稠的食物通常使用起来相对安全。流质的食物不能提供所需的刺激，并且容易被误吸。应给患者不同结构的食物和可咀嚼的食物。如果咀嚼困难，治疗师可将他的颌轻轻合上，可促进咀嚼。

3）训练面部运动：患者在张口和闭口时，不要练习双侧面部，因为会增加健侧面部过度活动的倾向。一旦患者降低了健侧面部的过度活动，许多患者就能够活动患侧面部肌肉了。

4）改善呼吸控制：脑卒中后一些患者呼吸控制困难，如呼吸太浅，或不能屏住呼吸。浅呼吸易引起呼吸道感染且不能有效地吸氧，屏息不良会影响发声。训练时患者躯干前倾，上肢放在桌子上练习深呼吸，重点在于呼气上。治疗师在患者呼气时，于其胸廓的下 1/3 给以重压和震颤，这可与患者在呼气时发声相结合。患者也可试验用变化的声音，这样可提供有用的听觉反馈。这项技术对言语治疗也有效。

5）改善情感的控制：当患者要哭时帮助他进行控制，通过练习口部肌肉和通气的控制，使患者学会调整其行为，治疗师给予指导时态度应冷静。

（4）步骤 4——将训练转移到日常生活中去

1）治疗师要运用上述训练吞咽的技术来帮助患者吃饭。一天里至少在一顿饭之前这样做。

2）患者进行各种作业训练时，治疗师应监测患者的面部表现，当患者张嘴时，应向他指出并提醒他闭嘴。

3）由于患者感知力降低，对保持假牙在正确位置有困难，应教他如何轻快的摩擦其牙床，并应在放假牙之前自己做好。

4）应向护士和患者亲属解释控制情感爆发的方法，以便必要时他们能够应用这个方法。坚持这样做，阻止情感爆发变为习惯。

5）改善的口面部控制和外观会帮助患者重新树立自尊和与工作人员、亲属及其他人交往的信心，并改善他的营养状况。如果在发病的最初几天开始治疗，上述的口面部问题会很快得到克服。

3. 从仰卧到床边坐起的训练

（1）正常功能及基本成分

1）转向侧位：在转向一侧时，以左侧为例，头应屈曲及转向左侧，右臂屈曲，肩带前伸，右髋与膝屈曲，右脚蹬床使身体翻过去，躯干旋转。

2）床边坐起：颈侧屈，躯干侧屈（当进行上两动作时，外展下面的臂），提起双腿并向床边放下。

（2）步骤 1——坐起的分析

1）在转向健侧时，患者可能在以下的方面特别困难：①患侧屈髋和屈膝；②肩屈曲及肩带前伸。这些问题将造成健侧不适当地代偿，如患者可能通过使用健手试着移动或拉自己起来。如果患者不能尝试主动地移动其患臂越过身体，可能提示患者患侧忽略。

2）在床边坐起时，可能发生以下问题以代偿肌肉活动低下：①患者旋转并前屈颈部以代偿侧屈，通常这是由于躯干侧屈运动差所致；②患者用健手拉自己（拉床单或床边），以代替颈和躯干的侧屈；③患者将健腿成钩状置于患腿下以移动双腿至床边。这样，当他坐起时，重心会后移。

（3）步骤 2——训练丧失的成分：训练颈侧屈：治疗师帮助患者从枕头上抬头，当患者的头部降回枕头上时，注意离心收缩其侧屈的肌群，颈部不能旋转或前屈。然后，患者不用帮助练习侧抬头。

（4）步骤 3——练习从侧卧坐起

1）帮助患者床边坐起：当治疗师帮助患者坐起时，患者侧屈头，患者用健臂作杠杆，治疗师将一手放在他的肩下，另一手下推其骨盆。治疗师可能要帮助将其腿移过床边。

2）帮助患者躺下：患者从坐位侧移身体重心到其健侧前臂上，当患者提起双腿放在床上时，治疗师提醒他向反方向侧移其头，然后患者自己低下身体呈侧卧。

（5）步骤 4——将训练转移到日常生活中去：患者除了医疗、睡眠或治疗外，不要过多卧床。卧位会强化瞌睡、思维混乱和孤独感以及引发废用的症状。早期采取直立位（即坐和站），对中枢神经系统有刺激作用，可消除抑郁症，使患者能重新控制膀胱和口的功能，提供有关的视觉输入，以及鼓励进行交流。

如果患者必须卧床的话，护士可屈起其患侧髋和膝部，握住其脚使之牢牢踩在床上，并且要求他弯起健侧髋及膝部、脚跟向下压，同时抬起其臀部，做桥式运动，可伸展髋关节，也便于床上使用便盆。但在做此动作时患者不要使用高枕头，因为头和躯干的屈曲位对伸展双髋将造成困难。

4. 坐位平衡

（1）正常功能及基本成分：直立坐位对线基本点及坐位平衡基本成分如下：

1）双脚和双膝靠拢。

2）体重平均分配。

3）屈双膝的同时伸展躯干（即双肩在双髋的正上方）。

4）头平衡在水平的双肩之上。

（2）步骤1——坐位平衡分析：以下所列的是不能保持坐位平衡的患者常见的一些代偿方法。

1）支持面宽，即双脚和/或双膝分开。

2）随意运动受限，即患者发僵和屏住呼吸。

3）患者双脚在地上滑动以代替调整相应的身体部分。

4）用手或臂进行保护性支持或抓握而进行最小的运动。这种患者可能因轻微地运动甚至深呼吸便失去平衡，用双手增加稳定性。

5）当作业需要重心侧移时，患者向前或向后靠。这意味着患者躯干的侧屈控制差。

（3）步骤2和3——练习坐位平衡：在头几次训练中，如果患者的坐位平衡差，他应坐在一个坚固的矮床上，双脚着地，当患者进展到有能力来回移动时，他应坐在不同类型的座位上练习不同的作业。

1）训练重心转移的姿势调整

①坐位，双手放在大腿上，患者转头和躯干向肩上方看，回到中立位，再做另一侧。

②坐位，治疗师帮助患者，侧方用患侧前臂支撑在一或两个枕头上，患者练习从这个位置坐直。

③坐位，患肢向前伸去触碰一个物体，然后向下朝地板方向和向两侧伸手，每次都回到直立位。必要时，治疗师支持患者的患臂。

如果患者不断地跌向患侧，有效的方法是鼓励患者向患侧伸，而不是代偿倒向患侧的方法。同样，如果患者有向后倒的倾向，可鼓励他控制这个方向的运动，并让他练习向前和向后移动。

2）增加复杂性：患者的平衡能力必须通过增加复杂的活动来不断加强，如：

①坐位，患肢伸向侧方和下方，从地板上拿起一个物体。

②坐位，用双手从地板上拿起一个轻盒子。

③坐位，向前伸用双手从桌子上拿起一个物体。

④坐位，向后伸并拿起一个物体。

（4）步骤4——将训练转移到日常生活中去

1）患者应坐易于站起的椅子并经常将重心从臀部一侧移到另一侧。

2）可给患者列出白天练习要点的清单。

3）如患者上肢软瘫，应将上肢支持在桌子上。

大多数患者通过本方法的训练，几天便可达到坐位平衡。

5. 站起与坐下训练

（1）正常功能及基本成分

1）站起：足向后放置；通过髋部屈曲伴颈和脊柱的伸展使躯干前倾；双膝向前运动；伸展髋部和膝部，完成最后站姿。

2）坐下：通过髋部屈曲伴颈部和脊柱伸展使躯干前倾；双膝向前运动；膝屈曲。

（2）步骤1——站起和坐下分析：脑卒中患者常见问题如下：

1）主要通过健侧负重。

2）不能使重心充分前移，即不能前移双肩过足和前移膝关节。

3）患者试图通过屈曲躯干及头部来代偿屈曲髋部，或通过向前挪动到椅子的边缘而使重心前移。

4）不能后移患脚使得已倾向于健脚负重的患者，通过健脚负起所有重量来站起和坐下。

（3）步骤2——练习丧失的成分

1）坐位，双脚平放地板，患者通过屈髋部伴颈和躯干伸展练习躯干前倾，双膝前移。患者应该有目的地通过双足向下、向后用力。

2）患者可利用桌子练习躯干前倾和足跟向下推，教给他通过大腿抬高离开椅子的概念。

（4）步骤3——练习站起和坐下

1）练习站起：患者双肩和双膝向前，练习站起。当患者的膝前移时，治疗师通过从膝部沿着胫骨给患者一个通过下推的动作。

2）练习坐下：在运动开始时，治疗师可能需要帮助患者前移双肩和双膝。当患者通过膝部下推坐下时，治疗师使其患腿负重。

3）增加难度：患者练习站起和坐下过程中，可停止在其运动范围的不同位置，变化方向和改变速度。如从不同的平面站起、从一侧站起、握物站起及交谈中站起。

（5）步骤4——将训练转移到日常生活中去：患者必须能够自己站起和坐下，才能从一个椅子转移到另一个椅子，才能上厕所和练习行走。为有好的效果，他需要有自己练习的机会。这就需要治疗师列一清单说明他该练什么和应达到什么具体目标,包括:每天完成多少次,每次重复的次数或集中练习某个特定成分。

6. 站立平衡训练

(1)正常功能及基本成分

1)双足分开 20 余厘米。

2)双髋位于双踝前方。

3)双肩位于双髋正上方。

4)头平衡于水平的双肩上。

(2)步骤 1——站立平衡的分析:脑卒中偏瘫患者站立平衡差的常见代偿方式为:

1)扩大支撑面,如双足分开太大或单侧或双侧髋关节外旋。

2)随意运动受限,即患者姿势僵硬和屏气。

3)患者双足在原地胡乱踏步,而不是调整身体的相应部位。

4)患者过早地跨步,即当重心稍有偏差,马上跨步。

5)患侧下肢向前伸时,屈髋而不是背屈踝关节;在向侧方伸时,移动躯干而不是髋关节和踝关节。

6)使用双上肢,即在重心轻微偏移时,用手抓物支持,或向前、向侧方伸手以维持平衡。

(3)步骤 2 和 3——站立平衡练习

1)髋关节对线训练

①仰卧位,患腿放在床边,患者练习小范围的髋关节伸展运动。站立位,足跟踩地,髋伸直。

②练习双足负重站立并伸展髋关节:治疗师帮助患者双足负重站立,通过上述的腿部训练,使骨盆姿势得以改善,患者对膝关节的控制也能得到改善。如果仍存在膝关节屈曲倾向,应使用白布夹板。

2)预防膝关节屈曲:早期膝关节的控制障碍常常是站立活动延迟的一个主要原因。站立时穿戴的白布夹板或伸膝矫形器,可以使患者用患腿负重站立,而不必担心膝关节因无力而弯曲。

3)诱发股四头肌的收缩训练方法

①患者取长坐位,膝关节伸直用力,练习"活动膝盖骨",尽可能长时间地坚持股四头肌收缩。

②患者取端坐位,治疗师扶住患者伸直的膝关节。患者应尽可能避免足落到地面上,当治疗师说"放下腿"时,应缓慢落下。视觉或听觉显示的肌电生物反馈将提供动力,控制活动。

4) 训练重心偏移时的姿势调整

①患者双脚分开20余厘米站立并看天花板。分别做髋关节、踝关节向前移的动作。

②患者双脚分开20余厘米站立，转动头和躯干，向后看，再回到起始位，然后再从另一侧向后看。如果患者可以做到以上动作，就应改用前后脚站立位再做此动作。

③站立位，向前方、侧方、后方伸手从桌子上拿取物件及做种种不同程度的伸手及指向的作业。

④患者用健腿向前迈一步，然后向后迈一步。注意不要让患者的骨盆过分侧移。必要时，患者可以将双上肢放在治疗师的双肩或腰上，以得到一点支持。治疗师应鼓励他保持双肩水平位。

⑤患者背靠墙而立，双足离墙10余厘米，双手相握并向前伸，治疗师抓住他的双手，患者将髋关节移开墙，治疗师给予轻度阻力或助力来指导运动，并确保其重心持续在后。在前后运动过程中，治疗师应寻找激发足背屈的那个位置，然后在此位置诱发患者足背屈的主动活动。

5) 增加复杂性：患者站立位的活动能力，必须用更为复杂的训练来不断提高。方法可以是从窄小支持面站立位与治疗师交谈，到站立位双手进行各种活动。

①患者向前方、侧方、下方及跨步接球。

②用单手/双手从地上捡起不同大小的物件。

③利用步行训练来增加平衡能力，通过让患者站住、改变方向、跨越物体等增加训练的复杂性。

（4）步骤4——将训练转移到日常生活中去

1) 如果患者的临床状况较好，从第一次治疗开始就应帮助患者站起并开始在站立位训练。

2) 在训练之余，患者有机会以正确的身体各部分对线及患侧负重来站立，并应有书面指导，以使他能监督自己的练习。

3) 患者为了练习站立和行走，必须能够站起和坐下，治疗师可能需要安排一个适当高度和稳固的椅子以使他能站起。

4) 患者在白天应有短时间靠桌子站立，可以用一个肢体负重监测器以确保患腿部分负重。缺乏髋关节前移训练会导致小腿肌肉缩短，这将会妨碍他用患腿负重站立，也会明显地影响其行走训练。

7. 行走训练

（1）正常功能及基本成分

1）站立期：①髋关节保持伸展；②躯干和骨盆在水平面侧移（约4～5cm）。③在足跟触地时，开始屈膝（大约15°），紧接着伸膝，然后在趾离地前屈膝。

2）摆动期：①屈膝伴髋关节伸展；②趾离地时，骨盆在水平面上向下倾斜；③屈髋；④摆动腿骨盆前转；⑤足跟触地前瞬间伸膝，同时踝背屈。

3）上下楼梯动作的要点：当脚迈到阶梯上时，身体在支撑的踝关节上向前倾，同时，重心向前上移至前腿。下楼梯主要考虑安全性，它与行走和上楼梯不同，重心要保持在后面的支撑腿上。运动是由支撑腿的髋关节和膝关节伸肌群控制的离心收缩来完成的。

（2）步骤1——行走的分析：偏瘫主要问题：

1）患腿站立期：①髋关节伸展和踝背屈不够；②膝关节屈曲—伸展在0°～15°范围内控制不够；③骨盆过度水平侧移；④骨盆过度朝健侧向下倾斜，同时向患腿过度侧移。

2）患腿摆动期：①脚趾离地时，屈膝不够；②屈髋不够；③足跟着地时，伸膝不够及踝背屈不够。

此外，患者还存在侧移重心困难、不能伸展患侧髋关节以使重心前移、整个站立期对膝关节控制不够、足趾离地时屈膝不够、摆动期拖着腿走路、步宽较大等问题。

（3）步骤2——练习丧失的成分

1）站立期

①整个站立期训练伸髋：站立，髋对线正确，将身体重心放在患腿上，用健腿向前迈步，然后向后迈步。当他向前迈步时要确保伸展他的患侧髋关节。

②训练站立期的膝控制

A. 坐位伸直膝关节，通过15°范围练习控制股四头肌离心和向心收缩，试图保持膝关节伸直时，治疗师从患者足跟部向其膝部给以强有力的压力。通过足跟部的压力要尽可能大以使股四头肌必须收缩来防止屈膝。

B. 患肢站立并如前述练习用健腿向前迈步及向后迈步，并确保患膝伸直。

C. 患者用健腿迈上及迈下一个8cm高的台阶。当患者将健脚放在台阶上时，保证其重心不后移，即患髋始终伸展。

D. 用患脚踏在台阶上，然后用健脚前移重心并迈上阶梯，再迈下来。进步到能迈过去。训练中确保患者不要过快地将健脚放在地面而是慢慢落到地面。

③训练骨盆水平位侧移

A. 患者站立位，髋在踝前，练习将重心从一脚移动到另一脚，治疗师用手指指示其骨盆移动的距离，即2.5cm。训练中确保髋和膝关节伸展。

B. 患者站立位，双髋于双足上，练习用健腿向前迈。

C. 练习侧行：如果患者不能外展患腿去迈步，治疗师可帮助他，当其将重心移到健腿时，治疗师用自己的腿引导患腿迈步。

2）摆动期：重点是训练摆动期开始时屈膝。

①患者俯卧以引出膝屈肌群的活动。治疗师屈其膝在 90°以下。通过在小范围的运动（离心的和向心的）控制膝屈肌群。维持膝在不同范围处的位置，用数数来维持肌肉活动。

②患者站立，治疗师帮助患者小范围屈膝，练习控制离心和向心的膝关节屈曲。不要屈膝太多，这会使患者失去平衡，而绷紧的股直肌会引起屈髋以及使膝屈肌群收缩困难。

③患者用患脚向前迈，治疗师帮助他控制开始部分的屈膝，确保伸展其支撑腿的髋关节。

④患者练习向后走，治疗师指导其屈膝及足背屈。

⑤患者用健腿站立，治疗师将患腿移动置于伸膝和足背屈位。患者前移其重心于患肢足跟部。

（4）步骤 3 和 4——训练行走并将训练转移到日常生活中去

1）行走练习：患者首先用健腿练习。治疗师站在他后面，在双上臂处稳定之。当患者在行走时感到失去平衡及不能纠正时，应停步重新调整自己的对线。

2）增加复杂性：患者只能通过实际练习来改善其行走技巧，给患者提供多样化的训练条件，如需要在一个有人群和物体移动的公共环境进行练习，以不断提高行走能力。

①练习跨过不同高度的物体。

②行走的同时做其他活动，如和别人说话，拿着东西走。

③改变行走的速度或在行走的空间范围内有其他人行走。

④沿着人多的走廊行走，开始时治疗师应伴随患者以帮助他认识重要的环境标志，如十字路口、门口、交通信号等。

⑤出入电梯。此时患者必须使其行动适应关门的时间限制。

⑥跑台练习行走是另一种练习行走节奏和顺序的方法。它也是一种增强心肺功能和耐力及作为评测的有用方法。跑台训练必须调整到对患者最合适的速度。

十三、引导式教育

（一）概述

引导式教育又名 Peto 法，是由匈牙利学者 Peto Andras 教授创立的，主要应用于各种原因引起的功能障碍的康复与教育。引导式教育这一名称中，最重要的就是教育。所谓引导式教育，就是要通过教育的形式使功能障碍者的异常功能得以改善或恢复正常，也就是将教育这一概念引入康复医学中，进行康复治疗。治疗应由同一个人、在同一个环境中给予，这个人被称为引导员。引导员要事先设计出多种课题，这些课题必须与患儿的年龄相适应，与障碍的程度相适应。患儿通过引导员的引导帮助，教育学习以及自己主观努力来完成课题。通过课题反复刺激，反复地实践与体验，使患儿逐渐掌握正常的运动功能，重要的是教会进食、排便、移动和穿衣等人类生存的基本功能。

治疗时根据病人情况分组分别进行，把训练内容分成多个单一动作，以利于患儿掌握，然后再把单一动作串联结合完成整体动作。应用专设的桌椅、木床，进行日常生活动作训练，用语言指导使患儿在训练中掌握并完成这些课题，学会适应生活、适应社会。

（二）基本理论

Peto 教授认为人类的正常功能是在种系发生中早就存在的，即便发生了脑损伤，这种功能也是潜在地存在，可通过引导式教育，使这种潜在的功能被重新诱导出来，重现正常化动作。这就是引导式教育使运动障碍者回归社会、走向康复的神经生理学基础。

这种潜在的功能是以神经系统为主导，在发育中不断完善，可以经过反复刺激而完成，重新建立新的运动功能。引导式教育通过教育学习的主动形式，应用认识感觉交流的方式，对患儿日常生活给予多方面的各种课题刺激，通过引导及神经系统的调节作用，条件反射，习惯性形成，促进神经系统功能更加完善。由于引导，将各种信息传入大脑，使大脑与外界建立新的联系，利用生理性刺激，由不知变为有知，逐渐形成功能性动作与运动。

（三）促通方法

引导式教育通过多种方法将各种刺激相互强化，使之在空间上与时间上加强，使功能障碍者通过自己努力，完成日常必要的课题（日课）。因此要求引导员对患儿进行全面了解，根据患儿情况设计出相应的课题，循序渐进地进行引导，使课题顺利完成。

1. 机械关系的促通 应用运动的重力作用加上肌肉本身的弹性，可促通瘫痪肌肉的功能，如肩部肌肉瘫痪时可使躯干后倾，将上肢的重心移到肩关节后方，可以保持上肢上举前举、手伸向头上方。这种与机械相关的促通可以广泛地应用于引导式教育中，即使在肌肉瘫痪的状态下，脑也可以利用传入、传出的原则来学习利用这种机械关系。

2. **意图化** 引导者在制定课题时，必须掌握患儿是否能完成这一课题，通过语言作用使课题意识化。如一个手足徐动型的患儿在引导做上肢外展的课题时，往往引起相反的动作——上肢内收，这是课题没有得到意识化的结果，这时引导员可插入一个中间的导入课题，让患儿仰卧位，用语言把"将左上肢举到头顶"这一课题表达出来，使患儿意识到举手这一课题，并在脑中意识化。如果做到了这一中间目标，就能将上肢从头的上方再外展，防止出现痉挛性内收。

3. **引导要循序渐进** 循序渐进地引导，就是要符合生长发育规律，引导员必须熟练地掌握小儿生长发育规律，根据生长发育的特点，结合患儿具体情况，设计出治疗目标。先从简单的动作开始训练，或将难度较大的动作分解成几个小的动作进行训练，待小的动作熟练后再串联起来进行训练，使患儿容易获得成功感，从而增强信心。

4. **促通的用具**

（1）各种大小不同的靠背椅：椅背上带有很多横木，这是引导式教育最重要的促通用具。为促进上肢伸展时患儿可用手抓横木；站立时可通过双手上举抓住椅背横木站立；步行时患儿在两排椅子之间练习走路，这样有安全感，可顺利进行练习。见图2-110a。

（2）带竖条板的床：带竖条板的床是引导式教育中重要的促通工具，可用于床上课题，竖条板便于抓握，还可以用于坐位站起的课题。见图2-110b、c。

（3）木棒、球、套圈等各种玩具：长短、粗细不同的木棒，球及各种套圈，做练习时起到固定作用，调节手腕部位的各关节活动，使用玩具能引起患儿注意和兴趣，使患儿配合训练。球及各种套圈可用于两手或单手抓握，抑制不自主运动。见图2-110d。

（4）方木箱：制成同样大小、只是高低不等的方木箱，木箱可互相组合，起调节高度作用。如进行下床动作练习时，根据情况放置不同高度的木箱，使患儿先踩到木箱然后下到地上。见图2-110e。

（5）绳子、步行平行杠：做步行训练时为增强患儿安全或保护患儿，可以拉好绳子或在步行平行杠内进行步行练习。

5. **通过人与人之间的关系促通** 小儿生理发育、心理成熟是由内外界因素结合而成。从某种意义上讲，受外界影响的因素越多，发生变化的机会就越多，引导式教育通过集团教育给予集体的力量、兴趣与智慧。集体超过了个人，从学习机会、精神及身体方面都可以发挥重要作用。

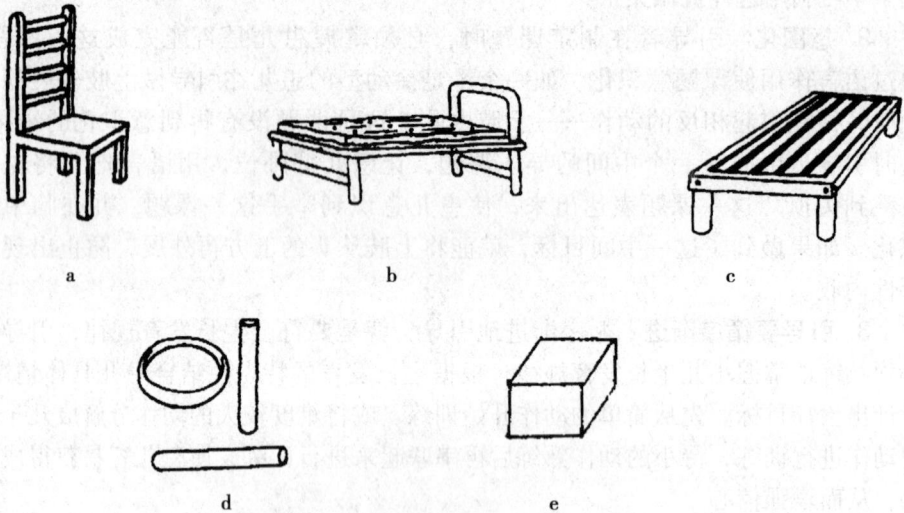

图 2-110　引导式教育体系中常见用具

a. 梯背椅　b. 带横杆的床　c. 带竖条的床　d. 木棒、胶圈　e. 木箱

　　例如：患儿 VT，5 岁时入布达佩斯 Peto 研究所，该患儿生后 3 个月时离开母亲，进入孤儿院，入所时有严重的智力、语言及运动障碍，表现性格孤僻、怕见人、注意力涣散。这时引导员给予极大的关注，经常与他说话，指导他坐便器、吃饭，各方面都关心备至。通过人与人之间的交往疏导，该患儿不再怕见人，愿意与人说话，大声地笑。开始用勺吃饭、自己坐便器、穿衣，愿意参加集体训练，基本上能完成日课内容。由此可见，引导式教育可诱发患儿的信心与热情，可以形成一个热烈的互相学习、互相模仿、互相协调的氛围，有利于患儿教育。

　　6. 节律性意向　　节律性意向是引导式教育采用的一种利用言语来调节行动的诱发技巧之一。它有两个元素，节律和意向。节律就是指动作的节拍，可以帮助行动有障碍的患儿发展动作的节拍感。意向是指一个人想要达到某个目标的意识，当我们把这个意识用语言表达出来，就建立了语言和动作的连贯性，从而促进学习动作的过程。例如：躺卧习作，引导员发出指令："我躺下"，这时患儿重复"我躺下，1、2、3、4、5"，同时实施这一动作。口令就是这一动作的意识，数字 1~5 就是调节动作的节奏。节律性意向可以通过数数字、重复动作、念儿歌、有节奏地朗诵古诗、唱歌、游戏、拍手、跺脚和传球等来调节。节律性意向是引导式教育中重要的环节，是促进患儿恢复潜在功能的手段，通过节律性意向完成课题，恢复正常功能。

7. 习作程序 引导式教育不是一个运动程序，它把必要的生活技能作为一个习作进行练习。引导员对习作认真分析，把每项习作分解为很多单一动作，每次教给患儿一个动作，最后再把这些动作连在一起构成必要的生活技能。如脱袜子，需要练习以下动作：屈髋、上肢伸展、手指屈曲、手抓握松开、手眼协调、认识袜子。患儿学习这些动作，然后告诉他学习的理由，让每次活动都具有目的性，并把所有动作融入日常生活当中。Hari 曾总结道，单个技能的获得是通过着眼于更为全面的目标的训练达到的，而这一动作目标包括了更大范围内的目标技能。如要求患儿完成前臂内旋、外旋，他可能做不到；如给他一把锤子让他握住，对他说"请把锤头转过来向上"，如能做到，则也达到前臂外旋的目的，这样患儿就容易完成。大脑将会把这些与患儿相关的活动组织起来，使大脑进行重组。通过使患儿参与和自己生活方式相关的活动，有利于促通大脑功能的重建，其外在行为同时也能得到改善。

（四）每日课题

每日课题又简称日课，引导员是患儿恢复正常功能的教育者，每日课题就是由引导员主持。从早 6：30 分开始就餐到晚就寝，使患儿时时刻刻都生活在设计的课题之中。

1. 起床 早晨在规定的时间起床，铃声一响就要起床活动。

2. 穿衣服 强调患儿自己穿衣服，利用各自能穿上衣服的姿势穿好衣服，如可先穿好袜子，然后穿好裤子，系好腰带，再穿好上衣，有困难引导员可给予一定的帮助。穿衣课是引导式教育中最重要的课题，必须反复进行，天天进行，直到患儿顺利完成为止。

3. 入厕 穿好衣服后采取各种可能姿势下床。患儿活动不方便时，可在床边放上带横木的椅子或抓住带横木的床，然后双腿下垂到床边，因患儿的动作不稳，难以以双足支撑到地面，可放置高低不等的脚踏木箱，这样使患儿下肢伸展，踩在上面有一个过渡阶段，然后落到地面上。患儿用手抓住横杠向前移动、蹲下、坐到便器上，完成排便动作。

4. 洗漱 学会洗脸、刷牙、梳头的动作，引导之前要发给每人一套洗漱用具，洗漱不光在早晨进行，还可在训练过程中进行。

5. 向食堂、餐桌旁移动 这一课题是相当重要的课题，是教育中的高级部分。可用轮椅、可扶椅子移动，或使用手杖、步行器、穿矫形器步行。总之，要各自使用力所能及的方法向食堂移动，同时也要照顾移动慢的患儿，可把他的餐桌安排在门口位置。根据每个患儿情况，使用辅助餐具，如带木柄或胶把的勺子或碗，引导员要与患儿一起吃饭，同时指导并协助患儿学习就餐的各种动作，当患儿自己可以顺利进食或饮水后,再进行下一课题。随着日课的开展,还要反复、强化训练,以便学会更多的知识。

6. 日间课题活动 日间课题分上、下午进行,包括卧、坐、立、步行等各种姿势的课题,还有上肢、手指精细的动作、语言等各种课题。

7. 入浴 当患儿移动到浴室后,要先引导患儿脱衣,多数患儿脱衣缓慢,为防止着凉可先脱下衣。引导员要高度注意患儿的安全,浴池内应有特殊的设备。

8. 就寝 引导员要尽可能引导患儿自己上床,利用放在地上的小木箱、床垫、椅子、吊环等设备,抓住后上爬到床上,盖好被入睡。

以上是引导式教育疗法一日必须进行的课题,这些课题必须天天进行。通过日课的治疗,渐渐地使患儿较顺利地完成日常生活的必须动作,从而为正常生活、走向社会及就业奠定良好的基础。这些课题不是固定不变的,需根据各类教育班患儿完成的情况随时制定修改方案。要考虑到相应年龄是否达到所要求的功能水平,各课题要互相串联很好地结合。日课的时间要根据性质与患儿耐受力而有区别,如立位一步行的日课题短可20分钟,长可90分钟。引导者要灵活掌握,课题与日常动作密不可分,如入厕时需要把下蹲、站起、穿脱裤子相结合、相互串联起来,这样使患儿容易理解与掌握。下面介绍一个日课范例:

6:30 起床、干布摩擦身体、换衣服、做晨间床上早操

7:40 向餐桌移动、洗漱

8:20 早餐

9:30 卧位、坐位课题

11:00~12:00 立位、步行课题

12:30 向餐桌移动

13:00 午餐

14:00 学龄儿、幼儿园授课

15:30 间餐

16:00 桌上的上肢、手的功能训练课题以及与语言有关的课题

17:00 向餐桌移动

17:30 晚餐

18:30 洗浴、换衣服、娱乐活动

20:00 就寝

(五)实施方法

引导式教育在日本被称为集团指导教育,是因为这种方法把患儿按疾病分型

分为不同的班，如脑性瘫痪患者分为痉挛型、手足徐动型、运动失调型等班；或按病情轻重，分为重症班、轻症班等。每班 10~30 人，每班配有 3~5 名引导员。引导员根据各班的不同特点，制定相应的课题，把这些课题很好地串联起来，形成一连串的日课。这些课题包括：床上卧位、坐位、步行、语言训练等；此外还有日常生活动作的课题，如洗漱、入寝、就餐、穿脱衣服、排泄、洗浴等；以及手的精细动作及学习准备的课题，如分左右手、对颜色的认识、拼图、书写、绘画练习等；还包括应人能力的训练，如模拟外出购物训练、组织外出郊游、宿营活动等。一切有利于功能障碍者康复、教育、使其重返社会的活动，都能成为引导式教育的课题。

上述日课允许安排在不同时间，可有日计划、周计划和月计划。

日课进行中，由一名引导员按各个课题向患儿发号施令，如"举起右手"，让患儿与引导者一起重复这一号令，使这一号令在患儿头脑中意识化，然后全体在喊 1、2、3、4、5……的节奏中举起右手，完成这一动作，有困难时，其他的引导员要通过工具帮助促进患儿完成。

同一课题要多次反复进行，直到班内大多数患儿能顺利完成这一课题，然后根据班内患儿特点再次设置新的治疗目标，制定新课题。制定课题要有目标，要把各课题放在不同的场景中进行。引导式教育强调的是每日 24 小时的严密训练，患儿每天从起床到入睡，有机地运用各种课题，使患儿全天都处在教育之中。即使入睡也要以教育班为单位，患儿尽可能自己安排寝具、换衣服、摆放衣物等。

（六）临床应用

1. 适应证 ①脑性瘫痪：不同年龄的脑性瘫痪，尤其是 3 岁以上小儿脑瘫和手足徐动型脑瘫效果最好。②某些神经、遗传和心理障碍性疾病：轻中度智力低下、运动失调、语言发育落后、肌肉萎缩症、关节弯曲症、成人偏瘫、孤独症、帕金森病和老年痴呆等。

2. 不适应证 极重度智力低下，听不懂他人问话、不能与人简单交流的患者，因为达不到理解课题并使之意识化的目的，因而不宜采用此种疗法。

3. 疗效判定标准 判定治疗效果主要依据以下几个标准的自立程度：

（1）进食机能的程度。

（2）穿衣、脱衣机能的程度。

（3）姿势与体位变化的机能程度。

（4）写字画图的机能程度。

（5）理解语言和能动性的程度。

（七）与其他疗法比较

在此引用村井正直先生总结的与其他疗法的比较。见表 2-11。

表 2-11 　　　　　　　　　　　Peto 疗法与其他疗法比较

Bobath、Vojta 疗法	Peto 疗法
一对一的治疗方法	集体、小组形式引导教育
以运动生理学、神经生理学等医学理论为基础	以运动生理、神经生理以及教育学、讲授学、心理学、音乐、哲学等为基础
每日 1~2 次，每次 50 分钟	实行寄宿生活，进行 24 小时的严密教育
由理学疗法师、作业疗法师、语言疗法师等分别进行各自的治疗	由引导员配合进行治疗，引导员要在 4 年制的大学中学习教育学、医学、心理学、哲学、音乐、讲授学、理学疗法、作业疗法、语言疗法的课程，经过国家考试获得资格
一对一的治疗，患者容易陷入被动，易增加孤立化的倾向，影响自主的精神发育	因为设定一个学前的保育院、幼儿园的环境，患者可以自主的、创造性的、积极的塑造自己，形成正常的人格
末梢到中枢的单项促通	从中枢向末梢的促通以及末梢向中枢的促通，从两方面同时进行
Vojta 治疗法出生后 7 天可以开始，Bobath 治疗法出生后 1 个月可开始	智能发育较好的 2 岁以后的患儿与成人患者，可以实现自我感知，利于社会

第三章

物理因子疗法

第一节 概述

一、概念

在现代医学中，把研究和应用天然或人工物理因子作用于人体，并通过神经、体液、内分泌和免疫等生理调节机制，达到保健、预防、治疗和康复目的的方法，称为物理疗法（physiotherapy），简称理疗。物理因子疗法源于古代，随着社会历史的发展，科学的进步，至最近几个世纪，人工物理因子不断涌现，并在医学领域得到广泛深入的研究和利用，在促进功能康复方面，具有不可估量的作用。

二、理疗种类

现代物理疗法通常分为两大类：一类是应用天然的物理因子治疗疾病的方法，如日光疗法、空气浴疗法、森林浴疗法、海水浴疗法、气候疗法、矿泉疗法、洞穴疗法等。另一类是应用人工的物理因子治疗疾病的方法，也是本章介绍的主要内容。

应用人工的物理因子疗法分类：

1. 电疗法

（1）直流电疗法及直流电药物离子导入疗法。

（2）低频电疗法。

（3）中频电疗法。

（4）高频电疗法。

（5）静电疗法。

2. 光疗法

（1）可见光疗法。

（2）紫外线疗法。

（3）红外线疗法。

（4）激光疗法。

3. 超声波疗法

4. 传导热疗法

5. 磁疗法

6. 水疗法

7. 冷疗法

8. 生物反馈疗法

9. 压力疗法

三、治疗作用

（一）消炎

多种物理因子具有抗炎作用。急慢性炎症，可根据病因采用不同的物理因子治疗。对于急性炎症，紫外线照射可直接杀菌；关节、肌肉及内脏器官的炎症可采用超短波、微波治疗；慢性炎症，采用温热疗法、磁疗法或低、中频电治疗。

（二）镇痛、缓解痉挛

引起疼痛的原因很多，根据不同的原因，可以选择有效的物理因子治疗。炎症性的疼痛以抗炎治疗为主；缺血性疼痛以改善血液循环的治疗为主；神经痛可以透入麻醉类药物或可选择能阻断痛觉传导以及激发镇痛物质释放的低、中频电方法治疗为主。

痉挛是由于肌梭中 γ 传出神经纤维兴奋性增高所引起，短波、超短波和微波作用于深部组织，传导热疗法作用于浅部组织，均可以降低 γ 神经兴奋性，缓解痉挛。

（三）兴奋神经－肌肉

应用各种技术参数的低频电流或经过这种低频电流调制的中频电流，均能引起运动神经及肌肉的兴奋，用于肌力的训练，以及治疗周围神经麻痹和肌肉萎缩。

（四）软化瘢痕、松解粘连

石蜡疗法、超声波疗法、碘离子导入疗法可以改变结缔组织弹性，增加延伸性，常用于治疗术后瘢痕和组织粘连。

（五）促进组织、细胞生长

许多物理因子均可以促进细胞生长加速。小剂量紫外线照射能促进肉芽组织生长，加速上皮搭桥和创面愈合过程。弱直流电阴极、干扰电疗法和脉冲磁场，均能促进骨质生长，加速骨折愈合。

（六）镇静和催眠

理疗方法中，有一些疗法能够增强大脑皮质扩散性抑制，解除全身紧张状态，因而具有明显的镇静和催眠作用。

（七）调节免疫功能及脱敏作用

实验证明，紫外线、红外线、磁场等物理因子均有增强和调节机体免疫功能作用。同时，也有实验证明，小剂量紫外线照射人体，可将蛋白分解生成组织胺，小剂量组织胺不断进入血液，刺激组胺酶产生，当组胺酶达到一定量时即可分解组织胺，起到脱敏作用。

（八）抗癌作用

近年来，应用高频电疗、冷冻、激光、聚焦超声、强磁场等理疗方法治疗癌症取得进展。

四、作用机制

（一）神经系统调节

神经系统调节是物理因子作用于人体的主要机制。物理因子作用于人体时，引起体内相应感受器的兴奋（如皮肤、黏膜中的温度觉、触觉、痛觉等感受器），冲动通过传入神经纤维，上传至相应的脊髓节段，再由脊髓后索和侧索向上传递，进入脑干或皮质下中枢，有的直达大脑皮质，在皮质内进行分析综合后，再发出神经冲动沿传出神经纤维到达身体各部位的效应器，产生各种反射或应答性反应。根据反射发生于中枢不同水平，可分为脊髓反射、皮质下中枢反射和皮质中枢反射等。因此，当皮肤、肌梭、内脏器官受到刺激时，就会发生皮肤反射、肌梭反射、皮肤内脏反射。理疗主要靠这些反射来保持机体的生理平衡，消除病理过程。

物理因子治疗时，如声、光、热、机械等物理能量，可刺激内、外感受器，冲动经传入神经纤维、中枢不同部位和传出神经纤维，发生全身性反射、节段反射及轴突反射而产生效应。而且理疗的场所、时间、环境及工作人员亦可成为条件刺激，经过几次、十几次形成条件反射，从而增强理疗的作用。

（二）体液系统调节

许多物理因子作用于人体后，引起一系列的物理和化学变化，其产物可通过体液系统而产生局部或全身反应。物理因子治疗所产生的效应，是机体对外界环境适应的表现，不仅有神经系统参与，而且也有体液系统参与。如各种高频电流作用于脑垂体，可使其分泌的促肾上腺皮质激素（ACTH）增多，促使肾上腺皮质激素分泌增加，使机体产生的过敏反应和渗出降低；各类低中频脉冲电流引起肌肉收缩反应时，可产生三磷酸腺苷（ATP）和乳酸，致使血管扩张，局部血液循环加强，营养代谢改善，水肿渗出消退，缺氧改善，肌肉营养改善，促进肌肉功能恢复；直流电刺激皮肤，通过轴突反射、组织胺酶释放，致使血管扩张后引起一系列相应的效应；在紫外线照射时，刺激组织细胞而释放组织胺，使组织胺酶增多，细胞和体液免疫功能受刺激，前列腺素释放，形成非特异性炎症等一系列反应。总之，理疗的作用是靠神经-体液共同参与实现的。

（三）相关理论和假说

1. **全息胚理论** 一个受精卵之所以能发育成一个多细胞的个体，其原因就是受精卵具有发育成该个体的全部基因信息。具有这种完全信息的胚胎称全息胚。全息胚真实的内涵是具有生命的整体特征，它可以在生物一个局部表现出来。细胞是发育程度最低的全息胚。因此，全息胚理论对我们研究物理治疗是有意义的。

2. **信息控制理论** 信息控制系统理论阐明在现实世界上有两大类系统：一类是物质能量系统，另一类是信息控制系统。信息控制系统是由控制器、控制通路、效应器、反馈器、反馈通路，通过信息的交换、传递、控制、流通而形成的系统。从信息控制系统科学观点来看，人体是物质系统即形态结构系统、信息控制系统和心理精神系统的统一体。人体信息控制系统生理学实验结果表明，生命的本质不仅在于形态结构系统的完整性，还在于信息控制系统的定向信息的流通性。所以，在研究生命科学，包括临床医学或物理治疗学应有信息控制系统理论和观点，同时还必须运用信息控制系统的分析方法。

3. 闸门控制学说　闸门控制学说是 1965 年由 Melzack，R 和 Wall，P. D.提出来的。多年来在研究物理治疗镇痛作用机制方面多采用这个学说来解释。该学说认为，外周神经传入疼痛信息途经脊髓三个系统：一是脊髓后角的胶质细胞区（SG）；二是脊髓后角中第一级中枢传递细胞（T）；三是经脊髓后索纤维入脑。传入神经的粗纤维（A）和细纤维（C）都可以将信息传递到 T 细胞，粗纤维传递触觉、震颤觉、肌肉活动等非痛性信息，细纤维传递痛性信息。粗纤维兴奋使脊髓后角胶质细胞起闸门关闭作用，阻止细纤维疼痛信息向中枢传递细胞的传递，因而起镇痛作用。

闸门控制学说理论尚需得到严格的科学论证，在实际工作中只能作为参考。

4. 间生态学说　维金斯基（Введский）认为无论在神经上施加何种刺激，并产生持续不断的作用，均能在神经上造成稳固的局限性兴奋灶。这种兴奋灶发展到相当程度，组织就丧失兴奋性和传导性，这就是间生态。间生态现象发生的原因可以是机体一次受到过强的刺激，也可以是由于长期持续作用引起。这就提示我们，对某种疾病的治疗，一次剂量不宜过大，频次不宜过多，疗程不宜过长。否则，会引起间生态的发生，而达不到预期治疗效果。

五、应用原则

（一）明确诊断

作为医生应熟练掌握疾病的病因、病理、症状、体征、诊断及鉴别诊断等知识，才能针对性的选择正确的治疗方法，没有正确的诊断就没有正确的治疗。

（二）心理因素

随着医学模式的改变，心理因素在治疗中的影响受到重视。患者各种心理状态应认真了解，仔细分析，加以疏导，以便使理疗效果达到最佳。

（三）整体观念

传统医学认为人体内脏和体表各部组织器官为一个整体。所以，治疗时应有整体治疗的观念。

（四）综合治疗

包括物理因子综合应用以及理疗与药物的综合应用。运用得当可起到事半功倍的效果。

（五）选择最佳方案

理疗因子的选择、治疗时机的选择以及治疗参数的选择与疗效有密切关系，可参照以下原则：①对机体功能状态低下者，应选择患者精神状态最好时进行；②对机体功能亢进者，选择平稳期治疗；③对表现非亢进，亦非低下者，则要根据病变特殊规律，分别找出最佳时机。④选择最佳参数：在应用低频或调制中频时需根据病情选择有效参数。⑤选择共振的频率：我们应用电、光、声治疗时，如能与该组织固有频率一致或相近，从共振观点讲，必将增强该组织对能量的吸收，提高临床效果。

（六）剂量学问题

物理因子的治疗，剂量不同效果亦不同。一般有小量兴奋，大量抑制之说。应用的治疗剂量以能产生治疗作用为限，应根据病情、患者反应能力而定。

（七）疗程确定

多数理疗，很难一次达到理想效果，需要每日或隔日1次连续治疗，但物理因子治疗作用可积累和叠加，长期治疗会产生持续疗效，也可产生超限抑制和局部间生态，因此，需要治疗一定时间后停止治疗。这一过程称为疗程。疗程根据病情、物理因子种类及治疗目的来确定。疗程间歇一般2~4周。应注意的是，同一物理因子治疗，在一年之内，不宜超过3~4个疗程。

六、理疗处方

（一）理疗种类

物理因子的选择，应根据病情、性别、年龄、患者全身功能状态和对物理因子作用的反应能力。所选择的方法应与其他疗法产生良好的协同治疗作用。

（二）治疗部位

正确的选择治疗部位，与理疗效果有极为密切的关系。针对病情可选择局部治疗、穴位治疗、反射疗法以及远隔部位治疗。

（三）治疗剂量

剂量包括治疗强度和治疗时间，理疗的许多因子是大剂量抑制，小剂量兴奋。因此，治疗时，根据治疗需要选择治疗剂量。

（四）频度和疗程

物理因子治疗每日 1 次或隔日 1 次，一般在 15~20 次治疗后需停止治疗，作为 1 个疗程结束。如是慢性病，可在休息 10~15 天后继续治疗 1 个疗程。

七、穴位的应用

（一）穴位物理治疗的形成

几千年来，我国劳动人民和医学家在长期与疾病的斗争中创立和发展了针灸治病的丰富实践经验，至春秋战国时期，在针灸理论方面已初步形成了经络学说。中医学家一致认为，十二经脉是经常运行气血的经络，奇经八脉通连着十二经脉，并对十二经脉的气血起调节、缓冲的作用。人体还有腧穴，腧穴是脏腑、经络之气通达于体表的部位，是一经或数经的经气输注聚集的重点所在。同时还发现了穴位与脏腑的关系。在经络学的指导下，在针灸治病的极大成就和丰富经验的启发下，自 20 世纪 50 年代以来，在我国广泛应用人工物理因子作用于经络穴位治疗各类疾病，并逐渐发展起来。

（二）穴位物理治疗的特点

1. 类针灸作用。
2. 刺激因子多样化，既有共性，又有特性。
3. 刺激量可以精确的调节，有利于临床观察、研究、探索多种规律。
4. 按针灸疗法的循经取穴原则，与按神经节段、病变部位和经验取穴方法相结合。
5. 适应范围广，副作用小。
6. 无痛苦，无损伤。

（三）穴位物理治疗的应用

1. **穴位低频电疗法**　穴位低频电疗法是将低频电流应用于经络带或穴区的治疗方法，应用 1.5cm×3cm 圆形电极放置在穴位上，或应用宽 1~2cm，长 15~20cm 的电极按经络走行放置进行治疗。
2. **穴位超声波疗法**　采用超声声波代替针灸针，直接作用于穴位治疗。
3. **穴位磁场疗法**　采用磁场代替针灸针，取穴治疗。
4. **穴位激光疗法**　又称激光针，按针灸原理，循经取穴，以低能量激光束，照射穴位治疗。

八、理疗安全技术

应用人工物理因子治疗，需要仪器设备。因而正确使用机器，保证用电安全是非常必要的。

（一）安全操作

操作人员必须熟悉机器性能，熟练掌握操作方法，使用机器时，严格按照操作程序，给予足够的预热时间，剂量不可超过机器的规定，按时使机器冷却。定期对机器进行检修和鉴定效能，如紫外线灯管的发光强度、超声波的功率、电流表和计量仪表的精确度等。

大型超短波机和微波治疗机最好设在专门的治疗室。超短波机的功率在300W以上时，工作人员的办公处所最少应与之距离3m。电极的空气间隙，一般不超过6cm，除小型机外，尽量避免用单极法，以减少向周围空间发射的机会。在做微波治疗时，工作人员不得长时间停留于辐射区内。超短波和微波治疗室的工作人员，应定期轮换，以减少受电磁场作用的机会。而大功率、超高频和微波治疗区宜用铜网屏蔽。

（二）安全用电

理疗室用电的安全和防护，包括避免接地和短路，防止超高频电场的有害影响。

机器输出的电流，通过身体而流入地下或接触一条电源导线或带电体，又站在地上或潮湿的地板上时，就可以发生接地。两条电源导线的电流，不经过任何有阻力部分，而直接通过人体叫做短路。此种情况，即使地板的绝缘性能良好亦可发生，因有两条导线已经构成回路。无论接地或短路，都可有大量电流通过人体而造成危害。一般8~12mA的电流，就可使肌肉不自主地收缩而感到电击；100mA的电流通过心脏时，可引起心室颤动，有致死的可能；一旦数安培电流通过人体，会发生严重电击、灼伤、窒息和休克而死亡。所以在电、光疗室中须有绝缘地板，电源导线要完整，室内暖气片、暖气管要设有绝缘防护罩。治疗时禁止患者与水管、暖气管等导电物品接触。凡有地线的机器，地线都要接好，在每对电源导线上设有保险丝，治疗室电源的闸刀开关用电源盒保护。在做电水浴时，浴槽的排水管与下水道要保持足够距离。凡是传导高压电流或高频电流至患者的导线，必须有厚橡皮绝缘，每次使用时都应检查是否完整，如有破损绝对不可使用。短波和超短波的电容式电极，必须有橡皮、电木或玻璃等绝缘体覆盖。在打开机器内部前，要先切断电源。非专门的技术人员，不得在通电情况下触动机器内部。

理疗工作人员都应具有触电的急救知识，备有橡皮手套、绝缘钳、注射器和抢救药品。

第二节 电疗法

应用电治疗疾病的方法称为电疗法（electrotherapy）。

根据所采用电流频率的不同，电疗法通常分为低频电疗法（采用 0~1000Hz 的低频电流）、中频电疗法（采用 1000Hz~100kHz 的中频电流）、高频电疗法（采用 100kHz~300GHz 的高频电流）三大类，此外还有直流电疗法、静电疗法等。

直流电疗法包括：直流电疗法、直流电离子导入疗法、电化学法。

低频电疗法包括：感应电疗法、电兴奋疗法、电睡眠疗法、间动电疗法、经皮电神经刺激疗法、超刺激电疗法、神经肌肉电刺激疗法、痉挛肌电刺激疗法、功能性电刺激疗法、脊髓电刺激疗法、微电流疗法等。

中频电疗法包括：等幅正弦中频电疗法、正弦调制中频电疗法、脉冲调制中频电疗法、干扰电疗法、音乐电疗法等。

高频电疗法包括：达松伐尔电疗法、中波疗法、短波疗法、超短波疗法、分米波疗法、厘米波疗法、毫米波疗法等。

其他电疗法有：静电疗法、高压交变电场疗法、空气离子疗法等。

一、直流电疗法与直流电离子导入疗法

（一）概述

在导体中，电荷流动方向不随时间而改变的电流叫直流电，以直流电治疗疾病的方法称为直流电疗法（galvanization）。借助直流电将药物离子导入人体以治疗疾病的方法称为直流电药物离子导入疗法，或称直流电离子导入疗法（ionto-phoresis）。

（二）治疗作用

人体具有导电性，在直流电场作用下，人体组织内各种离子发生极向迁移，离子的动态平衡和恒定比例关系变化引起的各种生物学效应，从而产生生理作用和治疗作用。

1. **细胞膜电位改变** 阴极下，钠、钾离子相对较多，细胞膜电位下降，神经肌肉兴奋性增高，有刺激神经肌肉兴奋的作用；阳极下，钙、镁离子相对较多，膜电位上升，神经肌肉兴奋性降低，有镇痛作用。

2. **细胞膜通透性改变** 由于电泳电渗的结果，水分向阴极迁移，阴极下组织水分较多，蛋白质密度下降，发生膨胀，细胞膜疏松，通透性升高，可促使炎症消散，组织松软；蛋白质向阳极迁移，阳极下组织水分较少，蛋白质密度增高，易于凝结，细胞膜致密，通透性下降，有利于水肿与渗出液消散。

3. **小血管扩张** 由于电解作用，阴极下产碱（NaOH），阳极下产酸（HCl），可使蛋白质变性、分解，释放组胺、血管活性肽等物质，使血管扩张。

4. **神经反射作用** 直流电作用于神经节或反射节段，可调节相应节段区内器官、组织的功能变化。在脊髓部位通直流电时，依据电极位置的不同会引起中枢神经系统兴奋和抑制的不同效果。如阳极置于上端，阴极置于下端，称为下行电流，可使反射过程的兴奋性降低；当阳极置于下端，阴极置于上端，称为上行电流，可使反射过程的兴奋性升高。

5. **治疗静脉血栓** 近年来发现强大的直流电对静脉血栓有独特的作用，在直流电作用下，先从阳极侧松脱，然后向阴极侧退缩，当血栓退缩到一定程度，血管重新开放。

6. **促进骨折愈合** 将直流电阴极插入骨折处，通以 $10\mu A$ 的微弱直流电，有促进骨生成、加速骨折愈合的作用。

7. **直流电药物离子导入疗法的治疗作用** 直流电药物离子导入疗法既具有直流电的治疗作用，又具有药物的治疗作用。由于电学"同性相斥"的原理，电解质药物溶于水中发生阴、阳离子电离时，药物离子被同名电极排斥而导入人体内。药物离子进入人体的途径是皮肤的汗腺管口、皮脂腺管口、毛孔。导入人体的药物离子，一般在皮下 1cm 以内形成"离子堆"，局部浓度较高，可存留数小时至数天，故主要作用于局部组织，但作用表浅而缓慢。导入的药物也可随血液或淋巴液进入人体远隔部位产生治疗作用。

（三）治疗技术

1. **衬垫法** 使用两个电极和以温水浸湿的衬垫。进行药物离子导入时，将药液洒在滤纸上，再将滤纸、衬垫和电极依次放在患部皮肤上，作为作用极；另一个衬垫和电极为辅极，与作用极对置或并置。按照治疗要求将衬垫固定，治疗电流密度为 $0.05\sim0.1mA/cm^2$，通电时电极下可有轻度针刺感。每次治疗 20 分钟，每日或隔日 1 次，15~20 次为 1 个疗程。用于体表较平整的部位。

2. **电水浴法** 治疗使用陶瓷或塑料盆（槽）。炭棒电极或铅片电极置于盆壁，盆内盛温水。进行药物离子导入时，在盆内加入药液。患肢放入盆水内，另一片状电极与衬垫置于患肢近端或相应节段。单个肢体治疗时电流强度为10~15mA，两个肢体治疗时为15~20mA。每次治疗15~25分钟，每日或隔日1次，15~20次为1个疗程。用于四肢远端凹凸不平的部位。

3. 眼杯法　治疗使用消毒的特制眼杯电极，眼杯底部插有炭棒或白金丝电极。进行离子导入时眼杯内需注入药液，药液浓度与滴眼剂相同。治疗时眼杯周围涂少许凡士林，患者低头睁眼，眼眶紧贴眼杯边缘，使角膜与眼杯内液体相接触。另一个片状辅极置于颈后。治疗电流量小，单眼1~2mA，每次治疗10~20分钟，每日或隔日1次，10~15次为1个疗程。用于眼部。

4. 离子导入疗法　用于离子导入的药物应是：①易溶于水，易于电离、电解；②明确其可导入的有效成分与极性；③局部应用有效。离子导入常用的药物见表3-1。

表3-1 　　　　　　　**直流电药物离子导入疗法常用药物**

药物名称	浓度（%）	导入离子	极性	主要治疗作用	主要适应证
氯化钙	2~10	钙	+	保持神经肌肉的正常兴奋，提高自主神经张力，降低细胞膜通透性，脱敏，消炎	神经炎、神经根炎、神经痛、过敏性疾病、神经功能性疾病、功能性子宫出血、结核病
硫酸镁	2~5	镁	+	缓解平滑肌痉挛，舒张血管，降低血压，利胆	高血压、冠心病、肝胆炎症
碘化钾	1~10	碘	−	促进慢性炎症消散，软化瘢痕，松解粘连	慢性炎症、神经炎、神经根炎、术后浸润、术后粘连、瘢痕增生
溴化新斯的明	0.02~0.1	新斯的明	+	缩瞳，加强胃肠道、膀胱平滑肌张力和蠕动	青光眼、尿潴留、肠麻痹、重症肌无力、面神经麻痹
盐酸普鲁卡因	2~5	普鲁卡因	+	镇痛	各种疼痛、溃疡病、局部麻醉
盐酸利多卡因	1~2	利多卡因	+	镇痛	各种疼痛、局部麻醉
维生素 B_1	1~2	维生素 B_1	+	保持神经系统与消化系统功能	多发性神经炎、周围神经损伤
硫酸黄连素	0.5~1	黄连素	+	抑制革兰阳性菌及某些革兰阴性菌	浅部组织感染、结核性腹膜炎及腹腔炎症

（四）临床应用

1. **适应证** 神经炎、神经根炎、神经痛、自主神经功能紊乱、偏头痛、高血压、动脉硬化、冠心病、溃疡病、颈椎病、肩关节周围炎、关节炎、慢性炎症感染、慢性溃疡、术后浸润、术后粘连、瘢痕、注射后硬结、血栓性静脉炎、慢性盆腔炎、功能性子宫出血、颞颌关节功能紊乱等。

2. **禁忌证** 恶性肿瘤（电化学疗法时除外）、高热、昏迷、出血倾向、心力衰竭、孕妇腰腹部、急性化脓性炎症、急性湿疹、局部皮肤破损、局部金属异物、植入心脏起搏器及对直流电过敏者。

（五）操作程序

1. 选好电极板和衬垫。药物离子导入治疗需将拟用药物均匀地洒在与衬垫形状面积大小相同的滤纸或纱布上。抗生素导入时应用非极化电极。

非极化电极的制备：第一层为浸有抗生素的滤纸，放置在治疗部位上；第二层为衬垫；第三层为浸有5%葡萄糖或1%甘氨酸溶液浸湿的滤纸；第四层为衬垫；第五层为铅板电极（2、4层衬垫厚度≥1.5cm）。

2. 患者取舒适体位，暴露治疗部位。按医嘱放置电极，使衬垫紧贴皮肤（药物导入时浸药的滤纸或纱布紧贴皮肤，然后放置衬垫），电极板放在衬垫上或套在衬垫内，以沙袋或固定带固定电极。

3. 检查治疗仪是否处于正常状态，然后打开电源，预热。

4. 治疗前，向患者交代治疗时应有的感觉（一般部位治疗时应有均匀的针刺感，或轻微的紧束感、蚁走感；眼部治疗时可出现闪光感、色感；头部治疗时口腔内可出现金属味等）。

5. 缓慢旋转电位器，使电流表指针平稳上升，逐渐增大电流强度，一般先达到所需电流强度的1/2，并询问患者的感觉，待电流稳定、患者感觉明确，再增至所需电流，所达到的电流强度不要超过患者的耐受度。

6. 治疗结束时，缓慢旋回电位器，调至零位后切断电源。

（六）注意事项

1. 使用治疗仪前需检查治疗仪能否正常工作。

2. 治疗前去除治疗部位及其附近的金属物，在皮肤小破损处垫上绝缘布。

3. 主极与辅极等大，或辅极大于主极。

4. 电极与衬垫必须平整，尤其在治疗体表凸凹不平的部位时，必须使衬垫均匀接触皮肤，通电时电流得以均匀作用于皮肤，不致集中于某点。

5. 在患者治疗过程中，操作者应经常巡视，嘱咐病人治疗中不得移动体位。

6. 在治疗过程中，患者不得触摸治疗仪或接地的金属物。

7. 治疗结束时应先调节电流至零位，关闭电源，才能从患者身上取下电极和衬垫。

8. 治疗结束后告诉患者不要搔抓治疗部位皮肤，必要时可使用护肤剂。

9. 治疗使用过的衬垫，必须彻底冲洗干净，煮沸消毒。

二、低频电疗法

以频率在 1000Hz 以下的各种脉冲电流治疗疾病的方法，统称为低频电疗法（low-frequency electrotherapy）。

低频电流的特点：①电解作用较直流电弱；②对感觉神经和运动神经都有强的刺激作用；③无明显热作用。低频脉冲电流的重要作用之一是能兴奋神经肌肉组织，而哺乳类动物运动神经的绝对不应期多在 1 毫秒左右。为引起运动反应，只能每隔 1 毫秒给予一次刺激，也就是说，频率不能大于 1000Hz。由于以上原因，电疗上将 1000Hz 定为低频的范畴。

低频电流的分类：①按波形分为三角波、方波、梯形波、指数曲线波、正弦波、阶梯波等。②按有无调制分为调制型和非调制型。③按电流方向分为单相和双相。

脉冲电流的参数：①频率：指每秒中脉冲出现的次数，单位为赫兹（Hz）。②周期：是一个脉冲波的起点到下一个脉冲波的起点相距的时间，单位为毫秒或秒。③波宽：每个脉冲出现的时间，包括上升时间和下降时间，单位为毫秒或秒。④脉冲间歇时间：是脉冲停止的时间，单位为毫秒或秒。

（一）电兴奋疗法

1. 概述 电兴奋疗法是综合应用感应电和直流电来治疗疾病的一种方法。

2. 治疗作用 利用大强度电流刺激末梢神经，使大脑皮层或肌肉高度兴奋，兴奋过程增强到一定程度转而为抑制。

3. 治疗技术

（1）断续通电法：用手柄电极在患部或穴位间断通电，断续给予电刺激。每个部位感应电通电时间每次 5~10 秒，共 3~4 次，直流电通电时间每次 1 秒，共 3~4 次。

（2）点送法：机器自动断续通电。

（3）移动法：用圆形手柄电极紧压患部皮肤，以环行或纵行方式缓慢移动电极。通电时间 5~10 分钟。

4. 临床应用

（1）适应证：头痛、偏头痛、颈椎痛、肩周痛、腰痛、慢性关节炎、神经痛、神经衰弱、胆道蛔虫等。

（2）禁忌证：同直流电。

5. 操作程序

（1）将手柄电极的衬垫用温水浸透。

（2）患者取舒适体位，暴露治疗部位。

（3）告知患者治疗时将产生强刺激感和肌肉强烈收缩反应，以取得患者的合作。

（4）操作者持手柄电极，紧压在治疗部位的痛点或穴位上。调节电位器，以手柄开关断续刺激，使治疗部位上产生患者可以耐受的强刺痛感和肌肉收缩。

（5）每次治疗 5~10 分钟，每日或隔日 1 次，10~15 次为 1 个疗程。

6. 注意事项

（1）用强直流电刺激治疗第三腰椎以上背部时，应在脊柱两旁分别刺激，切勿使电流横贯脊髓以免引起脊髓休克。

（2）电极不得置于心前区。

（3）其他注意事项与直流电疗法相同。

（二）感应电疗法

1. 概述　感应电流又称法拉第电流，是由法拉第（Michael Faraday）于 1831 年首先发现的。应用这种电流治疗疾病的方法，称为感应电疗法（Faradization）。

2. 治疗作用

（1）兴奋正常神经肌肉：当频率 50Hz 时，肌肉则发生完全的强直收缩。感应电流的频率为 50~100Hz，收缩的力量比单收缩大，对锻炼肌肉是有益的，可用于防治废用性肌萎缩。

（2）防止粘连，促进肢体血液循环：感应电可以增强肌肉活动，节律性的肌肉收缩能使静脉和淋巴管受压排空，促进血液淋巴液回流。肌肉活动增加组织间相对运动，能使轻度的粘连松解或防止粘连形成。

3. 治疗技术

（1）固定法：两个面积相同的电极置于治疗部位两侧或对置。

（2）滚动法：用轮状电极在治疗部位上缓慢滚动，非作用极用板状电极置于相应部位。

（3）断续法：用手柄电极在患处或运动点上，断续给以电刺激，非作用极用板状电极置于相应部位。

4. 临床应用

（1）适应证：废用性肌萎缩、肌腱移植术后训练、平滑肌松弛性疾患。

（2）禁忌证：出血倾向、急性化脓性炎症、痉挛性麻痹、安装心脏起搏器者。

5. 操作程序

（1）固定法

1）选好治疗所需的两个板状电极和衬垫，衬垫以温水浸透。

2）患者取舒适体位，暴露治疗部位。

3）接通电源，调节电流强度使治疗部位有麻刺感或肌肉收缩反应。每次治疗 15~20 分钟，每日或隔日 1 次，10~15 次为 1 个疗程。

（2）点状法

1）用点状电极和衬垫或一个手柄电极作为主极。

2）患者取舒适体位，暴露治疗部位，将板状电极放在背部、腰部或肢体远端，加以固定，将点状电极放在患病肌肉的运动点上固定。使用手柄电极时，操作者手握手柄电极紧压在病患肌肉的运动点上。

3）使用手柄电极时，操作者可用手指按压断续开关，进行断续性刺激，使患肌发生节律性收缩，以引起明显肌肉收缩为度。一般通电刺激 1~2 秒，间歇 1~2 秒，反复刺激 30、60 或 90 次。

4）每次治疗 15~20 分钟，每日或隔日 1 次，10~15 次为 1 个疗程。

（3）滚动法

1）用轮状电极作为主极，100~150cm^2 的板状电极和衬垫作为辅极。

2）操作者手持轮状电极，紧压在治疗部位上。

3）调节电流强度至轮状电极下有肌肉收缩反应。操作者在治疗部位上缓慢地往返推动轮状电极，使治疗部位的肌肉依次收缩。

4）其余同点状法。

（4）癔症治疗：治疗癔症性瘫痪时可采用点状法或滚动法。在患肢上做尽可能强的刺激，引起肌肉强烈收缩，同时结合言语暗示，令患者活动患肢，每次治疗数分钟，每日 1 或 2 次，一般治疗 1~3 次即可。

6. 注意事项

（1）感应电疗法的电流强度难以精确表示，一般以治疗部位肌肉收缩反应与电极下的麻刺感为度，但不应出现灼痛感。对有感觉障碍患者治疗时，电流强度不宜过大。

（2）其他注意事项与直流电疗法相同。

（三）间动电疗法

1. 概述　间动电流是将 50Hz 交流电经整流后叠加在直流电上构成的一种脉冲电流。用这种电流来治疗疾病的方法称为间动电疗法。间动电流的种类有：密波、疏波、疏密波、间升波、断续波、起伏波。

2. 治疗作用

（1）镇痛作用：间动电流的镇痛作用明显。实验证明，间动电流治疗 20 分钟后皮肤痛阈明显增高，50~250Hz 正弦交流电有明显的镇痛作用，镇痛最显著的是间升波。

（2）促进周围血液循环：间动电的密波和疏密波有明显的促进周围血液循环的作用，用间动电治疗动脉硬化，血流量增加 80%；作用于星状神经节时，上肢血流量增加 40%。

（3）对神经肌肉的作用：间动电的治疗频率在 50~100Hz，具有明显的刺激神经肌肉的作用。断续波和起伏波是常用波形。

3. 治疗技术

（1）痛点治疗：以直径 2~3cm 小圆电极与阴极连接置于痛点，阳极置痛点附近或对置。

（2）沿血管或神经干治疗：阴极置于患部，阳极沿血管或神经干放置。

（3）交感神经节与神经根治疗：阴极接小圆电极放在颈交感神经节或神经根部位，阳极放置相应部位。

（4）离子导入：同直流电离子导入。

4. 临床应用

（1）适应证：枕大神经痛、三叉神经痛、痛经、交感神经综合征、挫伤、扭伤、网球肘、肩周炎、退行性骨关节病、肱二头肌肌腱炎。

（2）禁忌证：同直流电疗法。

5. 操作程序

（1）根据病情选择不同波形组，每次可选择 2~3 个波形。

（2）患者取舒适体位，暴露治疗部位，找出痛点。

（3）按要求选好电极，衬垫厚度 1cm，将阴电极作为主极置于痛点，将阳极置于痛点近端 2~3cm 处，肢体可选择对置。

（4）调节直流电至 1~2mA（根据电极大小而定），然后选择电流波形，逐渐增加电流强度至患者有明显的震颤感为宜。

（5）每次治疗 8 分钟，慢性病可延长至 12~15 分钟，每日 1 次。急性病可每日 2 次，10~12 次为 1 个疗程。

6. 注意事项

（1）治疗时必须先调直流电，再调脉冲电流。

（2）其他注意事项与直流电疗法相同。

（四）超刺激疗法

1. 概述 应用电流强度超出一般治疗剂量的低频方波脉冲电流来治疗疾病的方法，称为超刺激疗法。超刺激应用电流频率 5~143Hz，波宽 2 毫秒，电流密度高达 $0.3mA/cm^2$。

2. 治疗作用 超刺激疗法有明显的镇痛和促进血液循环作用。临床上主要用于镇痛。每次治疗后，镇痛作用可持续 3 小时左右，皮肤充血持续 5 小时左右。

3. 治疗技术 痛点治疗，将阴阳两极衬垫分别浸透缓冲液，电极放置在痛点，并置或对置，阴极在痛点上。要求以较快速度增大电流进行治疗。

4. 临床应用

（1）适应证：颈椎病、软组织劳损、肋间神经痛、腰间盘突出症等。

（2）禁忌证：急性化脓性炎症、出血倾向、严重心脏病、安装心脏起搏器者、对直流电过敏者。

5. 操作程序

（1）应用缓冲液浸透电极的衬垫。阴极缓冲液：氯化钠 4.8g、稀盐酸 6.3ml 加水至 1000ml；阳极缓冲液：氯化钠 4.8g、氢氧化钠 0.8g 加水至 1000ml。

（2）患者取舒适体位，暴露治疗部位，找出痛点。

（3）将阴极电极放置在痛点上，一般要求在开始 1 分钟内将电流增至 8~12mA，在以后的 2~7 分钟内增至患者能忍耐的最大量。

（4）每次通电时间 15 分钟，每日或隔日 1 次。

6. 注意事项

（1）治疗用衬垫要求厚度 1~2cm。

（2）超刺激电流大，治疗后皮肤可能会有烧灼感，可局部涂用烫伤膏或氢化可的松膏。

（3）局部有皮损者，停止治疗。

（五）电睡眠疗法

1. 概述 以弱脉冲电流通过颅部引起睡眠时，称为电睡眠疗法。

2. 治疗作用

（1）电睡眠疗法中所用的电流，原则上仿效生理睡眠时中枢神经电活动的特点，此种重复单调的电流刺激引起泛化抑制和条件反射，可引起睡眠。

（2）脉冲电流刺激间脑和脑干均可引起睡眠。

3. 治疗技术

（1）双眼-乳突法：应用柔软的铅板制成镜框形状的眼部电极，接阴极；乳突部 $2cm^2×2$ 接阳极。

（2）双眼-枕部法：眼部电极×2 接阴极；$100cm^2$ 电极放置在枕部发迹下。

（3）前额-枕部法：$60~80cm^2$ 电极×2，阴极置于额部，下界在眉弓上方，阳极在枕部发迹下。

4. 临床应用

（1）适应证：神经衰弱、自主神经功能紊乱、头痛、偏头痛、早期高血压、神经性皮炎、湿疹等。

（2）禁忌证：原发性或外伤癫痫、骨髓功能障碍性血液病、恶性肿瘤、脑血管病、带有人工心脏起搏器、高度近视等。

5. 操作程序

（1）患者脱衣卧床盖好被单。

（2）按医嘱准备好电极及衬垫，放置在要求部位。

（3）接通电源，指示灯亮后 1~2 分钟，再缓慢调节到所需电流强度。

（4）治疗时间 20~30 分钟，亦可延长为 60~120 分钟，每日或隔日 1 次。

6. 注意事项 同直流电疗法。

（六）神经肌肉电刺激疗法

1. 概述 神经肌肉电刺激疗法（neuromuscular electrical stimulation，NMES）是应用低频脉冲电流刺激神经或肌肉使其收缩，以促进运动功能恢复的方法。

2. 治疗作用

（1）下运动神经元损伤后，肌肉失神经支配而萎缩变性。刺激运动神经可引起较大的募集活动，激活较多肌纤维，肌肉发生收缩，增强肌力。刺激失神经支配肌肉，刺激后肌肉发生节律性收缩，肌肉收缩的泵效应可增强肌肉的血液循环，减轻水肿，改善营养，防止、延缓或减轻肌萎缩的发生，防止纤维化、硬化和挛缩。

（2）中枢性瘫痪肌张力低下时，肌肉的收缩可向中枢输入皮肤感觉、运动觉、本体感觉的信息冲动，促进中枢运动控制功能的恢复和正常运动模式的重建。

（3）平滑肌张力低下时，刺激平滑肌可提高平滑肌的张力。

3. 治疗技术

（1）单极运动点刺激法：应用手柄电极或直径为 1.5~2.5cm 的板状电极，放置在运动点上，应用阴极刺激，另一极 150~200cm^2 作为辅极，置于肌肉远端。

（2）双极法：取两个点状电极和衬垫置于患肌肌腹的两端，一般近端电极为阳极，远端电极为阴极。

（3）进行失神经肌肉电刺激疗法时，治疗前应先进行强度-时间曲线检查，确定失神经支配的程度，选择治疗所应采用的脉冲宽度和刺激强度。没有条件进行强度-时间曲线检查时，可选择脉冲电流的参考参数。见表 3-2。

表 3-2　　　　　　　　　失神经肌肉电刺激时可参考使用的脉冲电流参数

失神经程度	t 宽（ms）	t 升（ms）	t 降（ms）	t 止（ms）
神经失用	1	1	0	20
轻度失神经	10~50	10~50	1	50~150
中度失神经	50~150	50~150	30~100	500~1000
重度失神经	150~300	150~300	100~200	1000~3000
极重度失神经	400~600	400~600	200~300	1000~5000

4. 临床应用

（1）适应证：下运动神经元麻痹、神经失用症、各种原因所致的废用性肌萎缩、肌腱移植术后、矫正脊柱侧弯、肩关节脱位、习惯性便秘。

（2）禁忌证：痉挛性瘫痪，其余禁忌证同直流电疗法。

5. 操作程序

（1）患者取舒适体位，使肌肉放松，暴露治疗部位，找出需刺激的运动点。

（2）选择治疗用的电极和衬垫，衬垫以温水浸透。

（3）若患者治疗前曾进行强度-时间曲线检查，则可根据检查的结果确定治疗电流的参数。曲线最低点所对的时限为脉冲应有的宽度，曲线最低点所对强度为合适的刺激强度。

（4）启动电源，缓慢调节电流强度，以无明显皮肤疼痛为度。

（5）电刺激治疗宜分段进行，一般先刺激 3~5 分钟，肌肉收缩 10~15 次，休息 10 分钟后再刺激，如此反复 4 次，达到总共收缩 40~60 次。失神经严重者治疗时开始只能使其每分钟收缩 1 次，每次治疗收缩 10~15 次。病情好转时需改变电流的脉冲宽度和强度，逐步增加肌肉收缩的次数，达到每次治疗收缩 20~30 次，缩短休息时间，延长刺激时间，使总收缩次数达到 80~120 次。

（6）每日 1~2 次，15~20 次为 1 个疗程。

6. 注意事项

（1）有条件在病情发生变化时可重复强度-时间曲线检查，以便及时调整电流参数。

（2）治疗中要经常询问患者的感觉，老人、儿童、体弱者的治疗时间要短，输出强度要弱。

（七）经皮电神经刺激疗法

1. 概述　经皮电神经刺激疗法（transcutaneous electric nerve stimulation, TENS）是通过皮肤将特定的低频脉冲电流输入人体刺激神经达到镇痛、治疗疾病的方法。这种疗法所采用的电流为频率 1~160Hz，波宽 2~500 微秒。单相或双相不对称方波脉冲电流。

2. 治疗作用

（1）镇痛：是 TENS 的主要治疗作用。

（2）促进血液循环，增加组织血液供应，也可改善缺血心肌的供血，缓解心绞痛。

（3）较低频率、较长波宽的脉冲电流可促进成骨效应，加速骨折及伤口愈合；也可加速慢性溃疡的愈合。

3. 治疗技术

（1）普通模式 TENS：应用频率 50~100Hz，脉宽 50~125 微秒的脉冲电流，电流强度以产生较舒适的震颤感为最佳，不引起肌肉收缩。此型镇痛效果快，但持续时间短。若用于控制疼痛，实际治疗时间可达 24 小时/天。

（2）低频模式 TENS：应用频率 1~5Hz，脉宽 200~500 微秒的脉冲电流，刺激引起相关节段肌肉收缩。此型镇痛效果慢，但持续时间长。

（3）断续模式 TENS：应用高频和低频率的特性，将 70~100Hz 脉冲电流调制成频率为 1~4Hz 的方波电流。此型既有舒适感，又有较长的镇痛作用。

（4）强刺激模式 TENS：应用频率>100Hz，波宽 250 微秒，电流强度为病人耐受的高限超强刺激。此型镇痛效果快，多应用于急性疼痛。

（5）调制模式 TENS：应用对波宽、频率、波幅进行周期性调制电流。对这些参数的调制可以是单一的，也可以是联合的。此型可避免神经的耐受。

4. 临床应用

（1）适应证：各种急慢性疼痛如神经痛、头痛、关节痛、肌痛、扭挫伤、术后伤口痛、分娩宫缩痛、截肢后残端痛、幻痛、癌痛等，骨折后骨连接不良，慢性溃疡，中枢性瘫痪后感觉运动功能障碍等。

（2）禁忌证：植入心脏起搏器者，以及颈动脉窦、孕妇下腹腰骶、头颈、体腔内等部位。认知障碍者不得自己进行治疗。

5. 操作程序

（1）患者取舒适体位，暴露治疗部位，选好痛点、穴位。

（2）将电极固定（或粘贴）于治疗部位或穴位、痛点、扳机点、神经走行、相应的脊柱旁神经节段。电极可对置、并置或交叉放置。治疗前告诉患者治疗时电极下应有舒适的麻颤感或肌肉抽动感。

（3）根据治疗需要选择、调节电流频率与脉冲宽度和治疗时间。

（4）每次治疗 30~60 分钟，每日 1~3 次，15~20 次为 1 个疗程，可连续数个疗程。

6. 注意事项

（1）治疗时专用的碳硅电极、粘贴型电极下可不放置衬垫。

（2）其他注意事项与直流电疗法相同。

（八）功能性电刺激疗法

1. 概述 应用低频脉冲电流刺激已丧失功能的器官或肢体，以所产生的即时效应来代替或纠正器官或肢体功能的康复治疗方法称为功能性电刺激疗法（functional electrical stimulation，FES）。

2. 治疗作用

（1）代替或矫正作用：代替或矫正肢体和器官已丧失的功能，如心脏起搏器、人工耳蜗、电子脊柱矫正器、膀胱尿道的电刺激等。

（2）功能重建：中枢性瘫痪的患者，上运动神经元发生病损，由于失去来自上运动神经元的正常运动信号，不能产生正常的随意的肌肉收缩。此时下运动神经元结构和功能存在，进行适当的功能性电刺激可以使相应的肌肉收缩，以补偿所丧失的肢体运动功能。刺激相应的肌肉收缩，同时通过传入神经，冲动经脊髓投射到高级中枢，刺激病损的上运动神经元或中枢神经细胞功能重组，促使肢体功能的重建。

3. 治疗技术 功能性电刺激仪为单通道或多通道刺激器，根据不同的需要，可将一组或多组电极置于相关的肌肉或肌群，使其收缩而产生功能性运动。刺激器由微机控制，可以预先设置各通道的刺激程序和刺激电流参数。治疗时各通道的刺激电极按预置的程序进行刺激，使各肌肉先后产生收缩活动，形成接近正常的动作。治疗初期每次刺激 10 分钟，每日数次，随着功能的恢复，逐步延长刺激时间，调节电流参数，最后过渡到自主活动。

4. 临床应用

（1）适应证：脑卒中、脊髓损伤及脑瘫后的肢体功能障碍，马尾或脊髓损伤后的排尿功能障碍，中枢性呼吸肌麻痹，脊柱侧弯等。

（2）禁忌证：下运动神经元受损者、植有心脏起搏器者禁用其他部位的功能性电刺激。意识不清、肢体挛缩畸形者。

5. 操作程序 FES 治疗仪有多种多样。在医疗机构使用的一般是大型精密的多通道仪器。电极的放置和仪器操作较复杂。便携式治疗仪一般为单通道或双通道输出，病人可以带着仪器回家治疗或一边工作一边治疗。

6. 注意事项

（1）肢体功能的重建必须与运动训练相结合，才能取得较好的效果。

（2）治疗工作者应掌握与功能性电刺激有关的解剖、生理以及运动医学的基本知识，刺激的准确定位是治疗成败的关键。

（3）功能性电刺激参数的选择，必须因病、因人而异。

三、中频电疗法

在医学上，把应用频率 1~100kHz 的电流治疗疾病的方法，称为中频电疗法（medium frequency electrotherapy）。

中频电流的特点：①无电解作用；②中频电对神经肌肉刺激的综合效应；③人体阻抗下降，较直流电和低频电作用深；④可用低频电流调制，调制中频电流具有双重作用。

（一）音频电疗法

1. 概述 应用频率为 1~20kHz 等幅正弦电流治疗疾病的方法称为音频电疗法，又称为等幅中频电疗法（undamped medium frequency electrotherapy）。常用音频电治疗仪输出 2000Hz 等幅正弦电流。

2. 治疗作用

（1）软化瘢痕和松解粘连：音频电刺激瘢痕或粘连，使之产生震动，使粘连松解和软化。

（2）镇痛、止痒作用：音频电流可使皮肤痛阈上升，从而达到镇痛效果。音频电对烧伤后和术后瘢痕有显著的止痒作用。

（3）促进局部血液循环：音频电流可使局部血管扩张，血流加快，组织血液循环改善。

3. 治疗技术 电极为铅片、铜片或导电橡胶片。衬垫由 2~3 层绒布制成。治疗时将电极与以温水浸湿的衬垫对置或并置于治疗部位，电流强度以电极下产生可耐受的麻、颤、刺、抽动感为度，也可酌情采用感觉阈上、下的电流强度。

4. 临床应用

（1）适应证：瘢痕、关节纤维性挛缩、术后粘连、炎症后浸润硬化、注射后硬结、血肿机化、狭窄性腱鞘炎、肌纤维织炎硬结、硬皮病、阴茎海绵体硬结、肩关节周围炎、血栓性静脉炎、慢性盆腔炎、肠粘连、慢性咽喉炎、声带肥厚、关节炎、肱骨外上髁炎、神经炎、神经痛、带状疱疹后神经痛、术后尿潴留、术后肠麻痹等。

（2）禁忌证：恶性肿瘤、急性炎症、出血倾向，局部金属异物、植有心脏起搏器者。

5. 操作程序

（1）选好治疗需用的电极和衬垫。患者取舒适体位，暴露治疗部位。

（2）将电极和衬垫对置或并置于治疗部位，固定电极。并告诉患者治疗时电极下应有麻、刺或颤动感。

（3）电流密度以衬垫面积计算，一般为 $0.1\sim0.3mA/cm^2$。

（4）每次治疗 20～30 分钟。每日或隔日 1 次，15～20 次为 1 个疗程，可重复几个疗程。

6. 注意事项

（1）治疗前除去治疗部位及其附近的金属异物。

（2）严防将电极或导线夹和导线裸露部分直接接触皮肤。使用硅胶电极时必须将导线插头完全插入导线插孔。

（3）电流密度不得过大，不应产生疼痛感。

（4）治疗过程中患者不得任意变动体位。治疗时电极下不应有痛灼感。如治疗中出现疼痛，应中止治疗。禁止在孕妇的腹部和腰部治疗。脑部和心脏治疗时，电量要小，禁用对置法。

（二）调制中频电疗法

1. **概述** 应用被低频电流调制后的中频电流治疗疾病的方法称为调制中频电疗法（modulated medium frequency current therapy），又称脉冲中频电疗法。低频调制频率 1～150Hz，波形有正弦波、方波、三角波、梯形波等；中频频率 2～4kHz，电流的波形、幅度、频率、调制方式不断变化。

调制中频电流因调制方式的不同可分为四类：

（1）连续调制波（连调波）：调幅波连续出现。

（2）间歇调制波（间调波）：调幅波与等幅波交替出现。

（3）断续调制波（断调波）：调幅波与断电交替出现，断续出现调幅波。

（4）变频调制波（变调波）：两种不同频率的调幅波交替出现。

2. 治疗作用

（1）镇痛。

（2）促进血液循环和淋巴回流。

（3）锻炼骨骼肌、提高平滑肌张力。

（4）调节自主神经：作用于神经节或神经节段时可产生区域作用，反射作用，调节自主神经功能。

3. 治疗技术 早期调制中频电疗仪面板上需调节的项目、参数较多。近几年研制的电脑中频治疗仪，克服了上述的缺点，根据不同病种的需要，编制了多步程序处方，储存在机内，处方内包含多种治疗参数。有的治疗仪医师可根据需要和经验编制处方，有的直接给出一些疾病所需、常用的处方。

治疗采用导电橡胶电极，治疗电流强度为 $0.1\sim0.3mA/cm^2$，以患者有可耐受的麻刺、震颤、抽动、肌肉收缩感为度。

4. 临床应用

（1）适应证：肩关节周围炎、腰间盘突出症、骨关节炎、关节炎、肱骨外上髁炎、肌纤维织炎、关节纤维性挛缩、瘢痕、粘连、血肿机化、注射后硬结、坐骨神经痛、周围神经病损、废用性肌萎缩、溃疡病、胃肠张力低下、尿路结石、慢性盆腔炎、弛缓性便秘、术后肠麻痹等。

（2）禁忌证：与等幅中频电疗法相同。

5. 操作程序

（1）患者取舒适体位，暴露治疗部位。

（2）选用治疗需要的电极，选择治疗所需电流的各个参数或处方号。

（3）每次治疗 15~20 分钟，每日或隔日 1 次，15~20 次为 1 个疗程。

6. 注意事项

（1）连续采用两个治疗处方治疗或使用一个治疗处方而需更改电流处方前，应先将电流输出调回零位，不要在治疗中途更换电流处方。

（2）其他注意事项与等幅中频电疗法相同。

（三）干扰电疗法

1. 概述 干扰电疗法（interferential electrotherapy）又称交叉电流疗法。将两路频率为 4000Hz 与（4000Hz ± 100Hz）的正弦交流电通过两组电极交叉输入人体，在体内电力线交叉处形成干扰场，产生差频为 0~100Hz 的低频调制中频电流，应用这种电流治疗疾病的方法称静态干扰电疗法。两路电流被三角波调制，交叉作用于人体时称为动态干扰电疗法（dynamic interferential electrotherapy）。三路 5000Hz 交流电交叉作用于人体时，干扰电流受第三电场调制，称为立体动态干扰电疗法（stereo-dynamic interferential electrotherapy）。干扰电流兼具低频电与中频电的特点，最大的电场强度发生于体内电流交叉处，作用较深，范围较大。

2. 治疗作用

（1）镇痛作用：90~100Hz 差频电流可抑制感觉神经，使皮肤痛阈升高，有较好的镇痛作用。

（2）促进血液循环：50~100Hz 差频电流可使毛细血管与小动脉持续扩张，改善血液循环，促使渗出物吸收。

（3）锻炼骨骼肌、提高平滑肌张力：10~50Hz 差频电流可引起骨骼肌强直收缩，改善肌肉血液循环，锻炼骨骼肌；也可以提高平滑肌张力，增强血液循环，改善内脏功能。

（4）对自主神经的作用：作用于颈或腰交感神经节，可调节上肢或下肢的神经血管功能。

（5）加速骨折愈合。

3. 治疗技术

（1）静态干扰电疗法与动态干扰电疗法：治疗时使用 4 个电极，电极与皮肤间放置 2~3 层绒布制成的薄衬垫。电流强度以引起麻颤感或肌肉收缩活动为度。带有负压装置的治疗仪，电极装在吸盘内，治疗时负压电极吸附于治疗部位上，可产生有规律的抽吸按摩感。

（2）立体动态干扰电疗法：治疗时使用两个星状电极，每个星状电极内有排列成三角形的三个小电极，这三对小电极连接三路电流。由于每对星状电极的左右两对小电极的方向是相反的，所以，对置法治疗时两个星状电极在治疗部位上下或两侧反方向放置，并置法时则同方向放置。

4. 临床应用

（1）适应证：颈椎病、肩关节周围炎、关节炎、扭挫伤、肌纤维织炎、坐骨神经痛、术后肠粘连、肠麻痹、胃下垂、弛缓性便秘、尿潴留、压迫性张力性尿失禁、废用性肌萎缩、雷诺病、骨折延迟愈合等。

（2）禁忌证：与等幅中频电疗法相同。

5. 操作程序

（1）按治疗需要选择差频参数。

（2）接通电源，同时缓慢调节两路电流的输出旋钮，电流强度以患者电极下出现麻颤感（感觉阈）或肌肉收缩反应（运动阈）为度，也可在阈上或阈下，也可以达到耐受限（患者最大耐受量）。使用负压抽吸装置时，吸盘下有抽吸按摩感。治疗中患者电极下感觉减弱时可再稍加大电流强度。

（3）每次治疗先后选用 1~3 组差频，需要改变差频时，可以直接调整差频参数，不必将电流输出调回零位。

（4）一般每种差频治疗 5~15 分钟，每次总共治疗 20~30 分钟。每日或隔日 1 次，20 次为 1 个疗程。

6．注意事项

（1）正确放置电极，以保证交叉电流能通过病变部位。

（2）治疗仪有电流输出时，同路电极不得相互接触。两组电极必须交叉放置。

（3）其他注意事项与等幅中频电疗法相同。

（四）音乐电疗法

1．概述 在音乐疗法的基础上把音乐与由音乐信号转换成的同步电流结合治疗疾病，称为音乐-电疗法（music-electrotherapy），又称为音乐电疗法。

人耳能听到的声音的频率为 20~20000Hz。常见乐器和人声的音频范围是 27~40000Hz，转换成同步的音乐电流的频率为 30~18000Hz。因此，音乐电流既有低频电流成分，又有中频的成分。是有一定的节律、频率和幅度不断变化的不规则正弦电流，以低频为主，中频为辅，是名副其实的音频电流。

2．治疗作用 音乐电流是以低频为主的低中频混合的不规则电流，兼有低频电和中频电的作用，而又具有音乐电疗的特点。

（1）旋律优美的音乐有镇静镇痛作用。音乐电流可以引起较持久的血管扩张，促进局部血液循环。

（2）音乐电流作用于交感神经节可以调节血压。作用于领区或头部可以缓解头痛，调整大脑的兴奋和抑制过程。

（3）音乐电流可引起明显的肌肉收缩，但电极下无明显的低频电刺激的不适感。音乐电流使肌肉收缩的强度、持续时间、间歇时间与音乐的性质明显相关。

（4）音乐电流的频率、波形、幅度不断变化，机体不易产生适应性。

3．治疗技术

（1）电极法：根据患者的病情和爱好，选择合适的音乐。电极的放置同其他低中频电疗法，患者戴上耳机，或用音箱收听，调好音量和电流强度。采用旋律优美、速度和力度适中的乐曲，电极采用额-枕对置法，能缓解头痛、头昏，改善睡眠，缓解焦虑和忧郁症状；选用放松性乐曲，能使高血压患者的血压、心率、皮肤电阻都降低，改善头痛；采用节奏强、旋律轻快活泼的乐曲，治疗软组织损伤疗效优于红外线、激光、感应电；采用节奏快、力度大的乐曲，电极置于患处或穴位上，可以减轻疼痛、改善关节活动度。

（2）电针法：操作步骤同电极法，但治疗电极选用毫针，治疗时将针刺入穴位，电极导线与针柄连接通电。电针法所需电流强度比电极法小。

4. 临床应用

（1）适应证

1）神经系统功能性疾病：神经衰弱、失眠、血管性头痛、情绪不安、精神抑郁症、孤僻症等。

2）神经系统器质性疾病：脑中风、脑性瘫痪、脊髓炎、格林-巴利综合征、周围神经损伤等。

3）心身性疾病：高血压病、胃肠功能紊乱、胃溃疡等。

4）软组织损伤：软组织扭挫伤、肌纤维织炎等。

5）骨关节疾病：颈椎病、风湿性关节炎、骨性关节炎等。

（2）禁忌证：同等幅中频电疗法。

5. 操作程序

（1）根据患者的病情需要（需要镇静者可选择柔和的音乐，需要兴奋神经、肌肉时选择激昂的音乐）和兴趣爱好，选用合适的音乐、歌曲或戏曲录音磁带，放入音乐电疗仪的录音磁带盒内。

（2）选用治疗需要的电极，以温水使衬垫湿透。

（3）操作者与患者都戴上耳机，接通治疗仪录音放音装置，放录音，调好音量。

（4）缓慢调节治疗仪的电流输出，根据患者电极下的麻颤感或肌肉收缩反应调节电流强度。

（5）每次治疗 15~30 分钟，每日或隔日 1 次，15~20 次为 1 个疗程。

6. 注意事项

（1）治疗前向患者说明治疗的意义，了解患者的兴趣爱好，选好录音磁带。

（2）其他注意事项与等幅中频电疗法相同。

四、高频电疗法

应用频率大于 100kHz 的高频电流作用于人体以治疗疾病的方法称为高频电疗法（high-frequency electrotherapy）。

高频电流的特点：①对神经肌肉不产生兴奋性；②由于电流频率增高，电流可以畅通无阻的通过电极、空气与皮肤形成的电容，在治疗时电极可以离开皮肤；③容抗下降，通过人体电流急剧增加，因此就有热产生。

目前常用的高频电疗法有短波电疗法、超短波电疗法、微波电疗法等。

（一）短波电疗法

1. 概述　短波波长 100~10m，频率 3~30MHz。应用短波治疗疾病的方法称为短波疗法（shortwave therapy）。短波作用于人体时可产生明显的温热效应，故常被称为透热疗法（diamermy）。

2. 治疗作用

（1）热作用：短波可达肌层，使毛细血管、小动脉扩张，改善血液循环，加强组织血供，加速炎症产物和代谢产物的清除，减轻水肿。

（2）镇痛、解痉挛：中等剂量治疗时温热效应通过降低感觉神经兴奋性，升高痛阈而达到镇痛。此外，血液循环改善使组织缺血缺氧减轻，病理产物、致痛物质的清除加快，水肿减轻使组织张力降低。

3. 治疗技术　短波疗法采用能输出波长 22m（13.56MHz）或波长 11m（27.12MHz），功率 250~300W 的短波治疗仪。

（1）电缆电极法：根据需要将 2~3m 的电缆盘绕成饼形、袢形、栅形、螺旋形等置于治疗部位。或将电缆电极绕于肢体上。

（2）涡流电极法与盘状电极法：涡流电极是由金属导线绕成螺旋形线圈，线圈两端接一个电容器，线圈固定在绝缘的胶木盒内。盘状电极由金属导线平绕成钟表发条样线圈固定在绝缘的胶木盒内构成，治疗时将盘状电极置于治疗部位。

（3）电容电极法：用于较大、较深部位的治疗仪功率 250~300W，附有矩形或圆形电容电极。用于五官或较小、较表浅部位的治疗仪功率 50~80W，附有圆形电容电极。电容场法治疗时将两个电容电极对置（作用较深）或并置（作用较浅）于病患部位。

（4）治疗剂量：按患者治疗时的温热感觉程度来划分。短波治疗剂量分为四级：

1）无热量（Ⅰ级剂量）：无温热感，适用于急性炎症早期、水肿显著、血液循环障碍部位。

2）微热量（Ⅱ级剂量）：有刚能感觉到的温感，适用于亚急性、慢性疾病。

3）温热量（Ⅲ级剂量）：有明显而舒适的温热感，适用于慢性疾病、急性肾衰竭。

4）热量（Ⅳ级剂量）：有能耐受的强烈热感，适用于恶性肿瘤。

4. 临床应用

（1）适应证：软组织损伤、化脓性炎症、关节炎、扭挫伤、神经炎、神经痛、胃十二指肠溃疡、结肠炎、肾炎、骨折愈合迟缓、颈椎病、肩关节周围炎、腰椎间盘突出症、静脉炎、急性肾衰竭等。

（2）禁忌证：出血或出血性疾病、心血管功能代偿不全、活动性结核、恶性肿瘤、植入心脏起搏器者、局部金属异物。

5. 操作程序

（1）治疗前患者除去身上的金属物品，取舒适体位，治疗部位可不裸露。

（2）选用治疗需用的电极，不同类型电极的操作方法不同。

1）采用盘形电极或鼓形电极时将电极置于治疗部位上。选用电缆电极时，将电缆按治疗部位的形状盘绕成各种形状，电缆电极留出的两端应等长。电缆一般盘绕3~4圈，电缆间应距离2~3cm。盘形电极、鼓形电极、电缆电极与皮肤之间间隔1~3cm，其间可垫以毡垫、棉垫、毛巾。

2）采用涡流电极时，选用治疗所需的电极，安装于治疗仪的支臂上，移动支臂，使涡流电极置于治疗部位上，距离1~3cm，也可贴近皮肤。

3）采用电容电极时，选用治疗所需的电极，电极与皮肤之间间隔1~3cm。

（3）接通电源，治疗仪预热1~3分钟，调节输出钮至"治疗"档，再调节"调谐"钮。治疗时应按照治疗仪的输出功率与病灶部位的深度，在治疗仪的输出谐振（输出电流最大，测试氖光灯最亮）的情况下，调整电极与皮肤的间隙来达到患者治疗所需的剂量。电极与皮肤间隙的调节一般应是：大功率治疗仪治疗时电极间隙较大，小功率治疗仪治疗时电极间隙较小；病灶较深时间隙宜适当加大，较浅时间隙较小；无热量治疗间隙大于微热量、温热量。

（4）治疗急性伤病时采用无热量，每次5~10分钟，每日1~2次，5~10次为1个疗程；治疗亚急性伤病时采用微热量，每次10~15分钟，每日1次，15~20次为1个疗程；治疗急性肾衰竭时采用温热量，每次30~60分钟，每日1~2次，5~8次为1个疗程。

6. 注意事项

（1）治疗室应铺绝缘地板，治疗仪应接地线。各种设施应符合电疗安全技术要求。

（2）患者应在木床和木椅上治疗。如遇特殊情况需在金属床上治疗时，应避免治疗仪、电缆、电极与金属床相接触，电缆、电极下方垫以棉被或橡胶布。

（3）治疗前检查治疗仪各部件能否正常工作，电缆电极是否完好无损，电极插头是否牢固，不得使用破损有故障的治疗仪与附件。

（4）治疗过程中，患者不得任意挪动体位或触摸金属物。

（二）超短波电疗法

1. 概述 超短波波长10~1m，频率30~300MHz。应用超短波治疗疾病的方法称为超短波疗法（ultrashort wave therapy）。

2. 治疗作用 超短波电场作用于人体主要产生热效应和非热效应，由于超短波的频率较短波更高，采用的是电容场法治疗，非热效应显著。超短波电场使体内电介质成分导电并产生位移电流是超短波电场作用的特点。因此，超短波比短波对组织的作用更深、更均匀。

（1）对神经系统的作用：神经系统对超短波作用很敏感，中小剂量的超短波作用于头部时常出现嗜睡等中枢神经系统轻度抑制现象。自主神经紊乱的病人治疗可使之趋于正常。

（2）对心血管系统的作用：对血管作用时发现血管短时间收缩后扩张，特点是深部小动脉扩张明显。

（3）对消化系统的作用：作用于腹部，有促进胃肠分泌、缓解胃肠道痉挛的作用。

（4）对肾脏的作用：作用于肾区有明显的利尿作用，对急性肾炎有良好的疗效，较大功率的超短波作用于肾区可治疗急性肾衰竭。

（5）对内分泌系统的作用：作用于肾上腺区，可使肾上腺皮质激素水平升高。

（6）对血液和免疫系统的作用：动物实验发现，无热量和微热量超短波作用后血细胞总数增加，骨髓造血功能增强。血清总蛋白稍增高，白蛋白降低，α、β、γ球蛋白升高，体内抗体和协同抗体杀菌或溶解细菌的补体增加。大剂量长时间治疗作用相反。

（7）对结缔组织的作用：超短波有促进肉芽组织和结缔组织再生的作用，小剂量超短波可促进术后伤口愈合。

（8）对炎症过程的作用：超短波对急性炎症有良好的治疗作用，超短波可以改善神经功能，使炎症病灶兴奋性降低；增强免疫系统功能，抑制炎症组织中细菌生长；改变炎症组织的 pH 值，消除局部酸中毒，利于炎症逆转；促进肉芽组织和结缔组织生长，加速伤口愈合。

3. 治疗技术 常用波长 6m、7.37m 超短波电疗机。

（1）对置法：两个电极相对放置，使电力线贯穿治疗部位。

1）电极应与体表平行。

2）电极与皮肤之间应保持一定的间隙。两电极下的皮肤间隙相等时，作用较均匀，否则间隙小的一侧作用较强。

3）两个对置的电极等大时作用较均匀，否则作用将集中于小电极一侧。

4）治疗部位表面凹凸不平时应稍加大电极下的皮肤间隙，以免集中作用于隆突处，易致烧伤。

5）两肢体同时治疗时，应在两肢体骨突出部位（如膝、踝内侧）垫以衬垫，以免该处烧伤。

（2）并置法：将两个电容电极置于体表的同一侧，只通过表浅组织。

（3）单极法：治疗时只使用一个电极，一般只用于小功率治疗仪，而且另一个不使用的电极应远离并且相背而置，否则会使电力线大量散发至四周空间，易造成电磁污染。

（4）剂量分级：同短波。

4. 临床应用

（1）适应证

1）炎症性疾病：软组织、五官和内脏器官的急性、亚急性炎症和慢性炎症急性发作。

2）疼痛性疾病：周围神经损伤、神经炎、神经痛、肌痛、幻痛。

3）血管和自主神经功能紊乱：闭塞性脉管炎、雷诺病、痔疮、血栓性脉管炎等。

4）消化系统疾病：胃肠功能低下、胃肠痉挛、胆囊炎、慢性溃疡性结肠炎、过敏性结肠炎。

（2）禁忌证：同短波。

5. 操作程序

（1）治疗前患者除去身上的金属物品，取舒适体位，治疗部位可不裸露。

（2）选用治疗需用的电极，按要求放置电极。

（3）治疗操作与短波疗法相同。

（4）治疗剂量的分级与短波疗法相同。

（5）一般每次治疗10~15分钟。①急性炎症早期、水肿严重时应用无热量5~10分钟，水肿减轻时改用微热量，每次8~12分钟；②亚急性炎症一般用微热量，每次10~15分钟；③慢性炎症和其他疾病一般用微热量或温热量，每次15~20分钟；④急性肾衰竭用温热量，40~60分钟。

（6）一般治疗每日或隔日1次，15~20次为1个疗程。急性炎症每日1~2次，5~10次为1个疗程。急性肾衰竭治疗每日1~2次，5~10次为1个疗程。

6. 注意事项

（1）脂肪层厚的部位进行电容场法Ⅳ级（热量）剂量治疗时，有的患者会出现脂肪过热所引起的皮下痛性硬结，不必特殊处理，停止治疗后可自行消失。

（2）其他注意事项与短波疗法相同。

（三）微波电疗法

1. 概述 微波是波长为 1m~1mm、频率 300~300000MHz 的一种高频电磁波。按波长不同又可分为三个波段：分米波（波长 1m~10cm，频率 300~3000MHz）、厘米波（波长 10~1cm，频率 3000~30000MHz）、毫米波（波长 10~1mm，频率 30000~300000MHz，即 30~300GHz）。应用分米波治疗疾病的方法称为分米波疗法（decimeterwave therapy）。应用厘米波治疗疾病的方法称为厘米波疗法（centimeterwave therapy）。应用毫米波治疗疾病的方法称为毫米波疗法（millimeterwave therapy）。

微波波长介于红外线与超短波之间，有类似光的物理特性；微波作用于人体时，不同波长的穿透能力不同，其作用深度，分米波为 7~9cm，厘米波为 3~5cm，毫米波大约在 300μm。

2. 治疗作用

（1）分米波和厘米波疗法治疗作用与超短波疗法相类似，温热作用可使组织血管扩张、改善血液循环、镇痛、消散急性或亚急性炎症、促进组织细胞再生修复、缓解骨骼肌和平滑肌痉挛、调节神经功能。

（2）毫米波对人体作用与分米波和厘米波有所不同，非热作用明显，能通过人体内 RNA、DNA、蛋白质等大分子相干振荡的谐振效应向深部传达而产生远隔效应。

1）改善组织微循环，促进水肿吸收，炎症消散。

2）促进上皮生长，加速伤口溃疡愈合，并有加速神经再生、骨折愈合作用。

3）降低神经兴奋性，辐射于病患部或穴位有较好的镇痛作用。

4）增强免疫功能。

5）作用于神经节段或反射区时可调节相应区域的神经、血管或器官的功能。

6）保护骨髓造血功能，增强骨髓增殖活动。

7）对肿瘤细胞有抑制作用。

3. 治疗技术

（1）体表、体腔照射

1）分米波疗法采用输出波长 33cm、频率 915MHz 或波长 69cm、频率 434MHz 的分米波治疗仪，功率 300W。治疗仪附有圆形、长形、凹槽形体表辐射器及阴道、直肠腔内辐射器。

2）厘米波疗法采用输出波长 12.24cm、频率 2450MHz 的厘米波治疗仪（习惯上将波长 30cm 以下的微波划为厘米波），功率 200W。附有圆形、长形、马鞍形体表辐射器及阴道、直肠腔内辐射器。有的治疗仪可输出脉冲波。

3）体表治疗时一般将辐射器与皮肤保持 10~3cm 距离，有冷却装置时可将辐射器直接接触皮肤进行治疗。体腔内治疗时将辐射器套上清洁乳胶套，外涂液状石蜡后插入体腔内进行治疗。

（2）微波组织凝固疗法：微波组织凝固是利用微波点状高热使组织凝固的微波外科治疗。治疗采用可输出波长 12.24cm、频率 2450MHz 的厘米波治疗仪，治疗仪带有针形、叉形、铲形小天线。治疗时将合适的小天线直接接触体表病患区或插入体表赘生物内，或经内镜将小天线插入体腔内进行治疗，辐射功率 70~100W，每点点凝数秒钟，使病变组织止血或变白、萎缩、脱落，较大肿物或病变需分次治疗，每周 1 次，2~6 次。

（3）毫米波治疗：多采用输出 8mm 波段的毫米波治疗仪。治疗时将辐射器放在病患部位或穴位、痛点上，紧贴皮肤，或距离 1~2mm，也可垫隔薄层干燥衣服或纱布。

（4）治疗剂量的分级法和疗程安排与短波、超短波疗法相同。

4. 临床应用

（1）分米波与厘米波疗法

1）适应证：一般治疗适用于软组织、内脏、骨关节的亚急性、慢性炎症，伤口愈合迟缓、慢性溃疡、坐骨神经痛、扭挫伤、冻伤、颈椎病、腰椎间盘突出症、肌纤维织炎、肩关节周围炎、网球肘、溃疡病等。

2）禁忌证：与短波、超短波疗法相同。避免在眼、小儿骨骺、睾丸部位治疗。

（2）毫米波疗法

1）适应证：胃及十二指肠溃疡、高血压、冠心病、慢性阻塞性肺病、颈椎病、面神经炎、关节炎、骨折、扭挫伤、肌纤维织炎、伤口愈合迟缓、烧伤、软组织炎症、淋巴结炎、肾盂肾炎、前列腺炎、盆腔炎、颞颌关节紊乱、放化疗后白细胞减少等。

2）禁忌证：局部金属物、妊娠、植有心脏起搏器者。避免眼部治疗。

5. 操作程序

（1）分米波与厘米波疗法

1）治疗前，患者除去身上的金属物品，取舒适体位，治疗部位可不裸露，穿单层薄棉织品衣服进行治疗。

2）选用治疗需要的辐射器，安装于治疗仪器的支臂上，移动支臂，使辐射器对准治疗部位并接上输出电缆。接通电源，使治疗仪预热 3 分钟。

3）调节输出旋钮，达到治疗要求的剂量。

4）治疗剂量根据患者的温热感觉分级，与短波、超短波疗法相同。同时也参考电流表指示。圆形、长方形、凹槽形辐射器无热量50W，微热量50~100W，温热量100~150W，热量>150W；阴道、直肠辐射器微热量20~30W，热量30~40W。

5）治疗过程中应注意询问患者的感觉，注意温度监测记录，以便及时调节输出。如患者感觉过热、烫痛，应停止治疗。检查治疗部位有否烧伤，如有烧伤应及时处理。

6）一般每次治疗10~20分钟，凹槽形辐射器治疗每次8~10分钟。每日或隔日1次，10~20次为1个疗程。

（2）毫米波疗法

1）患者取舒适体位，暴露治疗部位，也可穿单层棉织品衣服。伤口上可覆盖一块4~8层干纱布。

2）选好需要治疗的病变部位、痛点、穴位或病变脏器的体表投影部位。

3）移动治疗仪支臂，将辐射器移至治疗部位，或由患者、操作者手持辐射器，贴在皮肤或上述单层衣服、干敷料上，或距皮肤1~2mm的空气间隙。使毫米波辐射电场方向与血管、神经或经络的走行方向一致。

4）接通电源，打开输出开关即开始治疗。每次治疗20~30分钟，穴位治疗时每穴10~20分钟，每次治疗2~4个穴位。每日或隔日1次，10~15次为1个疗程。

6. 注意事项

（1）治疗前检查治疗仪各部件能否正常工作，支臂有否松动、辐射器馈线是否完好无损。

（2）辐射器与输出电缆必须紧密接触，未接辐射器前不得开机。

（3）辐射器有输出时不得空载，更不能朝向四周空间，尤其不能朝向金属物与人的眼部。有输出的辐射器只能朝向患者的治疗部位或盛有水的塑料盆。

（4）治疗时治疗部位体表要保持干燥，伤口的湿敷料及油膏应予除去。

（5）腹部治疗前患者必须先排空大小便，也不得在饱餐后治疗。

（6）感觉障碍或血液循环障碍的部位治疗时，不应依靠患者的感觉来调节剂量，治疗剂量宜稍小。

（7）手表、手机、收录机、电视机、精密电子仪器必须远离治疗仪，以免发生干扰。

（8）治疗操作时需注意保护工作人员及患者眼部，避免微波直接辐射眼部或由金属物反射至眼部，或戴微波专用防护眼镜，以免引起白内障。

五、静电疗法

1. 概述 利用静电场作用于人体治疗疾病的方法称为静电疗法（static electrotherapy）。静电疗法分为高压静电疗法和低压静电疗法。高压静电疗法所采用的静电场是高压直流静电场，两端输出电极间的电压达 50~60kV，电流不超过 1.5mA。低压静电治疗一般不超过 500V，电流小于 1mA。

2. 治疗作用 静电场治疗，人体会产生静电感应及极化现象，空气离子流对皮肤感受器有细微的按摩作用，空气离子和臭氧吸入以及火花放电对人体产生一系列的治疗作用。

（1）降低大脑皮层的兴奋性，并加强其抑制过程。自主神经对静电场比较敏感，剂量适宜可有助于紊乱的功能正常化。周围感觉神经的兴奋降低，可提高痛阈，有轻度止痛作用。

（2）改善肺功能，增加氧的吸入及二氧化碳的排出量。

（3）对血压有调节作用，可提高血氧含量和还原作用。

（4）局部治疗可明显引起血管反应，改善局部血液循环，增强代谢，同时臭氧有杀菌作用，可促进伤口愈合。

3. 治疗技术

（1）全身的静电治疗

1）高压静电：又称静电淋浴，治疗附件有帽状电极、升降电极支架、木椅、有绝缘底座的脚踏电极板、带绝缘手柄的导体。治疗时，患者脱鞋坐在木椅上，双足踏在足踏电极上（阳极），另一悬吊电极（阴极）距头顶10~15cm。通常用30~45kV，患者头发竖起，头部有微风吹拂感。每次治疗10~15分钟，每日或隔日1次，15~20次为1个疗程。

2）低压静电：又称静电浸浴，治疗时，患者脱鞋坐在木椅上，双足踏在足踏电极上（阴极），另一电极（阳极）接地。输出电压根据病人体质选定，100~400V。每次治疗20~30分钟，每日1次，15~20次为1个疗程。

（2）局部高压静电治疗：治疗附件有球状电极、刷状电极、针状电极、板状电极、局部电极支架、木椅等。根据治疗目的和部位不同，常用方法如下：

1）领区反射法：患者坐在木椅上，领状电极置于领区，距离10cm，接阴极，阳极为足踏电极，电压10~20kV，治疗10~12分钟，每天1次或隔日1次，10~15次为1个疗程。治疗自主神经功能紊乱。

2）乳腺区反射法：患者坐在木椅上，电极对乳腺，距离10cm，接阴极，阳极为足踏电极，电压10~20kV，治疗5~8分钟，每天1次或隔日1次，8~12次为1个疗程。治疗功能性子宫出血，产后乳汁不足。

3）伤口和创面局部治疗法：取坐位或卧位，选择治疗范围和形状适合的电极，将电极悬置于治疗部位上方5~10cm处，接阴极。另一板式电极置患病躯体对侧，接阳极。电压10~20kV，治疗10~15分钟，每天1次或随换药时间一起进行。

4）火花放电法：取坐位或卧位，阳极为足踏电极，阴极接小电极，当电压10~20kV时，小电极移近患处，距离小于5cm时即可产生火花放电。适用于皮肤感觉障碍、癔病性瘫痪。

4. 临床应用

（1）适应证：神经症、自主神经功能紊乱、神经血管性头痛、脑震荡后遗症、脑血管意外恢复期及后遗症、偏头痛、高血压病、高脂血症、糖尿病、支气管哮喘、痔疮、肛裂、便秘、颈椎病、肩关节周围炎、软组织损伤、骨折、骨关节病等。

（2）禁忌证：装有心脏起搏器、呼吸装置、药物自主注入器、人工内耳、人工中耳、金属人工心脏瓣膜、人工膝、髋、肩等关节（即体内有金属物者）以及恶性肿瘤、高热、妊娠者。

5. 操作程序

（1）患者取下身上所有的金属物。

（2）病人采取舒适体位，按要求放好电极，调好电极与体表距离。

（3）接通电源，治疗仪预热1分钟。

（4）打开治疗开关，调到治疗所需要的电压，此时病人已在高压电场作用下。

（5）治疗结束时，关闭机器，移开电极，然后再让病人离开。

6. 注意事项

（1）治疗仪及治疗椅（床）周围半径1m的空间内不得放置任何金属物品，不得停留任何人。

（2）患者头部、身体、衣服潮湿时不得进行治疗。

（3）雷击、闪电时应立刻停止治疗，切断电源，拔下电极。

（4）治疗过程中，患者不得任意变动体位。全身静电治疗时患者不得同时抬起双脚，不得触摸治疗仪或治疗电极，不得触摸周围金属物品和人，也不得拾取地上物品。

（5）患者治疗过程中，如发生头晕、恶心等不良反应，应立即停止治疗。

（6）患者治疗时，操作者接触患者必须先将电压调到零位，并关闭电源。

（7）治疗结束后，必须等待电极上余电放完，才能用手触摸，以免发生电击。

第三节　光疗法

应用人工光源或日光辐射能作用于人体以治疗疾病的方法称为光疗法（phototherapy）。早在公元2世纪就有了日光疗法的记载，人工光源的光疗始于18世纪末，光具有电磁波和粒子流的特性，光子是组成粒子流的物质微粒。光波是电磁波谱的一部分，其波长和频率与其能量有关，光的频率越高，波长越短，光的能量就越大。因此，光的能量与其频率成正比，而与其波长成反比。常用的光疗法有可见光疗法、红外线疗法、紫外线疗法和激光疗法。随着科学技术的不断发展和医疗水平的提高，逐渐又出现了紫外线照射充氧自血回输疗法等，并取得了较好的临床疗效。

一、可见光疗法

可见光即人眼可以看到的光线，用可见光治疗疾病的方法称为可见光疗法。可见光的波长为760~400nm，对组织的穿透能力深度约1cm，可达真皮及皮下组织，具有温热作用和光化学热效应。可见光疗法包括蓝紫光、红光等疗法。

（一）蓝紫光疗法

1. 概述　20世纪60年代末利用蓝紫光治疗新生儿高胆红素血症，可以降低血清未结合胆红素水平，效果明显且无不良反应，因而，广泛应用于临床。新生儿黄疸又称核黄疸，是由于血液中胆红素水平过高，导致脑细胞损害，影响脑功能。

2. 治疗作用　蓝紫光照射患儿皮肤后，血液中的胆红素吸收光线，产生光化学效应，变成水溶性的低分子产物，通过胆汁、尿液、粪便排出体外，从而降低了血液中的胆红素浓度。

3. 治疗技术　目前国内常用的蓝紫光的波长是335~600nm，功率密度可达$0.25~0.4mW/cm^2$。

（1）单面蓝紫光疗：亦称单光照射，用20~40W的蓝色荧光管6~9支平行排列在上方，患儿全裸睡于箱子中央，箱盖面为无色有机玻璃盖，照射患儿正面皮肤，灯管距皮肤约35cm。

（2）双面光疗（双光）：患儿全裸睡于无色有机玻璃板上，在患儿上下方均有蓝色荧光管6~9支，照射患儿正面灯距35cm，下面灯距20~25cm。

（3）光导纤维光疗毯：将患儿包裹于毯中，特点是可以保温和适宜家庭光疗。

（4）蓝紫光照射时间视病情而定，可以照射 6~12 小时，间隔 2~4 小时再照。或照射 8~12 小时停 12 小时。

4. 临床应用

（1）适应证：蓝紫光疗法只适用于未结合胆红素增高的患儿，如同族免疫性溶血病（母婴 Rh、ABO 血型不合）、G-6-PD 缺乏、感染、血肿等。当血清胆红素超过 255μmol/L（14.9mg/dl）或生后 48 小时内足月儿超过 222μmol/L（12.98mg/dl），早产儿超过 185μmol（10.82mg/dl）时给予蓝紫光治疗。超低体重儿（小于 1000g）皮肤瘀血、新生儿溶血症等胆红素增高趋势较明显时，即使未达到上述指标也应给予预防性治疗。

（2）禁忌证：有阻塞性黄疸或肝脏疾病引起的高胆红素血症禁用蓝紫光治疗。

5. 操作程序

（1）照射前要检查灯管是否全亮，安装是否牢固，擦去表面灰尘。

（2）接通电源，灯亮，开始治疗。

（3）照射箱温度保持在 30℃ 左右。患儿全身裸露，用黑色硬纸遮盖患儿眼睛，仰卧或俯卧于照射箱内。

（4）每隔 1 小时帮患儿翻身 1 次，每 4 小时测 1 次体温，超过 38℃ 应及时降温。

（5）光疗时可按时喂奶、喂水。

（6）照射前后均要洗澡，清洁皮肤。

6. 注意事项

（1）照射过程中注意观察患儿情况，如呼吸、体温、眼睛、皮肤等的变化。

（2）注意更换眼罩，保持眼睛清洁，防止感染。

（3）注意骶尾部皮肤及臀部皮肤护理，避免擦伤破损。

（4）蓝紫光照射后皮肤黄疸消失快，但血清胆红素下降较慢，应定时复查血清胆红素以确定是否继续照射。

（二）红光疗法

1. 概述 红光疗法是应用波长 600~760nm 的红色光线治疗疾病的方法。红光对组织的穿透能力较强，可深达机体 4cm 左右，大部分在真皮层被吸收，主要是热作用。

2. 治疗作用 治疗作用有消炎、镇痛、缓解肌痉挛、促进组织愈合和周围神经再生。红光辐射使细胞膜及内部结构发生变化，线粒体吸收红光，过氧化酶活性增加，促进蛋白质合成能量代谢。动物实验证明，红光照射可以增强吞噬细胞的功能，提高机体免疫功能。红光照射使机体深部血管扩张血流加快，并可降低血浆黏度，改善微循环。

3. 治疗技术 红光治疗仪光谱波段约有 90% 在 600~700nm，10% 在近红外。红光的输出功率密度可达 30~50mW/cm²。

4. 临床应用

（1）适应证：软组织损伤、烧伤后创面、术后组织粘连、皮肤溃疡、压疮、浅静脉炎、关节炎、慢性胃炎、慢性肠炎、气管炎、肺炎、慢性盆腔炎、周围神经损伤、神经炎、神经痛、神经性皮炎、斑秃、湿疹等。

（2）禁忌证：恶性肿瘤、高热、急性化脓性炎症、活动性出血或有出血倾向、活动性结核。

5. 操作程序

（1）治疗前检查灯泡、辐射板安装是否牢固，支架是否稳妥。

（2）患者取舒适体位，暴露治疗部位。

（3）移动灯头，使灯头中心对准患处，距离治疗部位 30~50cm。

（4）每次治疗 15~30 分钟，每日 1~2 次，15~20 次为 1 个疗程。

6. 注意事项

（1）治疗过程中患者不要随意变换体位，防止身体触及灯泡，引起烫伤。

（2）避免红光直射眼部，头面部治疗时，患者可以戴墨镜防护。

二、红外线疗法

（一）概述

红外线是不可见光，在光谱上位于可见光的红光之外，波长为 760nm ~ 1000μm，是光波中波长最长的部分，应用红外线治疗疾病的方法称为红外线疗法。根据波长将红外线分为两段：波长 1.5~1000μm 的为长波红外线（又称远红外线），穿透力较弱，只能穿透表皮；波长 760nm~1.5μm 为短波红外线（又称近红外线），穿透力较强，可穿透真皮和皮下组织。红外线作用于人体组织的主要生物学作用是产生热效应，故又有热射线之称。

（二）治疗作用

1. 改善局部血液循环 红外线辐射于人体组织，可穿透到表皮和皮下组织，其能量转化为热能，通过热传导或血液传送可使较深层组织温度升高，使血管扩张，血流加速，从而使局部血液循环得到改善。

2. 缓解痉挛，降低肌张力 温热可降低γ纤维兴奋性，使牵张反射降低，肌张力下降，温热也可使内脏平滑肌松弛，胃肠蠕动减弱。

3. 镇痛作用 热作用可以降低感觉神经的兴奋性，同时热作为一种刺激传入中枢神经系统，与疼痛信号互相干扰，减弱了痛觉。另外热可以扩张血管，加速致痛物质的排除而止痛。

4. 加速组织修复和再生，改善免疫功能 红外线热能可以增加吞噬细胞的活力，增加血管壁的通透性，改善机体的免疫功能。同时增强组织营养和代谢，促进水肿吸收，炎症消散，加速组织修复和再生。

（三）治疗技术

1. 发光红外线灯 即白炽灯和钨丝红外线灯，功率100~300W，有台式或落地式。

2. 不发光红外线灯 由电阻丝或有涂料的辐射板构成，功率200~300W，有台式或落地式，如特定电磁波谱辐射器（TDP）、频谱仪。

3. 光浴器 即多个白炽灯泡安装在半圆筒状光浴器内，适宜躯干、双下肢或全身治疗。

（四）临床应用

1. 适应证 软组织扭挫伤恢复期（24小时后）、肌纤维织炎、肌痉挛、关节炎、关节纤维性挛缩、神经炎、神经痛；疖、痈、蜂窝织炎、丹毒、乳腺炎、淋巴结炎等炎症浸润吸收期；延迟愈合的伤口、冻疮、压疮等。

2. 禁忌证 恶性肿瘤、高热、急性化脓性炎症、活动性出血或出血倾向、活动性结核。

（五）操作程序

1. 操作前要检查灯泡、辐射板有无破损，灯头安装是否牢固，支架是否稳固。

2. 接通电源，使灯头、灯泡预热5~10分钟。

3. 向患者说明治疗目的、方法、正常感觉，出现异常情况要及时告知医生，不要乱动。

4. 局部照射红外线时要暴露治疗部位，使患者位于舒适的体位，灯头或灯泡距离治疗部位30~50cm，每次治疗时间为15~30分钟，每日1~2次，15~20次为1个疗程。

5. 光浴治疗时，将光浴器置于治疗部位上方，两端开口处用厚毛巾遮盖保

温，患者取舒适体位，暴露需治疗的部位，每次治疗时间为 15~20 分钟，每日 1
次或隔日 1 次，10~15 次为 1 个疗程。

（六）注意事项

1. 治疗头、面、肩、胸部时患者应戴墨镜，或以湿布巾、纸巾覆盖眼部，
避免红外线辐射眼睛，长期受到红外线照射可以引起白内障或眼底损伤。

2. 治疗部位有伤口时应先清洁。

3. 治疗过程中患者不要随意改变体位，光浴时要防止身体触及灯泡以免烫
伤，夏季因天气热，患者出汗较多，做光浴时要做头部冷敷，治疗后要饮水，防
止中暑和脱水。

4. 治疗过程中要经常询问患者有无不适，注意观察。昏迷病人、局部有感
觉障碍、血液循环障碍或瘢痕者，红外线照射时应适当加大灯距，光浴器应关闭
部分灯泡，以防烫伤。

5. 多次治疗后，局部皮肤可以出现网状红斑，可留有色素沉着。

三、紫外线疗法

（一）概述

利用电磁波谱中的紫外光部分治疗疾病的方法称为紫外线疗法（ultraviolet
therapy）。紫外线是紫光以外的看不见的光线，用于医疗的紫外线波长范围在 400~
180nm 之间，通常分为三段：长波紫外线（UVA），其波长为 400~320nm；中波
紫外线（UVB）其波长为 320~280nm；短波紫外线（UVC），其波长为 280~
180nm。紫外线作用于人体组织后主要产生光化学效应，故又有光化学射线之称。

（二）紫外线的生物学效应

1. 红斑反应 是紫外线照射皮肤后引起的重要反应之一。紫外线穿透人体
组织的深度很浅，短波紫外线大部分只达角质层，中、长波紫外线部分可达真皮
层。用一定量的紫外线照射皮肤，经过 2~6 小时后，照射局部皮肤逐渐潮红，
出现红斑，至 12~24 小时红斑反应达到高峰，以后逐渐消退。红斑的特点是界
限清楚，均匀一致的鲜红色，持续数天后出现色素沉着，并有脱皮。紫外线红斑
的产生机制较复杂，一般认为紫外线照射皮肤后引起组织胺增多，毛细血管渗透
性增强，皮肤充血，出现红斑。另外，紫外线使血管内皮细胞变性，释放血浆缓
激肽，导致血管扩张，出现红斑。

2. 对细胞的影响 核糖核酸 RNA 和脱氧核糖核酸 DNA 决定细胞生长、繁

殖和发育，大剂量紫外线对 DNA 和 RNA 起抑制作用，使蛋白质分解变性，导致细胞死亡。这正是紫外线杀菌的作用机制。利用这种杀菌作用，可以消毒清洁创面，治疗皮肤、黏膜、伤口、窦道、瘘管等各种感染。小剂量紫外线照射使 RNA 合成先抑制后加速，与 DNA 合成的加速一致，促进组织修复过程，可以促进肉芽、上皮的生长和伤口的愈合。

3. 对免疫功能的影响 紫外线照射可以提高巨噬细胞的吞噬能力，并可以激活人体的 T 细胞免疫功能。

4. 对钙磷代谢的影响 长波紫外线照射能促进维生素 D 的形成，可促进肠道、肾小管对钙磷的吸收和重吸收，促使骨的钙化沉着，故有预防和治疗佝偻病和骨软化症的作用。

（三）治疗作用

1. 消炎作用 紫外线红斑量照射，引起皮肤血管扩张，血液循环加快，血管通透性增加，促进代谢产物和病理产物的排除；同时白细胞输入加速，吞噬细胞活跃，免疫功能增强，从而使炎症局限、消散。尤其对皮肤浅层组织的急性感染性炎症效果显著。

2. 镇痛作用 紫外线红斑量照射可产生镇痛作用，主要表现为降低感觉神经兴奋性，局部痛阈升高，感觉时值延长。另外，紫外线照射部位血液循环增加，致痛物质的清除加快，从而缓解疼痛。

3. 杀菌作用 短波紫外线具有明显的杀菌作用，紫外线的杀菌机制认为是细胞吸收紫外线后，在 DNA 中形成胸腺嘧啶二聚体，使细胞核肿胀，核破裂，蛋白变性，导致细胞生长、代谢、繁殖能力受到抑制而死亡。

4. 脱敏作用 组织胺是引起过敏反应的主要因素，紫外线照射可使组织产生小量的组织胺，当组织胺不断进入血液后，可刺激细胞产生组织胺酶，大量的组织胺酶，可以分解过敏反应时血液中的组织胺，从而起到脱敏作用。

5. 抗佝偻病作用 由于体内缺乏维生素 D，致使钙磷代谢异常，可致小儿佝偻病，在成人则可导致软骨病。用波长 297~272nm 的紫外线照射后，人体皮肤内的 7-脱氢胆固醇转化成维生素 D_3，维生素 D_3 可促进肠道和肾小管对钙磷的吸收和重吸收，促进钙盐沉着，因而起到治疗佝偻病的作用。

6. 促进愈合作用 小剂量紫外线照射可以促进肉芽组织及上皮的生长，加速伤口愈合；大剂量则抑制或杀死细胞，促进坏死组织脱落，控制感染，有利伤口愈合。

7. 其他 紫外线具有调节机体免疫功能和光致敏作用，长期大剂量的紫外线照射有可能引起组织癌变。常规治疗剂量的紫外线无引起癌变的危险。

（四）治疗技术

1. 高压汞灯（高压水银石英灯） 主要产生中波和长波紫外线，辐射光谱为248～577nm，灯管内温度可达500℃，用于局部与全身体表照射。按其功率可分为：

（1）落地式：功率为500W，灯管为直形或U形，装于铝合金制成的半球形反射罩内。

（2）台式：功率200～300W，供小范围照射。

（3）水冷式：灯管外罩内有冷水流动冷却，适宜贴在皮肤上的照射或石英导子体腔照射。

2. 低压汞灯（冷光水银石英灯） 主要产生短波紫外线，并有少量中波紫外线，最强辐射光谱为254nm，灯管工作时温度40℃～50℃，依功率分为：

（1）落地式：功率为30W，灯管为盘形，多用于大面积照射。

（2）手提式：功率为10～15W，灯管为盘形，用于体表、局部与全身照射。

（3）体腔式：功率为5～8W，灯管为盘形，配有各种形状的石英导子用于体腔照射。

（4）荧光灯：主要辐射300～400nm的紫外线，峰值为366nm，可用于光敏疗法治疗白癜风、银屑病。

（5）"黑光"灯：辐射300～400nm的紫外线，峰值为366nm，灯管功率为20～40W，多制成灯排，可做全身照射，主要用于光敏疗法治疗牛皮癣和白癜风。

3. 生物剂量测定器 为长方形或圆形金属板，中间有6个5mm×10mm长方形孔，孔间距为15mm，上置一个可以滑动的插板。

4. 生物剂量（最小红斑量）测定

（1）紫外线照射剂量：以"生物剂量"（MED）表示，一个生物剂量是指紫外线在一定距离内垂直照射皮肤引起最弱红斑（阈红斑）所需的照射时间。

（2）将生物剂量测定器置于裸露的皮肤上，选下腹两侧或上臂内侧正常皮肤区作为被测定区。

（3）患者平卧，暴露被测定区。移动紫外线灯，使灯管中心垂直对准测定的部位，高压汞灯灯距为50cm，低压汞灯几乎接近测定器或距离1～2cm。

（4）操作者抽动测定器盖板，每隔一定时间（高压汞灯5秒，低压汞灯1秒）露出一个小孔，直至6个孔都照完。高压汞灯6个孔依次照射时间为30秒、25秒、20秒、15秒、10秒、5秒。

（5）成人照射后6～8小时观察测定结果，小儿照射后4～6小时观察测定结果，观察最弱红斑反应出现在第几孔，则该孔为一个生物剂量的数值，若在最后一个孔出现最弱红斑，则 1MED＝5 秒，依次类推。如果照射后 6 个孔均未出现红斑或全部出现红斑，则应更换部位，重新测定，酌情增加或减少每一孔的照射时间。

（6）确定平均生物剂量的方法：在 1~2 天内以同等条件，按以上操作程序对 20 名健康青壮年男女进行测定，求其平均数。采用平均生物剂量是为了能及时尽早的治疗，正常情况下由于每个人的个体差异，需要先测定生物剂量，然后再照射。

5. 紫外线剂量分级 通常分为 5 级：

（1）0 级红斑（亚红斑量）：照射剂量小于 1MED，局部皮肤无红斑反应。

（2）Ⅰ级红斑（弱红斑量）：照射剂量 1~3 个 MED，照射后 6~8 小时，皮肤出现微弱红斑反应，界限清楚，约 24 小时后消退，皮肤无脱屑。照射面积不超过 800cm^2。

（3）Ⅱ级红斑（红斑量）：照射剂量 3~5 个 MED，照射后 4~6 小时皮肤有明显的红斑反应，稍肿，轻度烧灼痛，2~3 天后红斑消退，有斑片状脱屑和轻度色素沉着。

（4）Ⅲ级红斑（强红斑量）：照射剂量 6~10 个 MED，照射后 2 小时皮肤有暗红色斑，水肿，灼痛，1~2 周左右红斑消退，皮肤大片状脱皮，伴明显色素沉着。

（5）Ⅳ级红斑（超红斑量）：照射剂量 10 个 MED 以上，皮肤红斑反应比强红斑量更重，出现水疱，脱皮，剧烈灼痛，主要用于炎症及感染的创面。

（五）临床应用

1. 适应证

（1）局部照射适用于：痛风性关节炎、疖、痈、蜂窝组织炎、丹毒、淋巴结炎、乳腺炎、静脉炎等急性炎症，以及伤口感染、伤口愈合迟缓、压疮、冻疮、溃疡、烧伤创面、慢性气管炎、支气管炎、肺炎、支气管哮喘、慢性胃炎、风湿性关节炎、类风湿性关节炎、神经炎、神经痛等。

（2）体腔照射适用于：口、咽、鼻、外耳道、阴道、直肠、窦道等腔道急性感染、溃疡等。

（3）全身照射适用于：佝偻病、骨软化症、骨质疏松症、过敏症、玫瑰糠疹、银屑病、白癜风、瘙痒症等。

2. 禁忌证 心肾功能衰竭、出血倾向、活动性结核病、红斑狼疮、日光性皮炎、光过敏症、应用光过敏药物（光敏治疗者除外）、着色性干皮症、中毒和伴有发热、发疹的传染病患者、恶性肿瘤。

（六）操作程序

紫外线照射方法一般分为全身照射、局部照射、体腔照射和光化学疗法四种方法。

1. 全身照射法

（1）照射前必须先测定患者的生物剂量，要求患者全身裸露，但必须戴墨镜、穿三角裤，女性患者需用棉花遮盖乳头。

（2）成人照射一般分四个区，取平卧位，灯管中心分别对准胸部、膝关节部、背部、腘窝部。

（3）成人照射灯距为100cm，首次照射量为1/8、1/6、1/4 或 1/2MED，隔日 1 次，逐渐增加剂量至 4~5MED，10~20 次为 1 个疗程。

（4）小儿分两个区照射，灯管中心在前面对准脐部，后面以腰为中心。照射剂量应根据患者的年龄、病情与体质而定。照射灯距为 50cm，从 1/2MED 开始，隔日 1 次，以后逐渐加量达到 2~4MED，10~20 次为 1 个疗程。

（5）全身照射后如果出现食欲不振、发热或其他不良反应时应停止照射。

2. 局部照射法

（1）裸露照射部位，灯管中心对准病灶中心，使用高压汞灯，距离照射皮肤灯距50cm，使用低压汞灯操作者手持灯头，灯距 1~2cm。

（2）患者取舒适体位，暴露治疗部位，用治疗巾或洞巾固定照射范围，不照射的部位要覆盖。

（3）照射伤口时应先将坏死组织和分泌物清理干净，照射范围应包括伤口周围 1~2cm 正常组织。

（4）除常规分区照射外，还有几种特殊的照射法：中心重叠照射法、多孔照射法、阶段照射法和穴位照射法。

3. 体腔照射法　是利用水冷式高压汞灯或冷光低压汞石英灯的导子伸入体腔或窦道内照射，紫外线通过导子后强度减弱，照射剂量应增加，加导子后的剂量＝未加导子的剂量×（1+导子长度），导子的长度单位为厘米。

黏膜对紫外线的敏感性较皮肤低，照射剂量应加大，一般增加一倍。

4. 光化学疗法　又称光敏疗法。光敏疗法始于 20 世纪 20 年代，是外涂煤焦油与紫外线照射相结合治疗银屑病。目前已应用于皮肤、黏膜、血液、骨髓、恶性肿瘤等多种疾病的治疗。光敏疗法的光源为具有光化学效应的可见光、紫外线和激光。光敏剂有多种，主要来源于天然植物、人工合成或体外诱导的体内转化，常用的有血卟啉及其衍生物。银屑病、白癜风的光敏疗法，已是常规光疗法之一。

5. 照射剂量 应结合治疗目的、全身及局部对紫外线的敏感性等因素来决定。首次剂量非常重要，剂量要足够大，一般掌握在照射后局部皮肤呈现出轻微红斑反应。例如手、足感染可以用20~30MED，疖、痈、丹毒等大范围感染，可以用10~20MED。维持剂量是为维持照射野对紫外线的反应，于首次照射后的各次治疗中，需适当增加照射剂量。依据首次照射后局部红斑的强弱、病情的变化、伤口的状况等酌情增加剂量或减少剂量。如红斑反应轻微，炎症被控制，则每次可增加2MED。炎症无好转，红斑不明显，增加4~6MED。炎症加重，红斑不明显，增加6~10MED。红斑显著，可停照2~3天后，重复首次剂量或增加1~2MED。

（七）注意事项

1. 紫外线治疗室应保持空气流通，便于臭氧消散，保持常温18℃~22℃。

2. 治疗前应检查紫外线灯管有否破裂、支架安装是否牢固。灯管启燃后，要给予预热，如高压汞灯需10~15分钟，低压汞灯需5~10分钟。

3. 操作者应穿长袖衣服，戴防护眼镜，戴手套，避免操作过程中反复过多地接受紫外线照射。患者眼睛不要直视紫外线灯，需遮盖眼部。只裸露照射野，其他部位必须用治疗巾遮盖。

4. 紫外线照射如与产生温热效应的物理因子配合治疗时，应先做温热治疗，后照紫外线。如紫外线照射过量，可立即用温热疗法中和。

5. 紫外线治疗过程中，不要用光敏药物和吃光敏食物。对应用光敏疗法，使用光敏剂的患者应先测定使用后本人的生物剂量，再开始治疗，以防紫外线过量。治疗中不宜饮酒及涂用化妆品，并避免日光直射皮肤。

6. 紫外线灯管的照射强度可随着时间的延长而衰减，高压汞灯应用500~1000小时后应更换，一般每隔3个月测定一次生物剂量。

7. 紫外线灯管不要用手触摸，经常用95%乙醇擦拭除垢。导子用后每次必须用75%的酒精浸泡消毒。

四、激光疗法

（一）概述

激光是受激辐射放大产生的光，其本质和普通光一样，既是电磁波，又是粒子流。利用激光器发射的光治疗疾病的方法称为激光疗法（laser therapy）。激光的特点包括单色性好、亮度高、易于聚焦和相干性好，所以被广泛用于临床。

（二）治疗作用

1. 热作用　激光的能量越大，产生的温度越高，根据临床需要选择适当的激光能量。采用大能量激光的高温热致汽化作用，可以破坏肿瘤组织。采用激光的热致炭化和热致燃烧作用，可以治疗皮肤病变和妇科疾患。

2. 压强作用　高能量激光辐射产生压强，机体组织吸收高能量的激光后再次产生压强，利用激光压强治疗眼科白内障、青光眼等疾患，泌尿系统结石等。

3. 光化作用　可导致酶、氨基酸、蛋白质、核酸等活性降低或失活，引起机体内一系列的化学改变，从而产生相应的生物学效应，如杀菌、红斑效应、色素沉着、维生素的合成。

4. 电磁作用　激光是一种电磁波，利用其高聚焦产生的高温高压和高电场强度，可以使细胞损伤、破坏，用于治疗肿瘤。

5. 生物刺激作用　与激光的照射强度有关。小功率低强度激光对生物组织起刺激作用，相反起抑制作用。

（三）治疗技术

1. 医用激光器的种类

（1）气体激光器

1）氦 - 氖（He - Ne）激光器：是医学上用途最广的激光器，波长为632.8nm，为可见红光，输出功率一般为5~25mW，临床常用于局部照射、穴位照射和血管内照射。

2）二氧化碳（CO_2）激光器：属于高功率激光器，波长为10.6μm，是不可见红外光，常用输出功率为10~200W，用于外科手术切割肿瘤或美容消除瘢痕。

（2）固体激光器

1）红宝石激光器：输出激光波长694.3nm的红色激光，皮肤科应用于色素病变的治疗取得较好效果，可以击碎色素颗粒，然后被体内吞噬细胞吞噬，使色素变浅和消失，由于没有热效应，所以皮肤不留瘢痕。

2）Nd：YAG激光器：又称掺钕钇铝石榴石激光器，波长1.06μm，常用输出功率为50~100W，用于治疗血管瘤。通过光导纤维传输可以治疗体腔内的疾患，如耳鼻喉、食管、胃、膀胱疾患。

3）Ho：YAG激光器：又称掺钬钇铝石榴石激光器，波长2.1μm，为红外光，其特点是被组织的水分吸收后，有稳定的穿透深度，临床常用于切除膀胱肿瘤和前列腺病变。

（3）准分子激光器：临床最多用于角膜成形术（PRK术），其作用是消融角膜表面几十微米的厚度即可达到矫正屈光的目的。且热损伤很小，能保持角膜透明。

（4）半导体激光器：波长 $630\sim980nm$，常用输出功率从几毫瓦到几十瓦不等，具有工作电压低、电光转换功率高、体积小、重量轻、易于调制、不需水冷、寿命长等优点。临床用于穴位治疗、切割、凝固、汽化等。

2. 高强度激光 是指激光作用于生物组织后造成不可逆的损伤，这种激光就称为高强度激光，其输出功率在瓦级以上。用高强度激光使受照组织凝固、止血、融合和汽化，或者将病变组织切除掉。

（1）切割术：作手术刀切割组织，最大的优点是不出血或出血极少。

（2）汽化术：用于烧灼皮肤赘生物、慢性溃疡的清创等。

（3）凝固术：用于组织凝固、止血、抑制血管的异常增生。

3. 低强度激光 又称低功率、低能量或弱激光，常用的氦-氖（He-Ne）激光照射，输出功率小于 50mW。治疗作用有消炎、止痛，加速溃疡和伤口愈合，加速骨痂形成骨折愈合修复。激光穴位照射可以调节机体免疫功能。

（四）临床应用

1. 高强度激光

（1）外科疾患：食管癌的治疗，肝脏手术止血，肝血管瘤的手术治疗。肛肠疾患，痔、肛门裂、瘘管的切开、烧灼治疗。

（2）皮肤科疾患：扁平疣、传染性软疣、血管痣、色素痣、皮肤肿瘤、瘢痕增生等。

（3）妇科疾患：宫颈糜烂、尖锐湿疣、子宫颈癌等。

（4）内科疾患：冠状动脉粥样硬化应用准分子激光行腔内冠状动脉成形术。

2. 低强度激光

（1）外科疾患：肩周炎、颈椎病、腰椎间盘突出症、肌纤维织炎、软组织损伤、乳腺炎等。

（2）皮肤疾患：带状疱疹、荨麻疹、神经性皮炎、皮肤感染、湿疹、斑秃、白癜风等。

（3）妇科疾患：外阴白斑、外阴瘙痒症、白塞病、痛经、慢性盆腔炎等。

（4）神经系统疾患：面神经麻痹、神经衰弱、周围神经损伤和神经痛等。

（5）内科及小儿科疾患：支气管哮喘、支气管炎、高血压、小儿遗尿症等。

（6）其他炎症：牙周炎、口腔溃疡、腮腺炎、外耳道炎、中耳炎、咽喉炎、扁桃体炎、麦粒肿、霰粒肿等。

（五）操作程序

1. 氦-氖激光或半导体激光照射

（1）接通电源，启动激光管，调整电压电流，使发光稳定。用光纤治疗时，术者手持光纤，输出头距治疗点 2~3cm。

（2）患者取舒适体位，暴露治疗部位，治疗过程中，患者不要随意变换体位，照射伤口前要先清除表面分泌物和坏死组织。

（3）穴位照射时，每个穴位照射 3~5 分钟，每次总照射时间 20~30 分钟。

（4）氦-氖激光或半导体激光光导纤维照射，使光斑对准治疗部位，照射距离 30~50cm。

（5）每日治疗 1 次，5~15 次为 1 个疗程。

2. 二氧化碳激光照射

（1）启动电源，启动水冷系统和吸尘系统。

（2）患者取舒适体位，暴露治疗部位，并予消毒，治疗区周围以盐水纱布覆盖防护。

（3）局部麻醉或区域麻醉。

（4）术者戴好防护眼镜。手持治疗头，对准治疗部位。

（5）用脚踏开关掌握输出时间。每间隔 15mm 为一点，逐点扫描患处，达到破坏病变组织的目的。

（6）治疗的同时启动吸尘器吸除烟雾。

（7）散焦照射，可以使二氧化碳激光散焦成直径数厘米的光斑。二氧化碳激光散焦照射时，距离照射部位 50~100cm。

（8）治疗后小创面可以不覆盖，大创面用消毒纱布覆盖，定期换药。

（六）注意事项

1. 光导纤维不得挤压、弯曲以防止折断。

2. 激光光束不能直接照射人眼，操作者要戴激光防护镜，保护眼睛。戴手套防止对皮肤造成损伤。

3. 激光治疗室内应保持光线充足。

4. 治疗过程中，患者不得随意变换体位或挪动激光管。

5. 每 3~6 个月定时检测激光器的输出强度。强度过弱时应停止使用，更换灯管。

第四节 超声波疗法

一、概述

不能引起正常人听觉反应的声波称为超声波，应用超声波治疗疾病的方法称为超声波疗法（ultrasound therapy）。一般所采用的超声波频率在 800~1000kHz。超声波在介质中的传播速度与介质的弹性、密度、温度和压力等因素有关。在不同的介质中超声波的速度有很大的差异，在固体中的传播速度最快，液体次之，气体最慢。因此，在人体骨骼组织中传播速度最快。超声波在介质中传播的过程中，增加了介质的分子震动与碰撞，并产生热量，使得声能转换为热能，温度增高，超声波的传播速度增快。超声波的频率越高，介质对超声波的吸收能力越强，频率固定的超声波在气体中吸收最多，固体中吸收最少，液体中吸收则介于固体与气体之间。

二、治疗作用

（一）机械作用

超声波对组织细胞的微细按摩作用可以改变组织细胞的体积，减轻肿胀，改变膜的通透性，促进代谢物质的交换，改变细胞的功能，提高组织细胞的再生能力。

（二）温热作用

超声波通过人体组织时被介质吸收转化为热能。热作用使组织局部血液循环加快，新陈代谢加速，改善细胞缺血、缺氧状态，降低肌张力，缓解疼痛，改善结缔组织的延展性。

（三）理化作用

1. 对生物组织和细胞代谢的影响 低强度超声起刺激作用，可加速和激活组织细胞代谢，而高强度的超声主要起抑制和破坏作用。

2. 弥散作用 超声可以提高细胞膜的通透性，促进组织代谢和营养，有利于超声药物透入病变部位。

3. 触变作用 超声作用可使凝胶状态转化为溶胶状态，因此对肌肉、韧带、肌腱和瘢痕组织有软化作用。

4. 空化作用 超声波在液体介质中传播时产生声压，使液体中出现细小的空腔，称空化现象。超声雾化吸入疗法就是利用了超声的空化作用。

三、治疗技术

（一）仪器设备

1. 主机 即高频震荡发生器、电源、调制器和报时器。根据超声波的输出方式将超声波分为连续式和脉冲式。连续超声波发出的超声波强度恒定不变，脉冲超声波是有规律地间断发射超声波，每一组声束发射后有一段间歇期。

2. 声头 即超声换能器，直径有 1cm、2cm、5cm 等多种。超声波治疗时声头要紧密接触皮肤，不留空隙，如果声头与人体皮肤之间存在空隙，超声波的能量将被反射掉而不能到达人体组织。因此为减少反射，治疗时使用耦合剂填充声头与人体皮肤之间的空隙。

3. 耦合剂 又称接触剂，常用的有水、液体石蜡、甘油、凡士林、凝乳胶、乳胶等。应用耦合剂的目的是减少声头与皮肤之间的声能损耗，使声能更多地进入人体。

（二）一般超声波疗法

1. 直接接触法 是直接将声头放在要治疗的部位进行治疗的方法。

（1）移动法：声头与皮肤密切接触，接触剂为液体石蜡或凡士林。治疗时声头轻压体表缓慢环行移动，移动速度为 $1\sim2cm/s$，强度为 $0.5\sim1.5W/cm^2$，这种移动式治疗在超声治疗中最常用，适宜大面积病灶的治疗。声头小范围的移动使治疗部位声强均匀，避免了在同一位置的超声声强过大。

（2）固定法：适合小面积、痛点治疗，常用强度为 $0.2\sim0.5W/cm^2$，将声头以适当压力固定于治疗部位，每次治疗时间 $3\sim5$ 分钟。

2. 间接接触法 是将治疗部位和声头浸入 36℃~38℃ 的温水中，声头有防水装置，距离体表 $1\sim5cm$，对准治疗部位，强度 $0.5\sim1W/cm^2$，适宜表面不平的部位，如手、足、踝、肘等部位。

3. 穴位治疗法 是采用超声治疗机所配备的特制微型声头，按照针灸穴位治疗，强度 $0.25\sim0.5W/cm^2$，每穴 $2\sim3$ 分钟，取 $2\sim6$ 个穴为宜。穴位治疗的特点是无痛、操作简便、易于掌握且患者易于接受。

（三）超声药物透入疗法

是将药物直接加入接触剂中，治疗时多采用直接接触法。强度 0.5~1.5W/

cm^2，时间 5~10 分钟，特点是不仅能将药物透入体内，同时保持原有药物性能。常用的药物有激素类药物、局麻药、解热镇痛药等。

（四）超声雾化吸入疗法

利用超声的空化作用，使液体在气相中分散，将药液变成微细的雾状颗粒，通过吸气直接作用于呼吸道治疗疾病的方法。常用药物即雾化液，由湿润剂、化痰药、抗生素等组成，常用配方如生理盐水 40ml 加入庆大霉素 8 万单位、氟美松 5mg、糜蛋白酶 4000 单位，每日 1~2 次，每次 15~20 分钟。雾化液须当日新鲜配制，患者使用面罩吸入，做慢而深的吸气，缓慢地呼气，使药雾能沉积在呼吸道深部。

（五）超声波的治疗剂量

超声波的治疗剂量与超声波的波形、治疗方式、治疗时间、治疗频度及治疗次数有关。疾病的急性期一般采用脉冲超声波治疗，剂量多采用小剂量。超声波治疗的时间一般每次 5~15 分钟，脉冲超声波比连续超声波的治疗时间稍长，固定法治疗比移动法治疗时间稍短。治疗频度多为每日 1 次也可隔日 1 次。治疗疗程根据疾病的病程来定，急性期 5~10 次为 1 个疗程，慢性期 15~20 次为 1 个疗程。常用的超声波治疗强度见表 3-3。

表 3-3	超声波的治疗强度（W/cm^2）			
	连续超声波		脉冲超声波	
	固定法	移动法	固定法	移动法
小剂量	0.1~0.2	0.5~0.8	0.3~0.5	1.0~1.4
中剂量	0.3~0.4	0.9~1.2	0.6~0.8	1.5~2.0
大剂量	0.5~0.8	1.3~2.0	0.9~1.0	2.1~2.5

四、临床应用

（一）适应证

1. 内科疾患　慢性支气管炎、肺炎、支气管哮喘、胃炎、胃及十二指肠溃疡、胆囊炎等。

2. 外科疾病　软组织扭挫伤、肌肉劳损、乳腺炎、注射后硬结、瘢痕增生、腱鞘囊肿及狭窄、颈椎病、腰椎间盘突出、骨关节炎及关节痛、冻伤等。

3. 妇科疾患　慢性盆腔炎、输卵管闭塞、痛经等。

4. **儿科疾患** 支气管炎、肺炎、腹泻、消化不良、遗尿症等。

5. **耳鼻喉科疾患** 鼻窦炎、咽喉炎、扁桃体炎、中耳炎、乳突炎等。

6. **神经系统疾病** 脑血管病、脑外伤后的偏瘫、周围神经损伤、神经痛、神经炎等。

（二）禁忌证

高热、活动性肺结核、出血倾向、化脓性炎症、败血症、血栓性静脉炎、恶性肿瘤、安装心脏起搏器和支架者、小儿骨骺、孕妇下腹部等。

五、操作程序

1. 治疗前检查机器，各导线连接是否正常，按键、旋钮位置是否正常，仪表指针或数字显示是否在零位。

2. 患者取舒适体位，暴露治疗部位。在治疗部位体表涂耦合剂。

3. 将超声波声头与治疗部位皮肤紧密接触。

4. 打开超声波治疗仪电源开关。

5. 选择输出波形的类型、输出强度和治疗时间。

6. 治疗结束，先按照与开机相反的顺序关闭仪器，再将声头移开。

7. 用温热毛巾清洁患者治疗部位。

8. 用75%酒精消毒声头。

六、注意事项

1. 注意保护声头，不可碰撞，不可空载，治疗时声头必须通过接触剂紧密接触皮肤，方可调节输出。采用移动法时，声头的移动要均匀，使超声能量分布均匀。

2. 超声药物透入时，禁用对患者皮肤有刺激性和对声头有腐蚀的药物。

3. 注意机器和声头的散热，如果过热，则应等散热后再继续使用。

4. 治疗中注意询问患者感觉，治疗部位应有温热酸胀感，不应有痛感或灼热感。

第五节　传导热疗法

凡以各种热源为介体，将热直接传导于人体表面以治疗疾病促进康复的方法称为传导热疗法。常用的介质有水、泥、蜡、砂、盐、酒、中药、化学热袋等。

应用较多的有石蜡疗法、热袋疗法、湿热敷疗法。特点是设备简单、操作方便、适应证广泛、疗效确切。

一、石蜡疗法

（一）概述

利用加热熔解的石蜡作为导热体，用于患部，将热传至机体以治疗疾病的方法称为石蜡疗法。石蜡是石油的蒸馏产物，由高分子碳氢化合物构成，具有热容量大，导热性小，熔解热大的物理特性。并且具有很大的可塑性、黏滞性和延伸性。这些特性是石蜡疗法的作用基础。

（二）治疗作用

1. 温热作用　石蜡的热容量大，导热性小，加热冷却后，能释放出大量的热能，可使局部血管扩张，血流加快，改善血液循环。

2. 机械作用　石蜡良好的可塑性、黏滞性和延伸性使其在冷却过程中能与皮肤紧密接触，对局部组织产生挤压和压缩，因此可以消除肿胀，加深温热作用，松解粘连，软化瘢痕。

3. 化学作用　石蜡对机体的化学作用取决于石蜡中矿油的含量。

（三）治疗技术

1. 石蜡的制备　医用石蜡呈白色，无杂质，熔点为 50℃~60℃，pH 值中性。治疗前将石蜡块加热，完全熔化，达 80℃以上，备用。另外所需的仪器设备有熔蜡锅、温度计、蜡盘、刷蜡笔、保温棉垫和塑料布等。

2. 治疗方法

（1）蜡饼法：是最常用的一种蜡疗法。此法适用于躯干、四肢、面部等，可根据治疗部位的大小将石蜡切成大小不同的饼块。

（2）浸蜡法：又称蜡浴疗法。该法适用于手足部位。

（3）刷蜡法：此法适用于躯干和四肢的病变，患处亦可同时受到温热和机械作用。

（4）蜡袋法：此法利用了蜡疗的温热作用。

（四）临床应用

1. 适应证　风湿或类风湿性关节炎、软组织扭挫伤、腱鞘炎、韧带炎、骨折后恢复期、关节活动度受限、局部瘢痕挛缩、周围神经损伤、神经炎、神经痛等。

2. 禁忌证 感染和开放性伤口、严重皮肤病、高热、活动性结核、恶性肿瘤、出血性疾患、心肾功能衰竭。

（五）操作程序

1. 蜡饼法

（1）将完全熔化的蜡液倒入医用搪瓷盘中，蜡液厚度 2~3cm，待其自然冷却，凝结成块，表面温度 40℃~45℃，置于保温箱内备用。

（2）治疗时，根据治疗部位的大小，用小铲将蜡饼取出，用塑料布包裹蜡饼，外面用棉垫保温，敷于治疗部位。

（3）患者取舒适体位，暴露治疗部位。

（4）每次治疗 20~30 分钟，每日 1 次，15~20 次为 1 个疗程。

2. 浸蜡法

（1）石蜡熔解后，待温度降至 50℃~60℃时，倒入搪瓷盆或缸内。

（2）患者的患手或患足表面涂上一层凡士林后，将手或足浸入蜡液中，然后迅速提出，待患处表面冷却形成一层薄蜡膜，然后再次浸入蜡液，如此反复多次，直至蜡膜厚度达到 0.5~1cm。

（3）每次治疗时间 20~30 分钟，每日 1 次，15~20 次为 1 个疗程。

3. 刷蜡法

（1）石蜡熔化后，待温度达 55℃~60℃，留置于熔蜡槽或倒入搪瓷盆内。

（2）操作者用毛刷蘸少量蜡液，迅速将蜡液均匀地刷于患部，蜡液冷却成薄膜后，再继续刷蜡，如此反复涂刷直至蜡膜厚度达 0.5~1cm 时，外面再包一块蜡饼，用塑料布和棉垫包裹保温。

（3）每次治疗时间 30 分钟左右，每日 1 次，15~20 次为 1 个疗程。

4. 蜡袋法 将石蜡熔化后装入特制的塑料袋内，凝固后密封备用。治疗时将蜡袋放入热水中使石蜡熔化，在治疗部位垫放毛巾，再将蜡袋置于其上固定。

（六）注意事项

1. 治疗室内要保持空气流通，要有通风设备，防止石蜡加热过程中释放出的有毒气体对人体造成损害。

2. 熔解石蜡时必须隔水间接加热，不得直接加热，以免石蜡变质、燃烧。

3. 治疗前应检查患者皮肤有无破损和感觉障碍，并向患者说明治疗中不得随意变换体位，防止蜡块或蜡膜破裂，使蜡液流出而烫伤。

4. 石蜡用后要定时清洁、消毒、加入新蜡，保持蜡质。

二、热袋热敷法

（一）概述

热袋法是利用布袋中的硅胶加热后散发出的热和水蒸气作用于治疗部位以治疗疾病的方法。常用的有可塑性硅胶、皂黏土、亲水硅酸盐。将布袋在水箱内加热，吸收大量的热量和水分，然后将热袋置于治疗部位后，缓慢释放热量和水分，起到湿热敷的作用。

（二）治疗作用

主要治疗作用为温热作用，使局部血管扩张，血液循环增加，组织代谢加快。温热还可使血管通透性增加，消除局部肿胀及炎症渗出，软化瘢痕，缓解肌肉痉挛，降低感觉神经的兴奋性，使痛阈升高，减轻疼痛。

（三）治疗技术

用亚麻布缝制成形状、大小不同的布袋，内装有硅胶颗粒，用缝线将布袋纵向分隔成若干条块，类似于子弹袋状，以适合身体不同部位。布袋的两角缝有加热时悬吊用的布吊环，以备加热时悬挂于水箱。

（四）临床应用

1. 适应证 软组织扭挫伤、肌纤维织炎、瘢痕增生、肌肉痉挛、神经炎、神经痛、关节炎等。

2. 禁忌证 恶性肿瘤、活动性肺结核、高热、心肺功能衰竭、出血倾向、开放性伤口、皮肤感觉功能障碍等。

（五）操作程序

1. 向恒温水箱放水至水箱容量的 3/4，加热至 80℃，保持恒温。

2. 将要用的热袋悬挂在 80℃的恒温水箱中加热 20~30 分钟，备用。

3. 患者取舒适体位，暴露治疗部位，在治疗部位上放几层干燥毛巾，将热袋置于患处固定。

4. 治疗完毕，从患者身上取下毛巾和热袋，擦干汗水。

5. 治疗时间每次 20~40 分钟，每日 1~2 次，15~20 次为 1 个疗程。

（六）注意事项

1. 加热前检查水箱内的水量是否足量，避免干烧。

2. 检查热袋是否有破口，热袋加热后使用前必须拧干多余的水分，以不滴水为准。

3. 治疗过程中注意观察患者的反应，随着温度的降低可以逐步撤下垫在热袋下的毛巾。

4. 热袋在硅胶失效前可以反复使用。

第六节　磁疗法

一、概述

磁力作用的范围叫作磁场，磁场是无形的，磁力线从磁体的 N 极发出，通过空间进入磁体的 S 极，又在磁体内部从 S 极回到 N 极，形成封闭的曲线。磁极处的磁力线最密集，磁性最强。磁场强度单位是特斯拉（T）。电流可以产生磁场，通过电流作用产生的磁体叫做电磁体，电磁体的磁性是短暂的，当停止通电时，其磁性消失。磁场也可以产生电流，这种电流为感应电流。

利用磁场的物理性能作用于人体以治疗疾病的方法称为磁疗法。磁疗法的特点是临床适应证很广，携带方便（如磁片贴敷、小型旋磁机等），治疗无不良反应，有双相调节作用和累积效应。

二、磁场的生物学效应

（一）对心血管的影响

磁场可使血管扩张、血流加快，改善心肌的血液循环。实验研究表明，磁场强度为 0.1~0.15T 的磁片贴敷于心俞、内关和膻中穴或心前区，可使隐性冠心病患者不正常的心电图好转或恢复。磁场对微循环、血液流变学的影响主要表现在改善血管的舒缩机能，降低血管壁张力，使微血管扩张，血流加快。降低血黏度，改善血流状态，加快血流速度。

（二）对神经肌肉的影响

实验研究表明，磁场对急性脑缺血缺氧有影响，其可能的机制是磁场通过影响、调节机体与自由基代谢相关的重要酶类，增加清除自由基的能力，从而缓解了缺血对组织的损害程度。磁场可以抑制中枢神经的兴奋性，降低末梢神经和运动神经对外界刺激的反应，缓解肌肉痉挛、提高痛阈，因而有降低血压、止痛和促讲损伤肌肉修复的作用。近年来，临床应用经颅磁刺激治疗抑郁症、脑卒中和脑外伤的报道较多，取得了较好的疗效。

（三）对胃肠功能的影响

具有双向调节功能，对胃肠蠕动缓慢者，有促进胃肠蠕动作用，对胃肠蠕动亢进者，有抑制和松弛平滑肌作用。并有促进肠系膜血流加快，促进消化液分泌和吸收的作用。

（四）对免疫功能的影响

对巨噬细胞功能有激活作用，提高吞噬能力，具有提高正常机体细胞免疫和体液免疫功能的双重效应。

（五）对组织代谢的影响

可促进脂肪代谢，降低血脂，降低血黏度，影响一些酶的活性，改善组织营养和代谢，加快病损组织修复。

三、治疗作用

（一）消炎、消肿、促进创面愈合

磁场作用于人体组织，扩张血管，组织通透性增加，血液循环加快，加速了炎性渗出物的吸收和消散，能降低组织间的胶体渗透压，消除肿胀，磁场还增加免疫球蛋白，提高机体免疫功能，改善局部营养，促进组织修复，创面愈合。

（二）止痛

通过对中枢神经的抑制和降低感觉神经末梢对外界刺激的反应而止痛，另外使致痛物质随炎症消散而缓解疼痛。

（三）镇静

研究发现磁场作用于头颈部时出现脑电图慢波增加，大脑半球感觉运动区及视区纺锤波增加，呈抑制状态，与睡眠和麻醉时的脑电图改变相符，所以磁场有改善睡眠的作用。

（四）降低血压

磁场抑制中枢神经系统的兴奋性，扩张周围血管，降低外周循环阻力，从而降低血压。穴位治疗降低血压效果较好。

（五）软化瘢痕

主要是抑制成纤维细胞的生成和纤维化，对早期炎症增殖瘢痕效果较好。

（六）促进骨折愈合

磁场可以改善骨折断端的血液循环、营养和氧供，有利于骨组织细胞的生长。磁场对软骨细胞和骨有直接促进生长的作用，加快纤维软骨骨痂的密度，促进骨折愈合。

四、治疗技术

（一）静磁疗法

1. 直接贴磁法　是将磁片直接贴敷于患者体表部位或穴位上，用胶布固定以治疗疾病的方法。常用方法有单块磁片贴敷法、两块磁片贴敷法、多块磁片贴敷法。

2. 间接敷磁法　是将磁片缝制在特定的材料中用于治疗的方法，如：磁疗枕、磁疗帽、磁疗腰带、磁疗腹带、磁疗背心、磁疗护膝、磁疗护腕等。每天保持贴敷 12 小时以上，2~3 个月为 1 个疗程。

（二）动磁疗法

1. 电磁法　使用电磁治疗机产生的低频交变磁场和脉冲磁场进行治疗。患者取舒适体位，暴露治疗部位，将磁头放置在患处，患者有震动感和温热感为宜，每次 20~30 分钟，每天 1 次，15~20 次为 1 个疗程。

2. 旋磁法　使用旋磁治疗仪进行治疗。将一个或多个机头对准治疗部位或穴位，每穴 5~10 分钟，每个部位 15~20 分钟，每天 1~2 次，15~20 次为 1 个疗程。

（三）磁处理水疗法

磁处理水法用于治疗尿路结石、胆结石、萎缩性胃炎等。患者每天饮水 2000~3000ml，早晨空腹饮 1000ml，其余分次饮用。

（四）磁疗的剂量

1. 剂量分级

（1）小剂量：磁场强度 0.02~0.1T。

（2）中剂量：磁场强度 0.1~0.2T。

（3）大剂量：磁场强度 0.2T 以上。

2. 剂量选择 原则是疾病急性期或严重疼痛选大剂量，神经衰弱、高血压宜选小剂量，年老体弱和小儿选小剂量，头、颈、心前区宜选小剂量，腰、背、腹部和四肢宜选中剂量，臀部可选大剂量。

五、临床应用

（一）适应证

1. 内科疾病 临床多采用直接穴位贴敷法治疗高血压、冠心病，常取穴位有内关、曲池、足三里、百会、风池、神门、太冲、心腧、膻中等。胃炎、肠炎常采用旋磁法或直接贴敷法治疗脐周的穴位。支气管炎、风湿性关节炎、类风湿性关节炎等根据部位选用适合的磁头治疗或穴位治疗。

2. 外科疾病 急慢性扭挫伤、肌纤维织炎、颈椎病、肩周炎、肋软骨炎、腱鞘囊肿、静脉炎、肱骨外上髁炎、泌尿系结石等。根据病情选用静磁或动磁疗法。

3. 神经系统疾病 三叉神经痛、坐骨神经痛、神经性头痛、神经衰弱、癫痫等。

4. 儿科疾病 婴儿腹泻、遗尿症等。

5. 其他 耳廓软骨膜炎、鼻炎、麦粒肿、慢性皮肤溃疡、带状疱疹、痛经、臀部注射硬结、瘢痕等。

（二）禁忌证

高热、脏器功能衰竭、有出血倾向者、带有心脏起搏器者、孕妇的下腹部、白细胞总数低于 4×10^9/L（4000/mm^3）者，磁疗副作用明显，如心慌、头晕、恶心、呕吐、皮疹等。

六、操作程序

（一）直接贴磁法

1. 选取有足够磁感应强度的 1 片至数片磁片。1 片磁片多用于病变范围较小、较浅时。两片或多片磁片用于病变范围较大、较深时。应用多磁片一般不超过 6 片。

2. 暴露治疗部位，选好痛点、穴位等贴磁部位。

3. 两块磁片并置，可采用同名极或异名极。异名极并置时两块磁片之间距离 2cm 以上。贴于病变部位的上下、左右或前后。

4. 两块磁片对置贴敷，常用于穴位或病变两侧相对应的部位，如耳廓、关节、内外关穴、双侧太阳穴、内外膝眼穴、阴阳陵泉穴等。

5. 直接贴敷法注意观察皮肤情况。在皮肤和磁片之间可以垫一层薄纱布，减少刺激。一般连续贴敷 3~5 天。取下磁片检查皮肤有无过敏或破损。

6. 如无不良反应，而需要继续治疗者，可以休息 1~2 天后，继续在原位贴磁。一般 7~30 天为 1 个疗程。

（二）间接贴磁法

1. 将磁疗帽、磁疗腰带、磁疗护膝、磁疗护腕等磁疗用品穿戴于病患部位，使磁片紧贴病患部位、痛点或穴位。

2. 体位变动或穿脱动作使磁片移位时需及时纠正。

3. 磁疗用品一般穿戴 1~2 周后休息 1~2 天可以再用。

（三）动磁疗法

1. 检查治疗仪能否正常工作。

2. 患者取舒适体位，取下手表和金属物品，暴露治疗部位。

3. 将磁头置于治疗部位，以沙袋固定。旋磁治疗可由操作者或患者持磁头进行治疗。

4. 电磁治疗前，先调节治疗所需的磁场波形、脉冲频率、磁感应强度，接通电源后磁头出现温热感，即开始治疗。旋磁治疗时，接通治疗仪电源后磁头出现震动感，即开始治疗。

七、注意事项

1. 磁片不可相互撞击，以免破坏磁场，减弱其磁感应强度。

2.磁片可用75%乙醇消毒，不可以用水煮或火烤，以免退磁。

3.电磁治疗过程中，如患者感觉过热或发烫，应在磁头与治疗部位之间加垫或加大间距，以防烫伤。

4.治疗过程中，如果患者出现头晕、恶心、心慌、气短等不适反应，轻者不需停止治疗，可以调整治疗剂量和部位。症状明显并且持续存在者，应停止治疗。

5.旋磁治疗过程中如治疗仪或磁头内出现异常响声，应立即停止治疗，关闭电源，检查处理故障。

6.注意勿使手表、收录机、移动电话等靠近磁头。

第七节　水疗法

一、概述

凡是利用水的物理性质，以各种方式作用于人体，治疗疾病、功能康复的方法称为水疗法（hydrotherapy）。水疗法种类很多，按温度划分有冷水浴、低温水浴、不感温水浴、温水浴、热水浴；按水的成分划分有淡水浴、药浴；按作用方式划分有浸浴、冲浴、擦浴、淋浴、湿包裹、蒸汽浴、漩涡浴、蝶形槽浴；按运动形式划分有步行浴、水中运动等。所应用的水温、水的成分以及作用方式、作用压力与作用部位的不同，其治疗作用及适应范围也不相同。

二、治疗作用

液态的水可与身体各部分密切接触，传递理化刺激而产生治疗作用。

（一）温度刺激作用

水的比热大、热容量大、导热性强。水疗的温热作用可使血管扩张充血，促进血液循环和新陈代谢，使神经兴奋性降低，疼痛减轻，缓解痉挛。不感温水浴有镇静作用。局部冷水刺激可提高肌肉的应急能力。

（二）机械刺激作用

静水压可增强呼吸运动和气体代谢，可压迫体表静脉和淋巴管，促使血液和淋巴液回流，有利于减轻水肿。水的射流冲击人体，可引起血管扩张，神经兴奋性增高；缓慢的水流对皮肤有温和的按摩作用；水的浮力可使浸入水中的身体、肢体重量减轻，减轻负重关节的负荷，便于活动和进行运动功能的训练。

（三）化学刺激作用

作为良好的溶剂，水可以溶解各种矿物盐、液体、微量气体，水中加入某种药物或气体时，对皮肤、呼吸道具有化学刺激作用，可使机体产生相应的反应。

三、治疗技术

（一）浸浴法

1. 全身淡水浴　浴盆内注入 2/3 水量（约 200~250L）的淡水，患者半卧于浴盆中，头、颈、胸部在水面之上。不同温度浸浴的治疗作用与适应证不同。

（1）冷水浴（20℃以下）与凉水浴（26℃~33℃）：有提高神经兴奋性的作用，提高肌张力。每次 3~5 分钟，隔日 1 次，10 次为 1 个疗程。

（2）不感温水浴（34℃~36℃）与温水浴（37℃~38℃）：有镇静作用，适用于兴奋过程占优势的神经症、痉挛性瘫痪等。每次 10~20 分钟，每日 1 次，10~15 次为 1 个疗程。

（3）热水浴（39℃以上）：有促进血液循环、增强新陈代谢、消除疲劳、发汗、镇痛作用，适用于多发性关节炎、肌炎等。每次 5~10 分钟，治疗时需用冷毛巾冷敷头部，以防过热。每日或隔日 1 次，10 次为 1 个疗程。

2. 药物浴　在淡水中加入适量的药物进行浸浴的治疗方法称为药物浴。药物浴时药物通过皮肤产生治疗作用，有的药物蒸气通过呼吸道吸入也产生治疗作用。

（1）盐水浴：将海盐或矿盐溶解过滤后加入温热浴水中，水中含盐浓度 1%~2.5%。治疗时间 8~15 分钟，有促进血液循环、镇痛、发汗作用，适用于各种慢性关节炎、多发性神经炎等。

（2）松脂浴：在 36℃~38℃浴水中加入 50~100g 松脂粉或松脂流浸膏，浴水有清淡芳香味，有镇静、催眠作用，适用于高血压病 I 期等。

（3）碳酸氢钠浴：在 36℃~38℃浴水中加入 75~100g 碳酸氢钠，有脱脂、软化角质、止痒作用，适用于各种皮肤病。

（4）中药浴：在 36℃~38℃浴水中加入一定成分的中药，用以治疗皮肤病、关节炎等。药物浴一般每次治疗 10~15 分钟，每日或隔日 1 次，15~20 次为 1 个疗程。

3. 气水浴　凡含有饱和气体水浴称为气水浴。常用气水浴有二氧化碳浴、氧化浴、硫化氢浴、氡气浴等。

4. **漩涡浴** 患者全身或肢体在漩涡水中进行治疗的方法称为漩涡浴。漩涡浴槽中装有漩涡发生器，可使槽中浴水发生漩涡。水流和气泡有机械刺激作用和按摩作用。

5. **哈伯特槽浴** 应用蝶形槽进行全身水浴的治疗方法称为哈伯特槽浴或 8 字形槽浴，又称蝶形槽浴。蝶形槽的横截面呈蝶形或 8 字形，可供患者全身浸浴时伸展上下肢进行活动。浴槽附有涡流发生器、气泡发生器、局部喷射装置、水循环过滤装置，有的还有运送患者入浴、出浴的升降装置。

（二）各种淋浴

1. **直喷浴** 令患者脱去衣服，头戴防水帽，立于操作台前 2.5~3m 处，施术者此时将水枪的水射流直喷向患者，以密集的水流，均匀的喷射背部及四肢。

2. **冷热交替浴** 应用两个不同温度的水枪，交替喷射治疗。

3. **雨样淋浴、针样淋浴、雾样淋浴**。

4. **周围淋浴**。

5. **上行淋浴**。

（三）水中运动

请参阅第二章第六节。

四、临床应用

（一）适应证

1. **内科疾病** 高血压病、血管神经症、早期动脉硬化、心脏疾患代偿期、胃肠功能紊乱、习惯性便秘、风湿性肌痛、疲劳综合征、风湿性和类风湿性关节炎、痛风、肾脏疾病、多汗症、职业性铅中毒或汞中毒等。

2. **神经科疾病** 脊髓不全损伤致截瘫、脑血管病后偏瘫、帕金森病、肌营养不良、神经衰弱、自主神经功能紊乱、神经痛、神经炎、周围神经麻痹、雷诺病等。

3. **外科疾病** 骨折后遗症、骨性关节病、强直性脊柱炎、慢性闭塞性动脉内膜炎、灼伤后继发感染、大面积瘢痕挛缩、外伤后功能锻炼及恢复、痔疮、前列腺炎等。

4. **妇科疾病** 闭经、卵巢功能不全、慢性盆腔疾患等。

5. **皮肤科疾病** 慢性湿疹、皮肤瘙痒症、牛皮癣、脂溢性皮炎等。

(二）禁忌证

精神意识紊乱或失定向力、恐水症、传染病、呼吸道感染、心肺肝肾功能不全、严重动脉硬化、癫痫、恶性肿瘤、出血性疾病、发热、炎症感染、皮肤破溃、妊娠、月经期、大小便失禁、过度疲劳。

五、操作程序

1. 检查浴盆或浴槽是否经过消毒，再用清水冲刷 1 次。

2. 在浴盆或浴槽内注入容量 200~300L 的淡水，用温度计测水温，调到所需温度，盖上浴盆罩保温。

3. 患者排空大小便，脱衣、鞋入浴，半卧于浴盆中，使水平面达到乳头水平，头颈及胸部应在水面以上。枕下垫浴巾，静卧于水中治疗。

4. 每次治疗 15~20 分钟。治疗完毕，患者出浴，擦干身体，穿衣，休息片刻，适当喝水。每日或隔日 1 次，15~20 次为 1 个疗程。

5. 将浴水排空，刷洗、消毒浴盆或浴槽。

六、注意事项

1. 水疗室室温 22℃~25℃，相对湿度在 75% 以下，应光线充足、通风良好、无烟尘、地面防滑，水源清洁，无污染。

2. 浴器、浴衣、浴巾等用品使用后应及时消毒。

3. 水疗不宜在饥饿或饱餐后 1 小时内进行。水疗前患者应排空大小便。

4. 治疗师应在患者每次水疗前了解患者当天健康状况，在患者水疗过程中应注意对患者尤其是体弱、活动不便、年老、年幼患者进行保护，防止摔倒或淹溺。水疗室应有救护人员和必要的救护设备。

5. 进行水流喷射时，严禁喷射头面部、心前区、脊柱和生殖器部位。

6. 患者水疗结束后应注意保暖穿衣，休息 20~30 分钟，适当喝水。如患者水疗后感觉精神爽朗轻快、皮肤微红热，为良性反应。如患者感觉精神不振、烦躁、发抖、头晕、心悸、无力、皮肤苍白呈鸡皮样，为不良反应，应立即平卧休息，测量心率、血压，注意观察，无不适后方能离去。

第八节　冷疗法

一、概述

利用低于体温与周围空气温度、但在0℃以上的低温治疗疾病的方法称为冷疗法（cold therapy）。冷疗法在国外应用较多，近年我国应用也日渐增多。

二、治疗作用

（一）降低体温

局部或全身降温时，冷作用于皮肤，刺激冷感受器，先是通过轴索反射立即引起小血管收缩，血液黏滞度增加，血流速度降低，组织温度下降，继而皮肤血管扩张，散热增加，体温降低。可应用于高烧病人，中暑和脑损伤患者。

（二）镇痛解痉

低温可降低感觉神经，尤其是降低传导痛觉的细纤维的传导速度，提高痛阈，并通过闸门控制机制，阻断痛觉冲动的传导而减轻疼痛。瞬时的冷刺激可易化 α 运动神经元的活性，使松弛的肌肉立即发生收缩；延长冷刺激时 γ 运动神经元活性降低，运动神经传导速度下降，肌张力与肌力下降，肌痉挛缓解。

（三）减轻局部充血，控制炎症扩散

皮肤的冷感受器数目比热感受器多，所以对冷刺激敏感，局部冷疗可引起局部组织毛细血管收缩明显，温度下降，减轻局部充血或出血，防止局部血肿形成。在低温下，局部血流减少，细菌的活力和局部组织细胞代谢率降低，氧耗减少，有利于控制急性炎症，减轻水肿。

三、治疗技术

（一）冰袋贴敷法

这是冷疗中最常用的简便方法，广泛应用于临床治疗中。方法：将碎冰块放入袋中或使用化学冰袋，敷于患部或将冰袋缓慢移动摩擦，持续 15~20 分钟。每次治疗间隔 3~4 小时，根据病情每日治疗 2~3 次。

（二）冷湿敷法

以含有碎冰的冷水浸透毛巾后拧出多余的水分，敷于患部。治疗中需经常更换冷湿毛巾，开始 1 分钟 1 次，以后可每 2~3 分钟更换 1 次，治疗时间为 15~20 分钟。治疗中注意观察局部皮肤情况，随时调整治疗时间，防止出现局部组织冻伤。

（三）冰块按摩及冷疗机治疗

将冰块直接放于患部，反复移动按摩，每次 5~7 分钟。冷疗机有不同大小的冷疗头，温度可调。治疗时将冷疗头置于患部，缓慢移动，每次 10~15 分钟。

（四）冰水浴与全身冷水浴

患者的手、肘或足部浸入含有碎冰的 4℃~10℃ 冷水中，数秒钟后提出、擦干，作被动运动或主动运动，复温后再浸入，如此反复浸提，0.5 小时内浸入 3~5 次，以后逐渐延长浸入时间达 20~30 秒，共持续 3~4 分钟。

全身冷水浴中，浴水高度以达到患者腰部或心前区为宜。水温为 20℃~22℃，浸浴时间可根据病人的具体情况选择，3~5 分钟或 10~15 分钟。治疗中应注意观察患者的全身反应，如有头晕、心慌、气短、面色苍白、全身无力等症状，应立即停止治疗。

（五）冷气雾喷射法

将装有冷冻剂（易气化的，一般多用氯乙烷）的喷雾器，在距患部体表约 20~30cm 处向患部喷射 5~20 秒，间歇 30 秒至 1 分钟后再喷，反复数次，共 3~5 分钟，直至皮肤苍白为止。冷气雾喷射法操作简单，喷射筒小巧易于携带，疗效迅速。常用于肢体运动性急性软组织损伤后的早期治疗，偏瘫和截瘫的运动诱发。

（六）冷吹风

应用冷空气治疗仪，治疗仪内液氮气化后产生冷气，通过吹风机或喷射器吹向患部，持续 5~10 分钟，适用于肢体的治疗。

四、临床应用

（一）适应证

1. 运动系统疾患 软组织损伤的急性期，尤其是伴有出血或水肿时有良好的疗效。

2. 急性炎症病灶 麦粒肿早期、霰粒肿感染、疖肿、丹毒、蜂窝织炎等急性肿痛期。

3. 内脏出血 胃十二指肠出血、食道出血。用体腔法进行出血部位的局部冷疗，可有效控制出血。脑卒中急性期头部冷敷可以减轻颅脑损伤。

（二）禁忌证

局部血液循环障碍、局部皮肤知觉障碍者、高血压、动脉硬化、肾脏疾病、年老体弱者、对冷过敏者。

五、操作程序

1. 治疗前向患者介绍冷疗的方法和注意事项。

2. 患者取舒适体位，暴露治疗部位。

3. 检查患者局部温度觉是否正常，皮肤是否完整。

4. 根据要求选择治疗方式，确定时间。

5. 冷疗与其他疗法联合应用时，一般先冷疗 15~20 分钟，以后再反复冷疗 5 分钟数次，在各次冷疗的间期进行主动运动或牵张数分钟，冷疗后肌肉痉挛减轻，可提高主动运动和牵张的效果。冷疗也可与按摩相结合，先冷疗后按摩。

6. 治疗结束需检查局部皮肤反应情况。

六、注意事项

1. 冷疗时要注意保护冷疗区周围非治疗区的正常皮肤，防止受冻。

2. 严格掌握冷疗的温度和时间，患者出现明显冷痛、寒战、皮肤水肿苍白时应立即中止治疗，防止因过冷而发生冰灼伤、冷冻伤致使皮肤出现水疱、渗出、皮肤皮下组织坏死。

3. 接受冷刺激后皮肤出现瘙痒、潮红、水肿等对冷过敏现象时应立即中止治疗。重者出现心动过速、血压下降、虚脱，应立即中止治疗，平卧休息，保暖，喝热饮料。

第九节 生物反馈疗法

一、概述

(一) 概念

生物反馈疗法（biofeedback therapy，BF）是应用电子仪器将人体内正常的或异常的生理活动信息转换为可识别的光、声、图像、曲线等信号，以此训练患者学会通过控制这些被显示的信号来调控那些不随意的（或不完全随意的）、通常不能感受到的生理活动，以达到调节生理功能及治疗某些身心性疾病的目的。近年来随着集成电路和电子技术的不断发展以及人们对这种疗法的深入研究，使这种疗法日渐广泛地应用于临床。常被用于生物反馈疗法的生理活动信息有肌电、脑电、心电、心率（脉搏）、手指皮温、关节活动度以及协调控制训练如步态训练等。

(二) 生物反馈疗法的基本原理

正常情况下，机体为了适应环境变化的要求，在大脑与各器官之间存在着一套反馈调节系统，这一系统保证了机体功能的正常进行。当疾病损伤等原因使这个调节系统功能减弱或发生障碍时，机体功能亦将发生失调。

生物反馈的概念是基于控制论的自身调节系统理论。该理论指出系统的控制需要有一个反馈环的运作，这个反馈环所行使的重要功能就是不断地将系统的输出作为修正系统的输入信息反馈给该系统，从而稳定系统的行为（即系统的输出）。

生物反馈环的建立需要两个必要条件：第一要有将生物信息转换为声、光、图像等信号的电子仪器；第二要有人的意识（意念）的参与，才能构成完整的反馈环。学者们认为正是因为有了人的意识的参与故此称为生物反馈。生物反馈的形成不同于某些动物经训练而形成的条件反射，它需要发挥人的主观意识的作用，需要根据治疗要求而有意识地改变声、光等信号的强度。当患者掌握了用意念控制声、光信号时，就意味着他已学会了控制和调节自身的某些生理活动。从这个意义上讲，生物反馈疗法属于一种借助于专门仪器的行为疗法。

（三）生物反馈仪的基本结构

临床应用有各种各样的生物反馈仪，以肌电（EMG）生物反馈仪为例，主要包括以下几个基本构成部分：

1. 差分放大器 放大器根据需要可将从人体接收到的生物信号在一定范围内放大，如将肌电从微伏级放大到毫伏级甚至更高。

2. 带通滤波器 带通滤波器的作用是为了取出肌电信号中主要的有用的频率成分和消除不必要的信号。

3. 整流器 整流器是将双向交流电信号转变为单向脉冲电信号。

4. 积分器 积分器的基本功能是对输入信号收集、贮存及累加，并能够使一些多余的信号"溢出"，以防"过饱和"。

5. 电平检测器 是一种能自动比较所测信号与预定信号大小的电路。

反馈仪的类型取决于生理信息的类型和这些信息转换后传达给患者的方式。如肌电反馈仪，它采集的生理信息是肌电，输出形式可以是光、声或示波器上的肌电波形，患者可以感受这些输出的信号，进一步影响患者的功能。除以上的基本设备外，使用者还要根据不同的生理信息选择合适的、灵敏的电极和传感器（如温度传感器、压力传感器等）。

二、生物反馈疗法的应用

（一）肌电生物反馈（EMGBF）的应用

肌电生物反馈目前在临床上应用最多，它是发展最早、最为成熟的生物反馈疗法。主要分为两大类：一类属于正反馈的用于增强肌肉力量的治疗；另一类属于负反馈的用于肌肉放松的治疗，这类 EMGBF 在康复治疗中应用最为广泛。

1. 增力训练的肌电生物反馈

（1）步态训练：采用小型便携式 EMGBF 对中风后偏瘫足下垂的患者进行步态训练已取得令人满意的结果。在这项治疗中，电极要准确地置于胫前肌，在摆动相中刺激以强化踝背屈的力量，并应确定所提取的 EMG 信号不是来自于腓肠肌。对于双下肢肌力非常弱的患者，如脊髓不全横贯性损伤的患者，在使用长支具同时，可用 EMGBF 监测股四头肌的收缩，这样能促使患者在步行中积极使用这些肌肉，使这些肌肉在站立和行走时得到合理的锻炼。

（2）周围神经损伤的训练：在周围神经损伤的治疗中，EMGBF 有很大的应用价值。如臂丛神经根部牵拉伤是较为复杂的神经损伤，这种损伤往往是不完全的，有些分支早期会有所恢复。对于部分失神经支配的肌群，给予 EMGBF 训练一般均会取得一定的效果。对于不能恢复需要采取肌腱转移术的肌肉，在肌腱转移术后，可立即开始 EMGBF 训练，一旦这些肌肉出现正确的收缩形式，就应该开始进行单个肌肉特定功能的训练。

2. 中枢性肌痉挛的放松训练 由脑卒中、脑性瘫痪、脊髓损伤、脑外伤以及脑瘤切除术后引起的中枢性肌痉挛，都适于 EMGBF 的放松性训练。即使伴有感觉性失语也很少妨碍患者对 EMGBF 训练的理解。儿童反馈训练常需要有物质奖励以保证其参与训练的积极性。脑卒中后什么时候开始进行反馈训练意见还不统一，一般认为在 Brunnstrom 第Ⅲ~Ⅵ期开始反馈训练较合适，也有人认为在第Ⅱ期开始训练可防止异常运动模式（特别是偏瘫步态）的形式，并可预防肌痉挛产生的并发症（如关节挛缩等）。

3. 一般性放松训练 物理治疗和心理治疗中需要使用放松技术，EMGBF 训练可帮助患者尽快掌握肌肉放松方法。EMGBF 诱导的肌肉放松训练可用于慢性焦虑症、失眠症以及肌肉、骨关节紊乱疾病的治疗，也可用于高血压、偏头痛、紧张性头痛等疾患的辅助治疗。

（二）脑电生物反馈（EEGBF）的应用

脑电图（EEG）是在头皮表面上记录到的脑电活动，可用于生物反馈疗法。目前 EEGBF 主要应用和试用于治疗下述疾病：

1. 镇痛 采用 α 和 Q 节律 EEGBF 训练慢性疼痛患者，有助于减轻患者对疼痛的感受。

2. 偏头痛、焦虑症和其他头痛 国外学者用 α 节律的 EEGBF 作为偏头痛、紧张性头痛以及焦虑症的辅助治疗，可使患者头痛发作频率明显减少。

3. 多动症和特殊学习困难 观察多动症儿童的 EEG 发现，多以 Q 波为主，有些伴有阵发性尖波，亦有两侧失对称或失调波。多动症儿童还可表现出部分感觉缺乏，造成皮层感觉运动联系障碍。从正常儿童中央回可记录到感觉运动节律（SMR 频率为 12~15Hz）。将 β 节律及 SMR 节律的 EEGBF 用于多动症儿童的治疗已引起广泛的关注。

4. 癫痫 有约 20% 的癫痫患者用药物难以完全控制其发作。临床研究表明增加 SMR 节律同时抑制 3~8Hz 慢波活动将能有效地协助控制癫痫发作，EEGBF 训练可作为难治性癫痫的一个辅助治疗方法。

（三）手指皮温反馈（FSTBF）的应用

肢体皮肤温度的变化反映了自主神经（周围血管神经）的功能状态。将皮温的微弱变化在生物反馈仪上转换成明显可见的信号再反过来提示给患者，使这种变化不断强化和稳固，患者可逐渐掌握在一定范围内控制肢体温度变化。在此过程中，患者可通过想象将手的温热感及血流感转移到身体其他部位，达到局部放松及增加血流量的目的。这是一种典型的经过生物反馈训练，患者可有意识地对自主神经功能进行自我调节的例子。

手指皮温反馈可用于治疗偏头痛、高血压等，并对焦虑症、失眠症的放松训练有很大帮助。另外对非身心性疾病，如炎症、外伤性疼痛、脑卒中及外伤后继发神经肌肉损伤等病症也有一定的辅助疗效。

（四）其他生物反馈的应用

1. 心率在一定程度上可反映心脏自主神经功能状态。借助心电生物反馈（ECGBF）或心率反馈（HRBF）进行训练，可达到部分自行调节和控制心率的目的。

2. 应用血压生物反馈（BPBF）和其他放松性生物反馈训练，可使部分原发性高血压病患者对血压有部分自我调节能力，减少降压药服用剂量。

3. 通过压力生物反馈（使用压力传感器）训练，可使某些消化道疾病患者学会利用自发反应性机制有效地控制消化道平滑肌运动，对改善括约肌功能失调有一定的帮助，如纠正食道下段压力过高以及大小便失禁等。

4. 生物反馈训练还可用于减轻孕妇对妊娠和分娩的紧张感，并可减少分娩时止痛剂的使用剂量。某些口腔疾病，如口周肌肉痉挛及疼痛、颞颌关节综合征等均可借助生物反馈治疗。

三、治疗步骤及注意事项

（一）准备阶段

1. **对患者的全面评估**　对患者进行全面的评估，包括视听能力、注意力、自我控制能力及自我暗示能力等，为选择合适的反馈信号提供指导依据。

2. **患者心理准备**　在生物反馈治疗前，治疗师要与患者交谈，让患者了解这项治疗技术，这样才能使患者更有效地参与治疗。还应向患者说明如何坚持训练、如何判断效果以及在训练过程中应注意什么问题等。

3. **训练设备及环境准备**　选择适合于进行放松性训练的生物反馈仪，并确定所用设备已处于最佳工作状态。选择较为安静的环境，可使患者集中注意力。

4. **观察及记录**　治疗师要详细记录治疗情况，除了熟知仪器和掌握操作常规外，还要观察患者治疗前的状态和治疗中的变化，要掌握对患者的指导语。

（二）训练阶段

1. 应该让患者明确训练中将出现什么样的反馈信号，以及如何识别反馈信号的强弱，并了解信号强弱的意义。

2. 选择合适的训练体位，无论何种体位都需保证患者能集中注意观察反馈信号。

3. 训练步骤　以放松训练为例：

（1）先在前臂上进行 EMGBF 放松训练，开始几分钟让患者随着指导语做收缩-放松练习以培养肌肉紧张-放松意识。在随后的 30 分钟训练中，让患者默诵指导语，以每分钟肌肉收缩-放松 10~15 次速率连续训练 5 分钟，休息 3 分钟，重复训练 4 次。将肌肉收缩-放松过程中发生的音响录到磁带上，让患者带回家训练，每日早晚各 1 次。

（2）经过训练当患者能使前臂肌肉放松时的 EMG 降到平均为 2.0μV 水平后，可改为额肌 EMGBF 训练，方法同前。这样可不断强化患者内在肌肉感受意识，训练直到患者额肌放松时的 EMG 达到平均为 3.5μV 的水平。嘱患者坚持家庭训练。

（3）检查患者是否已掌握完全放松的方法，还存在什么问题，及时给予正确指导。

（三）家庭训练

家庭训练是整个放松性训练的重要组成部分。在开始训练阶段，每日除在治疗室的训练外，患者还需在家中无反馈仪设备的情况下进行自我训练，以强化训练效果。当患者经过训练学会在脱离反馈仪时也能自如地进入放松状态后，则可坚持长年在家庭治疗以巩固治疗效果。

（四）疗效评估

评价生物反馈的疗效，患者自觉症状有否改善是主要的评价依据。此外，不同种类的生物反馈法各有相应的客观评价方法，如脑电生物反馈治疗可通过观察 EEG 是否出现所希望的波形判断训练效果。同样，可通过 ECG、血压测量了解 ECGBF、BPBF 的训练效果。

第十节 压力治疗

压力治疗是通过对肢体施加压力，改善肢体血液循环或提高心、脑、肾等重要脏器的血流量，以纠正组织器官缺血、缺氧的治疗方法。常用的方法有体外反搏疗法、肢体气囊加压疗法和肢体气舱加压疗法等。

一、体外反搏疗法

治疗时是以患者心电 R 波触发，在心脏舒张早期使包于四肢和臀部的气囊充气，自远端向近端序贯地加压，使主动脉流向四肢的血流受阻，并产生逆向压力波，从而提高了主动脉舒张压，增加冠状动脉、脑动脉及肾动脉的血流量，是一种起体外辅助循环作用的无创伤性治疗方法。

（一）作用原理

1. 提高主动脉内舒张压，增加冠状动脉灌注压 心肌的供血主要来自冠状动脉，休息时冠状动脉每分钟输给心肌大约 250~300ml 的血液，剧烈运动时可增加至平时的 4~5 倍，以满足运动中的心肌供血需要。由于心肌的收缩生理特性，冠状动脉供血的 70%~80% 是在心脏的舒张期。冠状动脉的血流量主要与冠状动脉的管径及舒张期冠状动脉的灌注压有关。冠状动脉灌注压的大小取决于舒张期主动脉内压与心室壁压力之间的压差的大小。在治疗时四肢动脉血挤向主动脉，此时主动脉瓣已关闭，造成主动脉内压力明显升高，驱使血液流向冠状动脉，从而增加冠状动脉的灌流量，提高心肌供血。同时在治疗时也能提高脑和内脏的血流量，这是体外反搏治疗冠心病和其他血管缺血性疾病的基础。

2. 增加侧支循环 正常情况下，由于冠状动脉各主支之间压力基本相同，此时的吻合支和侧支循环不明显。体外反搏治疗增加了冠状动脉健支的灌注压，增加了健支和患支之间的压力差，使侧支循环更加丰富，改善缺血区的供血。

3. 降低血液黏度 冠心病常伴有血液黏度的增高，体外反搏治疗时，在血管管径不变的情况下，血流速度加快使红细胞轴心性流动加快，从而降低血液黏度，进一步改善循环，并减少血栓形成的可能性。

（二）临床应用

1. 适应证 主要用于冠心病及其他缺血性心血管疾病，脑血管病如腔隙性脑梗死、TIA、椎基底动脉供血不足、脑血管栓塞等，视网膜中央动脉栓塞、各种原因引起的缺血性视力下降、缺血性视神经萎缩、突发性耳聋等，还包括一些难治性疾病，如进行性肌营养不良、多发性肌炎、进行性腓肠肌萎缩等。

2. 禁忌证　①血压>21.3/13.3kPa。②频发性期前收缩或心率>140次/分。③主动脉瓣关闭不全。④动脉病变，如夹层动脉瘤。⑤肺梗死、肺心病。⑥梗阻型心肌病、二尖瓣狭窄。⑦脑水肿及有发生脑水肿趋势的情况。⑧肢体感染、皮炎、静脉炎及静脉血栓形成。⑨有全身或局部出血倾向。

二、肢体气囊加压疗法

肢体加压治疗（compression therapy）是通过套在肢体上的气囊序贯地充气、排气而压迫肢体组织，促使组织间液经静脉和淋巴管回流以达到消除肢体局部肿胀目的的治疗方法。

（一）治疗原理

水肿是组织间液的潴留。当毛细血管压力升高、血浆胶体渗透压降低、组织液渗透压升高、淋巴回流障碍或毛细血管壁通透性增高时，都可以使组织间液生成量超过回流量并在组织间隙积聚而发生水肿。一般组织液静水压约为1.33kPa，在肢体加压时可使组织间的静水压增高到6.67kPa以上，因而克服毛细血管内压及组织间胶体渗透压的作用，促使组织间液向静脉及淋巴管内回流。

由各种原因引起的创伤，多数需要肢体制动减少肌肉的收缩，使肌肉对静脉血回流"泵"的作用丧失，也可导致水肿。加压治疗时，压力气囊由肢体远端向近端的序贯挤压及放松，对静脉和淋巴回流起到"泵"的作用，从而有利于静脉血和淋巴液的回流，使肢体水肿消除。

（二）临床应用

1. 适应证　①肢体创伤后水肿。②淋巴回流障碍性水肿。③静脉淤滞性溃疡。④截肢后残端肿胀。⑤神经反射性水肿。⑥中风后偏瘫肢体水肿及肩手综合征。

2. 禁忌证　①新近下肢深静脉血栓形成。②肢体严重感染未得到有效控制。③大面积破溃性皮疹。

第十一节 高压氧治疗

一、概述

（一）基本概念

1. 大气压 地球上的大气对单位物体表面的压力，称为大气压强。在纬度 45°的海平面上，温度为 0℃时，测出每平方厘米可承受的压强为 760 毫米汞柱（mmHg），称为 1 个大气压。

2. 高压 凡超过 1 个大气压的压力称为高压。

3. 绝对压（atmosphere absolute，ATA） 高压氧治疗时，常用绝对压作为治疗压力单位。绝对压＝常压（1 个大气压）+附加压。附加压为常压以外所增加的压力，通过压力表显示，故又称"表压"。当被测压强的绝对压数值为 1 个大气压时，压力表上的指针将指在零位，因此，压力表上指示的数值即是附加压数值。

4. 高压氧 机体处于高气压环境下所呼吸的与环境等压的纯氧，称为高压氧（hyperbaric oxygen，HBO）。氧浓度超过 21%均称为高浓度氧；临床上使用的"医用氧"为纯氧，常压下呼吸纯氧不能称作呼吸高压氧。

5. 高压氧治疗 病人在高于一个大气压的环境里吸入 100%的氧治疗疾病的过程叫高压氧治疗。临床工作中，病人经常吸不到 100%的氧，也称为高压氧治疗。

（二）高压氧舱的分类

高压氧舱分为多人舱和单人舱。按照筒体内径的大小、治疗人数，多人舱又分为：①大型舱：内径≥3.0m，治疗人数不限；②中型舱：内径≤2.8m，治疗人数≤14 人；③小型舱：内径≤2.0m，治疗人数≤6 人。

（三）高压氧治疗中的安全问题

高压氧治疗已成为治疗医学中很有价值的一种治疗方法而取得其应有的重要地位，但是，它毕竟是一种将患者强制送入异常环境条件下进行治疗的方法，若处理不当，可对人体健康造成危害，严重的可导致死亡。高压氧治疗过程中，能对机体健康造成危害的因素主要是：

1. 压力 ①加、减压时，可对含气腔室（肺、鼻窦、耳、肠胃道、龋齿）造成气压伤；②在空气舱内暴露后，如减压不当，可引起减压病。

2. 氧气 ①根据在高压氧下暴露的压力、时间不同，可引起不同类型的氧中毒；②在高浓度、高分压氧的条件下，如具备燃烧的条件，可酿成火灾。

3. 密闭空间 ①因心理因素可导致幽闭恐怖感；②如不负责任，可出现缺氧、CO_2中毒。

4. 高压氧治疗的并发症 如适应证掌握不好，有可能出现：①气胸、纵隔气肿；②急性肺不张；③出血；④酸碱平衡紊乱。

二、高压氧治疗的基本原理

（一）增加机体氧含量，提高血氧分压

高压氧下，血液含氧量的增加，主要是提高血浆内的物理溶氧量。在0.3MPa下血浆内的物理溶氧量可达 6.5ml/dl，此数值与常压下呼吸空气时，人体的平均动、静脉差 6ml/dl（也即是组织平均的摄取氧量，活动的肌肉、心肌组织则稍高，约为 10ml/dl）大致相等，也就是说此时血浆内单纯物理溶氧量，已可以满足组织细胞的需氧量，而不用氧合血红蛋白离解供氧。

高压氧治疗增加血氧含量，物理溶解氧量显著增多，很少需要血红蛋白结合氧的解离，改变了氧离供氧方式，这是高压氧治疗的生理基础。利用此原理，高压氧可以治疗多种缺氧性疾病，如脑缺氧的抢救；可以应用于变性血红蛋白症或血红蛋白失活的疾病，如一氧化碳及其他急性有害气体中毒的治疗；也可作为代偿血流量急剧减少时的一种应急措施，如对失血性休克的抢救。

（二）增加氧的有效弥散半径，提高组织氧储量

高压氧下，血液内氧分子数量增加，血压升高，氧从毛细血管向组织弥散的范围扩大。这在临床上具有很大的实用意义：①高压氧下，由于组织细胞氧含量增加，增加了组织储氧量，从而可纠正缺氧。因此在高压氧内进行心血管、脑血管、器官移植术、创伤外科手术等各种手术，在阻断循环后，心、脑、肾等重要器官的缺氧程度会减轻，手术时间可以延长，从而提高手术成功率。②高压氧下，氧的有效弥散范围增大，使在一般常压下无法深达的组织细胞，获得足够的氧的供应，可用于组织水肿致毛细血管与周围细胞间距增加的情况，如脑水肿；也可用于毛细血管损伤或血流阻塞而造成组织缺氧疾病，如烧伤、冻伤、植皮、断肢（指）再植、脑梗死、心肌梗死等。③高压氧下，可影响胶原蛋白纤维特性，加速胶原蛋白的修复和伤口胶原蛋白的合成。

（三）促进侧支循环的形成

在 0.2～1.25MPa 氧压下，组织的氧分压可达 13.3～33.25kPa（100～250mmHg），刺激血管纤维母细胞的活动和分裂，以及胶原纤维的形成，促进了新血管的生成，加速了侧支循环的建立。

（四）消除体内气泡栓塞

高压氧治疗减压病和空气栓塞症取得显著效果。其机理为：①高压氧下，加压治疗时的压力作用，使体内已形成的气泡体积缩小和使气泡内气体压强升高，加速其溶入体液速度的过程。在 0.2MPa 下，气泡缩小 1/2；0.3MPa 下，气泡缩至 1/3。随着压力升高，气泡不断缩小，被气泡堵塞的血管恢复血液流通。②血中的氧气可将气泡内的氮气置换出来，使体内氮张力迅速降低，气泡内的氮分压与体液中的氮张力间的压差梯度加大，促使氮气溶解于血液或体液，并经肺脏或皮肤等排出，然后气泡内的氧气可加以利用，气泡逐渐消失。

（五）抑制细菌生长

氧本身就是一种广谱抗生素，它不仅抗厌氧菌，也抗需氧菌。在 2～3ATA 氧压下对肺炎双球菌和脑膜炎双球菌生长有明显抑制作用；在 3ATA 氧压下对革兰阳性菌、白喉杆菌生长可完全抑制。高压氧抑菌作用的机理：①使巯基（-SH）氧化成二硫基，巯基是许多酶尤其是氧化还原酶的重要组成部分（如辅酶A、谷胱甘肽等辅酶及琥珀酸脱氢酶、转氨酶等），巯基被氧化后，酶的活性降低，细菌代谢发生障碍。②厌氧菌缺乏细胞色素和细胞色素氧化酶，在高压氧下，既不能进行有氧代谢以获得能量，又不能除去有氧代谢的过氧化氢，使代谢发生障碍，生长受阻，甚至死亡。这是高压氧治疗某些厌氧菌感染疾病，如气性坏疽等效果显著的原因。

（六）高压氧下 CO_2 滞留的生理作用

在高压氧作用下，由于不需血红蛋白结合氧解离供氧，使静脉血中血红蛋白与氧结合，处于100%饱和状态，CO_2 滞留可使局部血管扩张，脑血管扩张，增加局部血流量。从生理角度分析，CO_2 一方面维持血管化学感受器的兴奋性，另一方面，可使局部血管产生一定程度的舒张反应。

（七）对放射和化学药物治疗肿瘤敏感性的促进作用

有人认为缺氧可以降低癌细胞对放射治疗敏感性，在临床上将高压氧用于提高照射对癌细胞的敏感程度。也有人主张用氧的毒性作用，协同放射或化学药物治疗，以杀灭癌细胞。

三、治疗作用

（一）对神经系统的作用

高压氧作用的压力值和暴露的持续时间、个体的神经类型以及对氧的敏感性等因素，决定了中枢神经系统和植物神经功能在高压氧治疗时发生的变化。高压氧治疗对神经系统的作用有双向反应，开始阶段激活神经活动，长时间或压力高则抑制神经活动。

（二）对内分泌系统的作用

高压氧对内分泌的影响取决于用氧制度（即氧压、吸氧时间等）。临床采用高压氧治疗时必须考虑到神经内分泌在机体的作用，有必要对初次接触高压氧治疗病人进行适应性的高压氧作用观察。在较高压力的高气压暴露和高压氧下，血垂体前叶生长激素、甲状腺素、垂体肾上腺皮质类固醇等均有显著升高。

（三）对心血管系统的作用

心率变慢是高压氧作用下典型的和规律性的反应（既氧压、吸氧时间等）。除肺脏以外，小动脉和毛细血管的收缩是机体对高压氧的早期效应性反应。同时，高压氧作用可使缺血组织的血管扩张，血流速度加快，微循环明显改善；保持冠状动脉中氧的高张力和相对不甚高的冠状静脉中的氧张力。

（四）对呼吸系统的作用

在 2~3ATA 下吸氧时单位时间内最大呼吸量有所下降，肺活量亦有所下降，以不超过 6% 或 10% 为生理允许范围。高压氧下肺血管扩张，肺容量降低。高压氧治疗时由于吸入气体密度增加，可使呼吸机工作负荷加大。过高的氧气可改变非表面活性物质的活性，改变肺表面张力，而这些变化与肺 II 型细胞受损有关。

（五）对血液系统的作用

高压氧可使组织器官缺血缺氧时产生的损伤性变化恢复和正常化。高压氧治疗长期缺氧和骨髓造血反应升高引起的继发性红细胞增多症时可以减少红细胞数。同时，高压氧治疗对预防血液浓缩，克服缺氧，改善气体和物质代谢，具有良好疗效。

四、临床应用

(一) 适应证和禁忌证

1. 适应证

(1) Ⅰ类：高压氧作为主要治疗方法或重要的辅助疗法，临床疗效显著。业已公认的适应证：急性一氧化碳中毒（CO）及其他气体中毒（含间隙型及后遗症），空气栓塞及减压病，气性坏疽、坏死性软组织感染产生厌氧菌蜂窝组织炎，窒息、心肺复苏后缺氧性脑功能障碍，脑血栓、颅脑外伤及脑功能障碍、脑水肿，突发性耳聋，急性眼底供血障碍，急性氰化物、安眠药、奎宁中毒所致的视力障碍、脑水肿和意识障碍，断肢（指）再植术后及伴有广泛性挫伤、挤压伤、撕裂伤，或中等度以上血管破裂（外科处理后）的末梢循环障碍，植皮、皮瓣移植等。

(2) Ⅱ类：高压氧作为综合措施之一，可明显提高疗效。例如：心肌梗塞及冠状动脉供血不足，冠心病，心肌炎，快速性心律失常（房颤、早搏、心动过速等），急性中心性视网膜脉络膜炎，视网膜震荡，早期视神经萎缩，急性脊髓损伤，周围神经损伤，脊髓炎及放射性坏死，亚急性视神经脊髓病，病毒性脑炎及后遗症，偏头痛，周围神经炎，脑缺血性疾病，眩晕综合征，神经性耳聋，周围血管疾病（脉管炎、雷诺病、闭塞性动脉硬化），肌筋膜腔隙综合征，无菌性骨坏死，放射性骨坏死，骨髓炎，骨折愈合不良的植骨，特殊顽固性慢性皮肤溃疡（如糖尿病溃疡、静脉淤血性溃疡、压疮溃疡、动脉供血障碍性溃疡、放射性溃疡），烧伤，冻伤，缺血性休克，蜘蛛（褐皮花蛛）咬伤（棕色雷克吕病），深部霉菌感染，上消化道溃疡，溃疡性结肠炎、直肠炎，肝炎，四氯化碳中毒肝损害，慢性牙周炎，支气管哮喘，玫瑰糠疹，高原适应不全症，多发性硬化，麻痹性肠梗阻，恶性肿瘤（与放射/化疗综合），运动性疲劳，某些手术的辅助治疗，心血管外科手术，心肺性危重患者的外科手术，严重缺氧、靠常规方法难以纠正患者的重危手术等。

(3) Ⅲ类：有一定理论依据，高压氧治疗有一定疗效，尚需进一步探索。例如：衰老，Ⅰ～Ⅱ期老年性痴呆，进行性肌营养不良，硬皮病，结节性红斑，青年痤疮，白塞病，冰岛病，结节性麻风，脑出血病灶清除术后，脑膜炎，糖尿病，反应性精神病，镰状细胞贫血危象，特别顽固性真菌病（毛霉菌病、侵入性曲菌病）等。

(4) 急症：如急性一氧化碳及其他有害气体中毒，急性气栓病，急性减压病，心肺脑复苏，出血性休克，窒息，急性脑缺氧，急性视网膜中央动脉栓塞，急性末梢循环障碍［包括断肢（指）再植术后、严重挤压伤、撕裂伤伴血供障碍，植皮、拇指再造术等某些矫形术后等］，气性坏疽，突发性耳聋（发病时间<12小时），某些手术配合治疗。

2. 禁忌证

（1）绝对禁忌证：未经处理的气胸，未经治疗的恶性肿瘤，未经处理的活动性出血。

（2）相对禁忌证：严重肺气肿疑有肺大疱者，肺部感染、损伤、胸部手术，急性上呼吸道感染伴咽鼓管阻塞者，急性副鼻窦炎，急性中耳炎，齿槽脓肿，血压过高（>21.3/13.3kPa），Ⅲ°房室传导阻滞，凝血机制异常，不明原因的高热，月经期及孕妇（<6个月），有氧中毒史及氧过敏者，精神病未控制者，心脏瓣膜置换术后。

（二）高压氧在临床治疗中的应用

1. 脑复苏 电击伤、溺水、窒息、麻醉意外等各种原因引起的心脏骤停是临床上的最紧急状态，而衡量复苏成败的关键是意识能否恢复，因此近年来脑复苏已成为复苏术的研究重点。高压氧对急性脑缺氧及脑水肿的抢救有显著的疗效。

（1）指征：①心肺复苏后循环尚稳定，但脑缺氧、脑水肿明显；或停搏时间较长，估计脑复苏困难者；②心肺复苏后出现低心排综合征或出现微循环衰竭征兆者；③呼吸功能不全，或有肺通气和换气不足，或出现脑水肿、低氧血症者；④出现早期神经系统受累症状者。

（2）治疗机制：①高压氧可迅速提高血氧张力，提高组织氧含量和氧储备，增加血氧弥散度和弥散距离；②高压氧可使脑血管收缩，血管阻力增加，脑血流量降低，脑耗氧量降低；③高压氧可提高椎动脉系统的血流量，提高网状内皮系统及脑干的氧分压，有利于觉醒状态和生命功能活动，促进昏迷的苏醒。

（3）治疗方法：目前临床上一般都采用压力200~250kPa、吸氧30~40分钟，间歇吸空气5~10分钟，再吸氧30~40分钟。此为复苏时采用的基本方案。一般3~5次可决定转归，对伴有重要脏器功能恢复不全者，应延长治疗次数。根据抢救中病情变化、血气分析数据等多因素做适当的调整。

2. 休克

（1）指征：感染性休克、出血性休克及心源性休克。

（2）治疗机制：①高压氧治疗可提高血氧含量、血氧分压和血氧的弥散范围，组织氧贮备增加，纠正了休克患者的组织缺氧状态，保护了脑、心、肾、肝等重要脏器的功能；②高压氧下有氧代谢增加，纠正酸中毒，同时有血管收缩，对抗因缺氧致使肥大细胞释放组胺所引起的毛细血管床扩张，降低了毛细血管的通透性，减轻了血容量的损失及血液浓缩，减少弥散性血管内凝血的发生；③血管收缩，血压有所升高，增加了组织血流灌注，改善了微循环，纠正休克状态。

（3）治疗方法：采用压力 0.2~0.3MPa，根据不同种类的休克，选择合适的压力。

3．急性心肌梗死

（1）治疗机制：①高压氧可使血氧含量增加，血氧分压增加，氧弥散距离增大，心肌通过吻合支或直接从心腔得到高浓度氧；②心肌梗死区获得较多氧供，保护了一部分缺血时心肌细胞，有利于梗死部位外层缺血区及外缘损伤区受损的心肌细胞复原，同时缩小了梗死区心肌与正常心肌组织的氧压差，消除了心肌电不稳定性，降低了心肌细胞的应激性。

（2）治疗方法：采用压力 0.2MPa，不宜太高。

4．气栓症及减压病　在临床医疗工作中，手术、穿刺、血液透析、静脉输液等不慎或意外时可引起空气进入血管内，造成空气栓塞。在高压环境下，如在水下时，减压不当所致的减压病，其本质也是气体栓塞。

（1）治疗机制：①高压氧可以使体内气泡很快缩小，血流阻塞逐渐减轻，栓塞缺氧状态得以纠正；②氧气置换出气泡中的氮气，而气泡内的氧气可供组织利用，促使气泡消失。

（2）治疗方法：一般采用 0.2~0.3MPa 压力范围，间歇吸氧共 60~90 分钟。国内一般氧舱均可进行。

5．气性坏疽　是由某些梭状芽孢杆菌（如产气荚膜杆菌）进入受损组织，引起的急性坏死性软组织炎症。

（1）指征：①确诊应以细菌培养为依据；②确诊后应立即进行高压氧治疗，对细菌培养阴性的可疑病例，亦应做高压氧治疗；③严重厌氧菌感染并发中毒性脑病者，应在积极抢救的同时做高压氧治疗。

（2）治疗机制：①抑制梭状芽孢杆菌的生长繁殖；②抑制产气荚膜杆菌产生外毒素；③高压氧下血氧含量和氧分压增高，可迅速解除病变组织的缺氧状态，同时高压氧还可使坏死组织中的气泡体积缩小，并用氧气置换气泡中的气体，使皮下气肿消除，局部循环改善，伤口好转和愈合；④高压氧可增强白细胞对微生物的吞噬能力；⑤高压氧对某些抗生素有增效作用。

（2）治疗方法：通常应用"3日7次法"治疗。即第1日治疗3次，中间间隔时间为8小时，第2、3日各治疗2次，以后每日1次。用单人纯氧舱治疗为佳，压力为0.3MPa，加减压时间各30分钟，稳定60分钟，每次治疗总时间为2小时，间隔吸氧80分钟。

6. 烧伤

（1）指征：①凡烧伤面积大于50%，伴有三度烧伤者，在积极抗休克治疗的同时，应尽早做高压氧治疗；②烧伤后出现呼吸困难，但无明显肺部感染，允许搬动者；③休克难以纠正者；④头面部、手、骨头节等特殊部位烧伤，为减少对功能的影响，均应尽早做高压氧治疗。

（2）治疗机制：①高压氧可使血管收缩组织缺氧得到改善，毛细血管通透性降低，静脉回流增加，减少渗出，维持正常循环血量，对低血容量休克产生有利作用；②组织缺氧改善，纠正了代谢性酸中毒，使病人安全度过休克期；③由于渗出液减少，创面干燥，有助于控制感染；④高压氧下细胞活跃，能较迅速合成胶原纤维和新生毛细血管，促进了肉芽组织的生长、上皮形成等，并有助于皮肤移植片和皮瓣的成活，因而加速创面愈合，减少或防止产生晚期挛缩畸形。

（3）治疗方法：大面积烧伤实施抢救时，为达到无菌室内治疗和减少患者搬动，应在高压氧舱内实施抢救，定时加压治疗。抗休克期可采用250kPa氧压，40分钟×2次，间歇10分钟，每日2次方案，病情稳定后改为每日1次，直至切痂植皮后康复为止。但必须注意防止交叉感染。

7. 一氧化碳中毒 一氧化碳中毒时，其与血液中的血红蛋白结合，形成碳氧血红蛋白，而使血红蛋白失去携氧的能力，造成缺氧血症。

（1）指征：无论CO中毒引起的病情是多么严重或多么轻微，只要有下列任何一条，即应立即进行正规高压氧治疗：昏迷、短暂意识丧失、大小便失禁、恶心、呕吐、头昏、头痛、四肢感觉活动异常、反应迟钝等。

（2）治疗机制：①高压氧下机体的血氧含量、血氧分压增加，可迅速纠正组织的缺氧状态；②高压氧加速碳氧血红蛋白和CO排出体外；③高压氧对CO中毒的各种并发症均有明显的防治作用；④高压氧对CO中毒迟发脑病及后遗症具有防治作用。

（3）治疗方法：由于CO的排除速度与氧分压成正相关，故首次治疗压力应大于0.2~0.3MPa。开始治疗1~3天，每天治疗次数不少于2~3次，以后改为每天1次，压力低于首次治疗压力。患者经治疗清醒后，仍应继续给予10~20次高压氧治疗，以预防神经精神后继症发生。

8. 突发性耳聋 简称突聋或暴聋，专指发病突然，原因不明的听力在瞬间、几小时或几天内突然下降的神经性耳聋。

（1）治疗机制：①高压氧能显著提高血氧分压、血氧含量和组织氧储备，改善内耳听觉器官的微循环，防止耳蜗听器毛细胞的病变和坏死；②高压氧能改善血液流变学，降低血液黏滞度和血小板聚集率，解除内耳血管阻塞，恢复血液循环，促进听觉功能的恢复；③高压氧可使局部血管收缩，降低毛细血管的通透性，减少渗出，改善局部血流灌注和供氧，阻断水肿和缺氧的恶性循环；④高压氧能加速纠正遭受缺氧损害的螺旋器和听神经功能恢复。

（2）治疗方法：0.2~0.3MPa 的压力，间歇吸氧，总吸氧 60~80 分钟，20~40 次。突发性耳聋患者接受高压氧治疗愈早，效果愈好。首次治疗后，每隔 3~6 个月，重复治疗 2 个疗程，能收到较好效果。

五、操作程序

（一）多人舱

分为加压前准备、加压、高压下停留、减压 4 个阶段。

1. 加压前准备　①病人准备：绝对不准携带火种、易燃易爆品入舱；不能穿戴尼龙、腈纶等易生静电火花的化纤衣物入舱；不沾任何油脂；不带任何非必须的物品入舱。指导病人学会捏鼻鼓气的动作，进舱前解好大、小便等。②设备准备：检查压缩空气的储备量是否足够，供气系统管道、阀件是否良好，吸排氧装置是否通畅，吸氧面罩是否合适，测氧仪是否灵敏，舱内空调装置的制冷、制热系统能否正常运转等。

2. 加压　对多人舱，常用净化的压缩空气输入舱内，升高舱内压力，以完成加压步骤。从开始加压到升至预定治疗压力所需时间称"加压时间"，开始升压时速度要慢，嘱患者做捏鼻鼓气动作，调节中耳内压力，以防中耳压伤。在夏季进行高压氧治疗前，可提前开空调制冷 15~20 分钟，降低舱内温度。

3. 高压下停留　高压氧舱内压力升到预定治疗压力后保持不变直到减压开始时止，称为高压下停留或稳压。该阶段患者需戴面罩吸氧并持续一定时间以达到治疗目的。吸氧时间按治疗方案规定掌握。一般用吸氧 20 分钟，间歇吸空气 5 分钟，如此重复 4 个周期的治疗方案。在本阶段操作人员应始终保持舱内的压力稳定不变。

4. 减压　吸氧结束后，舱内压力逐渐从高压降至常压的过程称为减压，所需时间称为减压时间。减压前需询问舱内病人情况，并嘱其注意保暖，不要屏气等。先关供氧阀，再开氧舱排气阀，一般采用等速减压，用 15~20 分钟匀速减至常压。

（二）单人舱

除治疗时间上与多人舱不同外，操作方法基本相同。

1. 加压　氧气经氧气减压器调到 0.7MPa 左右，即可实施"纯氧加压"。单人纯氧舱为保证舱内氧浓度在 85% 以上，必须用氧气舱内空气，即洗舱。

2. **高压下停留**　全舱充氧治疗时，舱内压力不得超过表压 0.2MPa，稳压后每加 20~30 分钟，用纯氧通风换气一次。

3. **减压**　按具体减压方案进行，直至舱内压降至"常压"才能开舱门，让病人出舱。

六、注意事项

1. 要准确地判断患者是否存在着缺氧，治疗过程中保证患者吸到氧气，应有足够的治疗次数和保持治疗的连续性。

2. 高压氧舱应具备两个方面基础条件：

（1）具备适当的舱内容积：国家标准规定：大型高压氧舱的人均容积不小于 $2.5m^3$，中型高压氧舱的人均容积不小于 $2.0m^3$，小型高压氧舱人均容积不小于 $1.5m^3$（小型高压氧舱直径 2m 以内，不具备重患者的治疗条件）。

（2）保证吸气效果：①保证舒适的吸纯氧效果；②加压过程中舱内气体压缩幅度应保持相对恒定；③吸氧量的有效监测；④呼出废气能有效地排出舱外；⑤保护气体的净化效能。

3. 必须排除禁忌证。对患者合理使用适应证，提倡从严掌握适应证，防止滥用，积极预防毒副作用及治疗并发症。值得强调的是高压氧适应证的运用只是水平问题，而禁忌证的掌握则是原则问题，如不是适应证，多数人认为有百害而无一利。

4. 从事高压氧治疗的医师、护士、技师必须具有正规的医学学历，并接受过高压氧医学及氧舱维护管理培训，并取得卫生部和国家质量检验局颁发的上岗证。

第四章

作业疗法

第一节　概述

一、作业疗法的概念

作业疗法（occupational therapy，OT），是 1914 年由美国医生 George Edward Barton 提出的。occupational 源于动词 occupy，意为占有或填充其时间与空间使之参与、忙碌，therapy 包括治疗疾病或残障。Barton 希望创造一种有利于各种器官、关节、肌肉恢复功能的作业，以达到治疗疾病的目的。这个观点的提出，引起医务工作者的重视，并进行了研究，也就产生了关于作业疗法的概念。

作业疗法的概念是随着康复医学的进步而不断发展和完善的。现认为：作业疗法是以有目的、经过选择的作业活动为主要治疗手段，对于因躯体、精神疾患或发育障碍所致的不同程度地丧失生活自理和劳动能力的患者，进行评定、治疗和训练，使其最大限度地恢复或提高独立生活和劳动能力，作为家庭和社会的一员过着有意义的生活。从事作业疗法专业的技术人员简称 OT 师。

二、作业疗法的目的

1. 维持患者现存功能，最大限度发挥其残存功能。
2. 提高患者日常生活活动的能力。
3. 设计及制作与患者日常生活活动相关的各种自助具。
4. 改善患者的心理状态，辅助心理治疗。
5. 提供患者职业前的技能训练。

三、作业疗法的作用

1. 促进患者躯体功能的恢复 作业活动能增强肌力、耐力；扩大关节活动范围；改善运动的协调性及灵巧度，提高平衡能力；促进感觉、认知觉的恢复。

2. 提高患者日常生活活动的自理能力 日常生活活动训练及自助具的使用，可提高患者翻身、坐起、进食、穿衣、洗漱、如厕、行走等生活自理能力。

3. 改善患者心理状态 作业活动可改善患者的精神状态和情绪，作业活动中的劳动成果，可使患者在心理上得到满足，增强自信心及自我价值感。

4. 改造有利于患者恢复正常生活和工作的环境 当患者不能通过改善自身功能来提高其作业活动能力时，可通过对其生活和工作的环境进行改造，以适应其功能水平。

5. 提高患者职业技能，增加就业机会 作业活动可改善和提高患者的职业技能，OT师可根据患者自身的功能及将来拟做的工作，选择相应的作业活动进行针对性的训练。

四、作业疗法的基本内容

（一）功能性作业活动（运动性的作业活动）

功能性作业活动是为了促进患者躯体功能的恢复而进行的治疗活动。针对患者的功能障碍、兴趣爱好和心理状态，设计和选择相应的作业活动（如木工、刺绣、治疗性游戏等），以使患者的关节活动度、肌力、耐力、平衡性、协调性等方面的能力得到提高。

（二）日常生活活动训练

日常生活活动（activities of daily living，ADL）训练是OT师的主要工作之一。因为任何患者在患病或遭受意外后，基本的日常生活活动往往是最迫切需要解决的，例如：进食、更衣、梳洗、如厕等，要让患者通过学习获得生活自理的能力。

（三）心理性作业活动

心理性作业活动是通过作业活动改善患者的心理状态。患者在出现身体功能障碍时，往往伴随着继发的心理障碍，如否认、愤怒、抑郁、绝望等。住院后与社会隔离，相当一部分患者会因环境的变化而感到不习惯。OT 师可以根据患者的兴趣、心理异常的不同阶段设计有针对性的作业活动，帮助患者摆脱不良情绪。

（四）自助具、矫形器的制作和使用训练

根据患者功能障碍的程度和日常生活活动训练的结果，OT 师应能设计并亲手制作适合患者使用的简单的自助具及矫形器，如加粗改型的勺、改造的碗、筷、刀具等；用低温热塑材料制作手夹板、踝关节跖屈内翻矫形器等，以代偿患者丧失的功能，提高日常生活活动能力。

（五）假肢使用训练

假肢是为患者恢复原有肢体的形态或功能，弥补肢体缺损，代偿已失去肢体的部分功能而装配的人工肢体。OT 师应对装配上肢假肢的患者进行功能活动的训练，反复训练，以达到熟练使用假肢的目的。

（六）职业前训练活动

职业前训练活动包括职业前评定和职业前训练两部分。当患者回归社会，重返工作岗位之前，OT 师应对患者的躯体功能、精神状态、日常生活活动能力、学习能力以及可能从事的职业进行全面的评定和试训练，认真记录评定结果，最后将材料介绍给职业康复中心或职业介绍所。

（七）休闲娱乐活动

各种休闲娱乐活动不仅能改善患者的身体功能，更重要的是能改善患者的情绪，增加生活的乐趣，加强患者的交流能力。

五、作业疗法与运动疗法的区别

作业疗法与运动疗法是康复医学的重要组成部分，在康复治疗中两者具有同等重要的作用和价值。但作为独立的专业，它们各自建立了完整而独立的学科体系，在训练目的、内容及训练特点上有着根本性的区别。以下就作业疗法与运动疗法的区别做一简要的总结。见表 4-1。

表 4-1	作业疗法与运动疗法的区别	
项目	作业疗法	运动疗法
介入时间	相对较运动疗法晚	急性期即介入
目的	恢复生活自理、操作和认知能力	恢复运动能力
训练内容	ADL、感觉、认知觉、精细动作、自助具的制作及使用、环境改造等	关节活动度、肌力、耐力、平衡、关节松动术、促通技术等
训练特点	与自理生活和生产技能关系密切，精细运动比重强于粗大运动，注重操作和认知能力的训练	与自理生活和生产技能的关系不密切，粗大运动比重强于精细运动，注重活动能力
训练工具	自理生活用品用具、认知训练用品、生产性工具、文娱工具、自行设计制作的矫形器等	增强肌力、耐力、关节活动度、增强平衡能力和心肺功能的器械等
负责人	作业治疗师	运动治疗师

第二节 作业疗法的分类

作业疗法从不同角度和目的出发，有不同的分类方法。

一、按作业名称分类

1. 日常生活活动。

2. 治疗性游戏。

3. 认知作业。

4. 木工作业（拉锯、刨削、油漆、木工装配、雕刻）。

5. 金工作业。

6. 黏土作业。

7. 制陶作业。

8. 手工艺作业（绘画、编织、镶嵌工艺、皮革工艺）。

9. 园艺作业。

10. 文娱类作业。

11. 电气装配与维修。

12. 计算机操作。

13. 文书类作业。

二、按治疗目的和作用分类

1. 改善关节活动范围的作业。
2. 增强肌力的作业。
3. 增强耐力的作业。
4. 增强协调性能力的作业。
5. 减轻疼痛的作业。
6. 提高感觉功能的作业。
7. 加强记忆力、注意力、理解力、语言表达能力的作业。
8. 提高职业技能的作业。
9. 改善心理状态的作业。

第三节 作业治疗的主要特点及工作流程

一、作业治疗的特点

(一) 目标指向性

治疗时所选用的作业活动一定要有明确的治疗目的，能针对性地克服或改善患者的功能障碍（躯体和精神方面）。

(二) 兴趣性

作业活动的选择要考虑到患者的兴趣和爱好，作业内容在一定范围内可允许患者自己挑选，这样能使患者应有的能力、兴趣被充分调动出来，达到有效水平。

(三) 参与性

患者既要参加作业活动过程（主动或被动参加），也要参加决定的过程，这样患者才有可能从结果中获得满足。

(四) 可调节性

作业活动可以从活动强度、难度、时间、完成活动的方式等方面进行调节，使患者有望在下一个功能水平上继续进步。

（五）重复性

所选用的治疗活动应具有重复性以产生治疗效果。

（六）可用性

各种作业活动要用于获得或发展生活作用的技能上，这可在完成个人生活方面培养可用性。

（七）过渡性

作业治疗具有临床治疗和职业劳动阶段的过渡性特点。

二、作业治疗的工作流程

作业疗法与其他康复疗法一样，都要按照一定的流程进行。患者转入作业治疗室后，作业治疗师接诊，同时收集并分析患者的资料，确定患者的问题所在，制定短期及长期康复目标、优先次序及治疗计划，然后开始实施治疗，并要定期进行评定，通过评定总结前一阶段的治疗、训练情况，根据患者具体情况调整治疗目标及计划，直至所有康复目标完成，结束治疗。评定结果、治疗目标、治疗计划及一切修改都要有系统记录，定期向康复医生报告。作业疗法的实施过程归纳如下：

接诊患者→收集和分析患者资料→初期康复评定→制定康复目标，治疗计划→实施治疗计划→再次康复评定→完成治疗计划，达到康复目标→后期康复评定→结束治疗，出院，回归家庭及社会。

第四节 作业活动的分析和治疗方法的选择

一、作业活动的分析

为选择一项有效的作业活动，作业治疗师应首先进行作业活动分析，在分析的基础上，选择一项针对患者功能障碍的活动进行治疗。

作业活动分析是对一项活动的基本组成成分及患者完成该项活动所应具备的功能水平的一个认知过程。通过作业活动分析，治疗师将活动分解成步骤、动作直至运动类型以确定其基本组成成分，提取治疗的要素。在选择某项作业活动时，患者的能力要与该项活动所要求的水平相符合。即：所选活动既要向患者当前水平提出挑战，又要在患者目前水平上能确保完成。

例如：患者要开门这个动作可以分成：走到合适的位置停住；手放到门扶手上；开、关门的动作；身体准确地移动等4项基本动作。为完成以上基本动作必须具备如下的基本功能，即关节活动度、肌力、平衡、协调性、运动的速度、判断力等。因此，作业治疗师要认真分析某一个阶段动作伴随着的基本动作成分，以及必要的基本功能。

治疗师在进行一项活动分析时，应首先对以下问题进行提问：

1. 该项活动的治疗目标是什么？

2. 该项活动的具体步骤是什么？

3. 完成该项活动需具备哪些条件（如躯体、心理、认知、感觉、社会等方面的条件）？

4. 该项活动哪些患者受益？

5. 该项活动的特点是什么？

6. 该项活动的难点是什么？

7. 该项活动的注意事项是什么？

8. 该活动是否可以分级和改造？

对于中枢神经系统损伤的患者采用神经发育学方法进行活动分析；运动系统损伤的患者采用生物力学分析法进行分析。

二、治疗方法的选择

（一）按运动功能训练的需要选择

1. 扩大关节活动范围的作业训练

（1）肩外展内收作业训练：写大字、粉刷、编织、拉琴等。

（2）肩肘屈伸作业训练：磨砂板、锤钉木板、锯木、打锤、推滚筒、打保龄球等。

（3）前臂旋前旋后作业训练：拧螺帽、拧水龙头等。

（4）腕屈伸、桡尺偏作业训练：和泥、粉刷、锤钉等。

（5）手指精细活动作业训练：捡珠子或豆、黏土塑形、编织、刺绣、插钉板等。

（6）髋膝踝屈伸作业训练：上下楼、骑踏缝纫机、骑功率自行车等。

2. 增强肌力的作业训练

（1）增强上肢肌力的作业训练：拉锯、刨木、磨砂板、调和黏土等。

（2）增强手部肌力的作业训练：捏黏土或橡皮泥、和面、捏饺子等。

（3）增强下肢肌力的作业训练：上下楼、骑功率自行车等。

3. 改善协调平衡的作业训练

（1）眼-手-上肢协调作业训练：磨砂板、拉锯、刺绣、嵌插、木刻等。

（2）上下肢协调作业训练：用脚踏缝纫机做缝纫、打保龄球等。

（3）平衡作业训练：套圈、向两侧摆放物品等。

（二）按心理状态训练的需要选择

1. 镇静情绪的作业训练 书法、绘画、音乐欣赏、园艺、插花等。

2. 宣泄情绪的作业训练 钉钉、锤打等。

3. 转移注意力的作业训练 弹琴、下棋、书法、绘画、插花、编织、游戏等。

4. 减轻罪责感的作业训练 帮助别人劳动、打扫卫生等。

5. 增强自信的作业训练 木工、编织、刺绣、泥塑等能完成作品的活动。

（三）按社会生活技能训练的需要选择

1. 增强集体观念的作业训练 打扫庭院、室内卫生、旅游等。

2. 增强时间观念、计划性的作业训练 计件作业等。

第五节 作业治疗的常用方法

一、日常生活活动能力训练

日常生活活动能力训练是作业疗法中一个重要的工作内容。具有运动功能障碍的人重树生活信心，往往就是从获得最简单的生活能力开始的。而且日常生活活动能力的水平也是决定患者康复程度及回归社会的重要因素之一。

ADL包括基本的日常生活活动（basic activities of daily living，BADL）和工具性的日常生活活动（instrumental activities of daily living，IADL）。BADL即自理活动包括各种移动（翻身、坐起、转移）、进食、更衣、梳洗修饰、洗澡及如厕等。BADL的恢复以发育顺序而排列，即进食首先恢复，如厕则最后恢复。IADL是指在各种环境中利用各种可以利用的工具进行活动，包括做家务劳动、交通工具的使用、娱乐设施的使用、购物，保养维护轮椅、矫形器或行走辅助器具，阅读、打电话以及应付火灾、突然发病等各种意外情况。休闲活动亦属于IADL范畴。

（一）床上训练

1.良好肢位摆放 脑卒中、脊髓损伤、截肢后、骨折、烧伤等不同伤病的患者的卧床体位有不同的要求，但总的原则是将肢体摆放在功能位或对抗痉挛位，防止关节的挛缩畸形。

（1）偏瘫患者的良好肢位摆放：为防止偏瘫患者因痉挛造成关节挛缩，常将患肢摆放于抗痉挛体位。脑卒中患者典型的痉挛姿势表现为：肩胛骨下沉后缩、肘关节屈曲、前臂旋前、腕关节掌屈、手指关节屈曲；下肢外旋、髋及膝关节伸直、足下垂内翻。患者在卧床期间应保持以下的良好体位：

1）仰卧位：头下置一枕头，但不宜过高，面朝向患侧或正面；患侧肩部垫一个比躯干略高的软枕，肘关节伸展，前臂旋后，手指伸展置于软枕上。为防止手部浮肿，手的高度要超过心脏位置。患侧髋关节处垫一软枕，且枕头外缘卷起，膝关节维持轻度屈曲位，踝关节保持背屈位，防止足下垂内翻。见图4-1a。

2）侧卧位：①患侧卧位：患侧肩关节外展90°，肩胛带尽量前伸，肘关节伸展，前臂旋后，手指伸展，髋关节微后伸，膝关节略屈曲。健侧上肢置于体上或稍后方，下肢髋、膝关节自然屈曲置于一软枕上。见图4-1b。②健侧卧位：患侧上肢下垫一枕头，肩关节前屈90°，肘、腕伸展，手指伸展，患侧骨盆旋前，膝髋关节成自然半屈曲位，置于枕上，踝关节保持背屈位。身后可放置枕头支撑，有利于身体放松。见图4-1c。

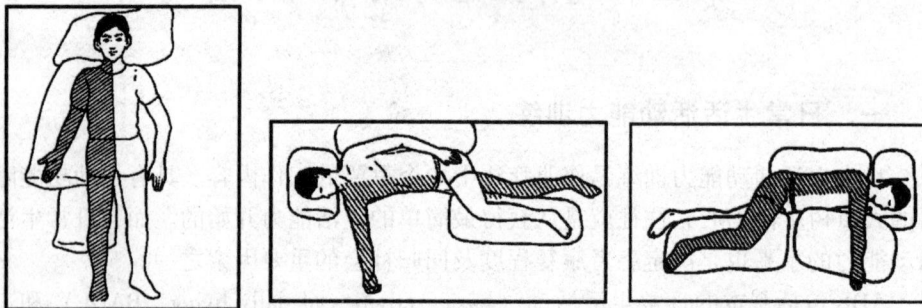

a. 仰卧位　　　　　　b. 患侧卧位　　　　　　c. 健侧卧位

图4-1　偏瘫患者的良好肢位

（2）脊髓损伤患者的良好肢位摆放

1）仰卧位：头下放置薄枕，将头两侧固定。肩胛、上肢下垫软枕，使肘关节伸展，腕关节背伸约45°，手指自然屈曲。颈髓损伤者可以握毛巾卷。下肢髋关节伸展，在两腿之间放1~2个枕头以保持髋关节轻度外展，膝关节伸展，双足底抵住足板使踝关节背屈，足跟可放一垫圈以防压疮。见图4-2。

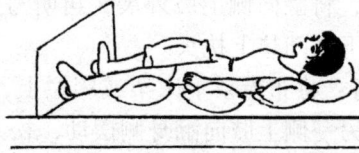

图 4-2　脊髓损伤患者仰卧位良好肢位-1

2）侧卧位：双肩均向前伸，呈屈曲位，上方的前臂放在胸前的枕头上，下方的上肢肘关节屈曲，前臂旋后，腕关节自然伸展，手指自然屈曲。背后用长枕等靠住。位于下方的髋、膝关节伸展，上方髋、膝关节屈曲放在枕头上，踝关节自然背屈。见图 4-3。

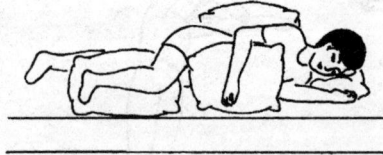

图 4-3　脊髓损伤患者侧卧位良好肢位-2

2. 翻身训练　一般卧床患者均应定时翻身，变换体位。白天每 2 小时一次，夜间每 3 小时一次。翻身可促进血液循环，防止压疮、关节挛缩的形成，也可改善呼吸功能，有利于呼吸道分泌物的排出。在病情允许的情况下尽量让患者主动翻身。

（1）偏瘫患者翻身训练

1）从仰卧位到健侧卧位：患者仰卧，健侧脚从患侧腘窝处插入，并沿患侧小腿下滑，将患脚置于健脚上方。Bobath 握手（患侧拇指在上），健手带动患手向天花板方向做上举动作，然后向左、右两侧摆动，开始时摆动速度不宜过快，幅度应逐渐加大，利用躯干的旋转和上肢摆动的惯性向健侧翻身。开始训练时，治疗师可辅助患侧肩胛骨、骨盆旋转，协助完成翻身动作。逐渐地，让患者独立完成此动作。

2）从仰卧位到患侧卧位：治疗师先将患侧上肢放置于外展 90° 的位置，屈曲健侧下肢，头转向患侧，健侧上肢屈曲前伸、下肢用力蹬床，将身体转向患侧。开始训练时，治疗师可扶持健侧肩胛骨、骨盆，协助患者完成翻身动作。因向患侧翻身是由健侧完成的，患者多可独立完成。

（2）脊髓损伤患者的翻身训练：因颈髓损伤的患者独立翻身有困难，所以以 C_6 为例，加以介绍。

1）全辅助下翻身（急性期）：一般需 7 人帮助，一人站在患者头前方，余 6 人均分站在患者两侧。一人将患者头部固定住，余者将床单卷起至患者体侧，听号令一起将患者移向一侧，将翻向侧上肢外展，再听号令一起将患者翻向一侧，在头、背后、双上肢、双下肢间垫上枕头。

2）利用布带进行翻身：将布带系于床架或床栏上，腕部勾住布带，用力屈肘带动身体旋转，同时将另一侧上肢向翻身侧摆动，松开布带，位于上方的上肢前伸，完成翻身动作。

3）患者独立的翻身动作：双上肢向身体两侧用力甩动，头转向翻身侧，同时双上肢用力向翻身侧甩动，借助惯性，带动躯干旋转，位于上方的上肢用力前伸，完成翻身动作。见图4-4。

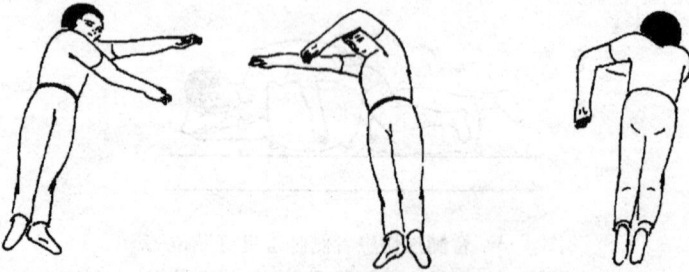

图4-4　C₆损伤患者的独立翻身动作

3. 坐起训练　卧床的患者在病情允许时，先靠辅助物坐起，然后练习长坐位、端坐位平衡。坐稳后从侧方或前后方推动患者，破坏其平衡引出平衡反应，再训练躯干的前屈、侧屈、旋转时的平衡。患者坐位平衡良好后可进行坐起训练，从卧位到坐位，再从坐位到卧位反复训练。

（1）偏瘫患者的坐起训练

1）辅助下坐起：患者的健脚插到患腿下，将患手放到治疗师肩上，治疗师扶住患者的双肩，当治疗师扶起患肩时，患者用健肘撑起上身，并将双下肢放到床下，伸展肘关节，坐起。见图4-5。

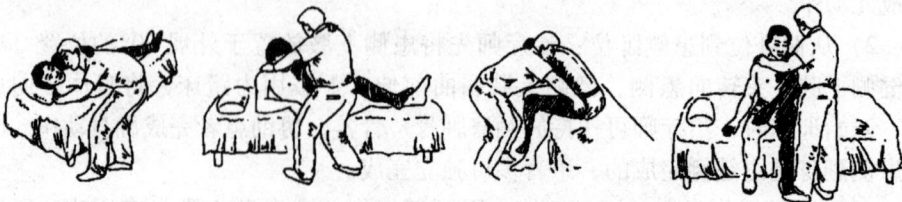

图4-5　偏瘫患者辅助下坐起训练

2）独立坐起动作：①从健侧坐起：仰卧位，患者先向健侧翻身，双腿远端垂于床边（开始时，需治疗师将患腿置于床边，并使患膝屈曲，或用健腿把患腿抬到床边），头向患侧（上方）侧屈，健肘支撑慢慢坐起。②从患侧坐起：仰卧位，双腿远端垂于床边（具体方法同上），然后健侧上肢向前横过身体，同时旋转躯干，健手在患侧推床以支撑上身，并摆动双腿，完成床边坐位。见图4-6。

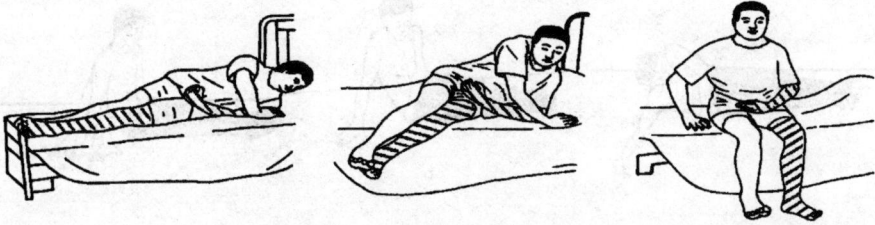

图4-6　偏瘫患者从患侧坐起

（2）脊髓损伤患者的坐起训练：脊髓损伤患者坐起时，需具备躯干的柔软性和至少一侧上肢的伸展功能。因此，C_6损伤的患者需翻身至侧卧或俯卧位后再坐起，C_7损伤的患者可以直接从仰卧位坐起。

1）四肢瘫患者从侧卧位坐起：患者先翻身至侧卧位，移动上躯干靠近下肢，用上侧上肢勾住膝关节，用力勾住膝关节的同时反复将另一侧肘关节屈曲、伸展，通过此动作将上躯干靠至双腿，双手置于体侧，伸展肘关节至坐位。见图4-7。

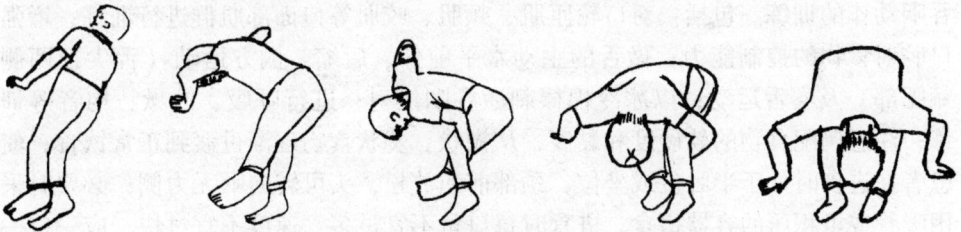

图4-7　四肢瘫患者从侧卧位坐起

2）四肢瘫患者从仰卧位坐起：患者的头和上躯干用力转向身体两侧，通过反复转动将两侧肘关节放到身后支撑上躯干，继续将头和上躯干旋转，直至两肘伸直至长坐位。见图4-8。

图4-8　四肢瘫患者从仰卧位坐起

3）截瘫患者的坐起：患者的双上肢同时用力向一侧摆动，躯干转向翻身侧，一只手和对侧肘关节支撑床面，伸展肘关节，移动支撑手至长坐位。见图4-9。

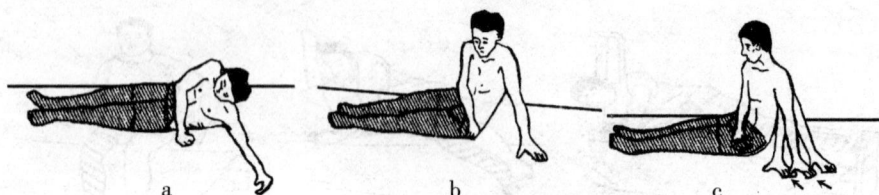

图 4-9　截瘫患者的坐起

（二）转移训练

转移训练包括轮椅与床之间、轮椅与座椅之间、轮椅与坐便器之间、轮椅与浴盆之间、轮椅与汽车座之间的转移等。请参阅第二章第六节一。

（三）进食训练

1. 吞咽动作训练　患者意识清楚、有吞咽困难但无误咽，应对患者仅进行吞咽动作的训练。包括：对口轮匝肌、颊肌、咬肌等口面部肌群进行训练，增强口腔对食物的控制能力；做舌的主动水平前伸、后缩、侧方运动（舌尖顶两侧颊腮部）及卷舌运动；以冰冷棉棒刺激吞咽反射；进行呼吸、咳嗽、构音等训练；注意调配食物的软硬度和黏度，从糊状、羹状食物逐渐过渡到正常饮食；使患者在进食时处于半卧位或坐位，颈部前屈放松，头可转向咽无力侧；必要时采用吸管或可积压的容器摄食；进食时每口量不宜过多，速度不宜过快，应一口一口咀嚼、吞咽。

2. 摄食动作训练　对于因上肢关节活动受限、肌力、肌张力异常而不能抓握或动作不协调的患者，除对其进行上肢功能训练，练习摄食动作外，还应对其进行自助具或辅助器具使用的训练。

（1）偏瘫患者进食训练：患者单手用勺进食时，碟子可以使用特制的碟挡，以防止食物推出碟外。在碗、杯、碟子的下面加一橡皮垫或带负压的固定器，可使之在进食时不易移动、倾倒。为了便于抓握餐具，还可用毛巾缠绕餐具手柄起到加粗作用。

（2）截瘫患者进食训练：四肢瘫患者大多不具备抓握功能，因此得需借助"C"型箍等自助具以完成进食，但要求患者应具备肘关节的屈伸功能。

（四）梳洗训练

对有上肢功能障碍而不能自行梳洗的患者，一方面要进行上肢功能训练，练习梳洗动作；另一方面可使用自助具或辅助器具。

（1）偏瘫患者的梳洗训练：刷牙或剃须时可将牙刷或剃须刀柄加粗、加长，或在柄上加一尼龙搭扣或 C 形箍；洗手时可将带吸盘的洗手刷吸附在水池壁上，手在刷子上刷洗；洗澡时可用带长柄的海绵刷擦后背；拧毛巾时可将毛巾拴在水龙头上，用健手拧干。

（2）脊髓损伤患者的梳洗训练：四肢瘫患者的梳洗动作需由他人协助完成，截瘫患者上肢功能较好，可基本独立完成梳洗。

（五）更衣训练

1. 偏瘫患者更衣训练

（1）穿、脱前开身衣服训练：穿法是患者取坐位，将衣服铺在双膝上。用健侧手将衣袖穿入患侧上肢，然后将衣领和肩部向上拉至患侧肩，健侧手抓住衣服领部，沿颈后将衣服拉至身体对侧，健侧上肢后伸，穿入衣袖内，系好衣扣并整理。见图 4-10。脱法是用健手抓住衣领，将患侧衣袖从肩部退至肘关节以下，然后健手脱掉整个衣袖，随后健手再将患侧衣袖脱出，完成脱衣动作。见图 4-11。

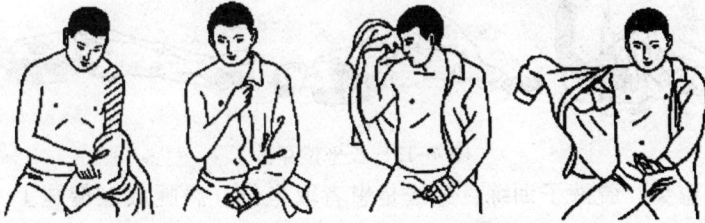

图 4-10　穿前开身的上衣

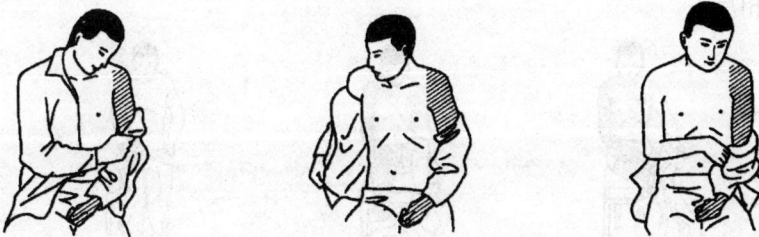

图 4-11　脱前开身的上衣

（2）穿、脱套头上衣训练：穿法是患者取坐位，首先将套头上衣正面朝下、背面朝上、领口朝前、衣襟朝向身体，平铺在双膝上。先用健侧手抓住衣襟部，将衣袖从患侧上肢穿过，然后再将健侧手从衣袖穿出，再将双袖拉至肘关节，随后健侧手抓住衣服后身，颈部前屈，将领口从头部穿过，最后将衣服整理平整。见图4-12。脱套头上衣时，先将衣身拉向胸部以上，再用健手将衣服拉住，在背部从头脱出，脱出健手，最后脱患手。

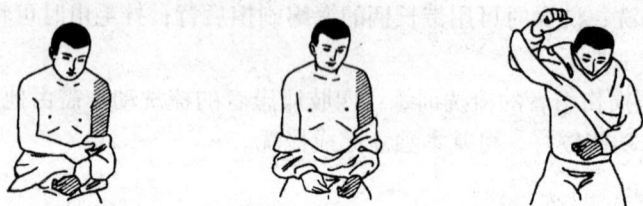

图4-12　穿套头上衣

（3）穿、脱裤子训练

1）长坐位穿、脱裤子训练：穿法是患者取长坐位，将患腿屈髋屈膝，用健手将裤腿从患腿穿过，尽量上提，然后健腿穿上裤腿，躺下，做桥式动作把裤子拉到腰部，臀部放下，拉上拉锁，系上腰带。见图4-13。脱裤子的顺序与穿的顺序相反，只需躺着就可用健脚将患侧裤腿脱下。

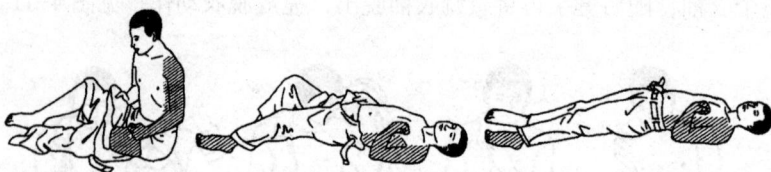

图4-13　长坐位穿裤子

2）坐位穿、脱裤子训练：穿法是患者取坐位，患腿放在健腿上，用健手将裤腿从患腿穿过并拉至膝关节以上，放下患腿；健腿穿上裤腿拉到膝关节以上后，站起来向上拉到腰部；拉上拉锁，系上腰带。见图4-14。脱裤子的顺序与穿的顺序相反。

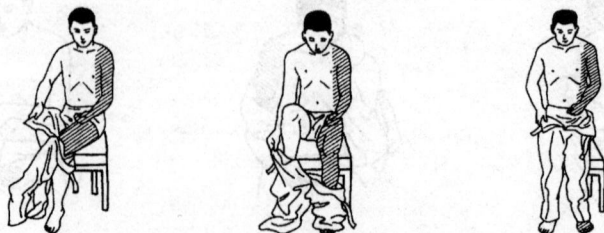

图4-14　坐位穿裤子

（4）穿、脱袜子训练：穿法是患者取坐位，穿袜子时健手将患腿抬起置于健腿上，用健手撑开袜口，手掌对脚掌将患脚伸入袜口，再抽出健手，整理袜底、袜面，将袜腰拉到踝关节处后从脚跟处向上拉平整理，然后将患侧下肢放回原地，全脚掌着地，重心移至患侧，再将健腿放在患腿上方，同样方法完成健脚穿袜子动作。脱袜子的顺序与穿的顺序相反。

（5）穿、脱鞋训练：应选择穿脱方便的鞋。对弯腰有困难的患者，可用简易穿鞋器协助穿脱。用一圆棍将鞋拔子固定在上面即成穿鞋器，以帮助穿鞋。

（6）更衣训练注意事项

1）患者学习自己穿、脱衣服时，健侧肢体应具备基本活动功能，有一定的肌力和协调性。

2）穿脱裤子时，患者应具备坐位平衡的能力，掌握桥式运动，以便能将裤子拉到腰上。

3）如健侧肢体有关节活动受限时，应将所穿衣服改制成宽松式，以免硬行穿脱引起疼痛或穿脱困难，使患者失去信心。

4）衣服应选择方便穿脱的，上衣以宽松、前开身的为宜，衣扣可改为按扣或尼龙搭扣，裤子可选用松紧带裤腰或背带挂钩式。

5）鞋应选择软底、不系带的，鞋后帮最好稍硬些，有利于穿脱。

2. 截瘫患者更衣训练

（1）穿、脱前开身衣服训练：穿法是将左手伸入同侧衣袖，在右手的帮助下左手腕伸出袖口，同法完成右手，然后躯干前屈双手上举使衣服越过头并落于背后，整理衣服。脱衣服的顺序与穿的顺序相反。

（2）穿、脱套头衫：穿法是左手、右手伸出袖口的方法同（1），然后双手上举同时头向前伸，投入衣服并钻出领口，整理好衣服。脱法是躯干尽可能前屈，双手将衣服由后领向上拉，直至退出头部，先退出一侧肩和手，再退出另一侧的肩和手。

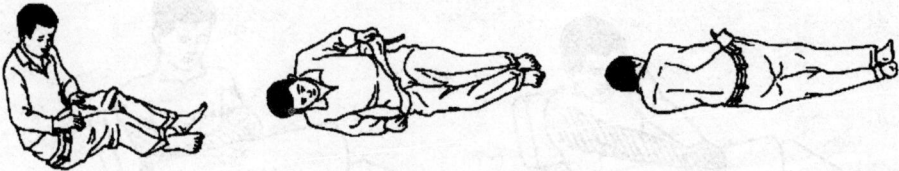

图 4-15　截瘫患者穿裤子

（3）穿、脱裤子训练：穿法是患者取长坐位，用双手将裤腿分别从双腿穿过并拉至膝关节以上，然后取右上侧卧位，将右侧裤子提起，再转身成左上侧卧位，将左侧裤子提起，交替反复，将裤子提到腰部，拉上拉锁，系上腰带。见图4-15。脱裤子的顺序与穿的顺序相反。

（六）如厕训练

如厕是 BADL 中最后恢复的项目，是患者最希望解决，也是最难处理的问题之一。如厕对躯体运动机能要求较高，患者应具备坐位、站位平衡，握持扶手，身体转移等能力。如厕可采用坐式或蹲式，两者训练方法基本相同。具体训练方法：患者站立位，两足分开，一手抓住扶手，另一手解开腰带，脱下裤子，身体前倾，借助扶手慢慢坐下（或蹲下）。便后进行自我清洁，一手抓住扶手，另一手拉住裤子，身体前倾，伸髋伸膝，站起后系上腰带。

（七）家务劳动训练和指导

上肢运动、感觉、协调功能及认知功能恢复较好的患者可进行家务劳动训练。如洗、熨烫衣服、铺床、打扫卫生、室内布置、切菜、烹调、布置餐桌、钱财保存、购物、使用电器、抚育幼儿等。并指导患者如何应用残存的肢体进行代偿性的活动，如单手切菜、洗、熨烫衣服等；如何借助辅助器具做家务，如用改制的刀具、菜板切菜；如何改装家用设备以适应患者的功能水平。

二、改善躯体功能训练

（一）维持和改善关节活动度训练

无论是运动疗法还是作业疗法，维持和改善关节活动度训练都是一项重要的康复目标。作业治疗师可根据作业疗法的特点及患者的具体情况设计一些作业活动，一方面使患者感兴趣，另一方面可维持和扩大关节活动范围。常用的作业活动有推拉滚筒、木钉板、磨砂板等。

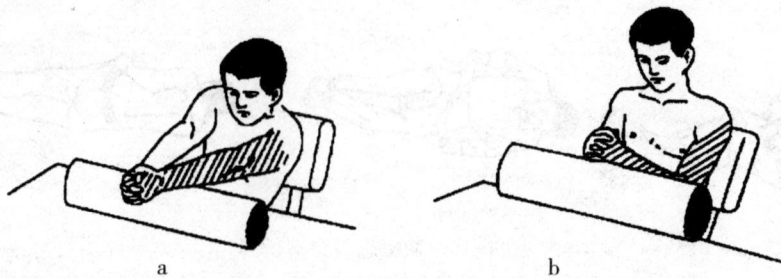

a　　　　　　　　　b

图 4-16　推拉滚筒

1. 推拉滚筒训练　患者取坐位，治疗台上放置滚筒，患者 Bobath 握手，双侧腕关节置于滚筒上。治疗师站在患侧，让患者利用健侧上肢带动患肢，将滚筒推向前方（即完成肩关节屈曲→肘关节伸展→前臂旋后→腕关节背伸的动作）。见图 4-16a。然后，在健侧上肢协助下，将滚筒退回原位（即完成肩关节伸展→肘关节屈曲→前臂旋前→腕关节背伸的动作）。见图 4-16b。

2. 木钉板训练　患者坐在治疗台前，双足平放于地面，患侧上肢处于抗痉挛的肢位支撑在凳子上。在患侧放一块木钉插板，嘱患者旋转躯干，利用健手取木钉放在健侧的木钉板上，然后再将木钉放回原处。见图 4-17。可利用两块木钉板摆放的距离远近、位置的不同，进行平面的、立体的或躯干双侧对称的运动，逐渐扩大患者的关节活动范围。

3. 磨砂板训练　患者坐在磨砂板前方，治疗时根据患者上肢功能水平调节好磨砂板的角度，如患者上肢功能较差，可选用双把手磨具。嘱患者利用健侧上肢带动患肢完成肩关节屈曲、肘关节伸展、腕关节背伸的运动。见图 4-18。

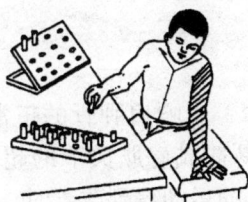

图 4-17　木钉板训练　　　　图 4-18　磨砂板训练

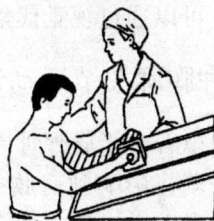

（二）增强肌力训练

作业疗法中的肌力增强训练包括健侧和患侧肌群。对患侧往往强化其残存肌力，使之达到肌力的改善、提高。对健侧则是通过训练使之超过原有的正常肌力，以提高其代偿能力。在作业疗法治疗中，常利用作业活动或对作业活动进行改造，设计出不同的抗阻形式，如利用木工、磨砂板等作业活动，为病人提供抗重力、抗阻的主动运动训练。

（三）增强耐力训练

作业疗法中的训练原则为少负荷、多重复。根据患者的状况、兴趣，安排较容易或复杂的作业活动，反复进行，以达到提高全身耐力的目的。

（四）提高平衡功能训练

可以利用平衡板进行平衡训练，患者可双脚左右位（分开）、前后位或并拢站在平衡板上进行训练，甚至可在平衡板上进行慢速步行。此外还可选用一些治疗性游戏如套圈、抛沙包等进行平衡功能训练。

（五）改善协调性和灵巧度训练

包括粗大运动协调功能训练和精细运动协调功能训练。粗大运动协调功能训练如翻身、抬头、坐卧转换、坐站转换、步行活动等，也可利用锯木、磨砂板等作业活动提高患者躯体和肢体的综合协调控制能力。精细运动协调功能训练，可以利用编织、捡豆、用筷子或钳子持物、嵌镶等作业活动，充分改善眼-手协调和灵巧度，可利用拼图、插板、搭积木等游戏提高视觉运动整合能力。

（六）感觉训练

有针对性地对健侧和患侧进行同步治疗，强化正确感觉的输入，包括触觉、痛觉、温度觉等，训练要反复进行。此外也可进行感觉替代训练，例如有本体感觉障碍的患者，可以通过视觉代偿，保持身体的平衡。

（七）肩胛胸廓关节运动训练

大部分偏瘫患者由于肩胛骨周围肌肉痉挛，影响肩胛骨的正常外展和上旋，肩胛骨运动的失调将影响到肩肱关节运动，易造成肩肱关节的超范围运动。因此，对于偏瘫患者来说，只有当肩胛胸廓关节的运动得到改善时，上肢的正常运动模式才会较易诱发出来。

1. 肩胛胸廓关节的被动运动训练

（1）早期患者取健侧卧位，治疗师坐在患者腰部附近靠近其躯干，一手固定患侧肱骨近端，并用前臂托起患侧前臂，另一手托扶患侧肩胛骨，用两手配合，协助完成肩胛骨上抬、下降、内收、外展运动。

（2）患者取坐位，治疗师一手固定患侧上肢近端，另一手托扶患侧肩胛骨下角，辅助患者完成肩胛骨上举→外展→下降→内收的动作，然后根据患者情况进行相反方向的运动。随着患者主动运动的出现，逐渐由被动运动过渡到辅助-主动运动、主动运动。

应当强调的是，在肩胛胸廓关节运动功能缺失时，不能过度完成肩肱关节的屈曲和外展的被动运动，尤其不得使用滑轮或肩关节训练器。

2. 肩胛胸廓关节的主动运动训练

（1）在肩胛胸廓关节诱发训练的基础上，进行肩胛骨主动运动的训练，如患者取坐位，桌前摆放一皮球（或滑板），患手控制皮球（或滑板），肘关节伸展，做顺时针或逆时针方向的运动。

（2）患者健侧手搭在患肩上，嘱患者完成患侧肩关节向自己鼻子方向的运动，使肩胛骨前伸，以防止肩胛骨后缩。

（3）患者取仰卧位，肩关节屈曲90°，肘关节伸展，做上肢指向天花板的上举动作，然后完成内收、外展的运动。

（八）肩关节半脱位训练

1. 体位控制

（1）卧位方法：见良好肢位摆放。

（2）坐位方法：患者 Bobath 握手放置于桌面上，双上肢肩胛骨充分前伸，这种体位可以有效地缓解痉挛。

2. 上肢负重　患者面向治疗台（或背向治疗台），双手支撑于治疗台上。治疗师协助完成患肢肘关节伸展，腕关节背伸，手指伸展，让患者身体重心前移（后移），用上肢支撑体重，然后完成重心的左、右转移，调整肩关节的负重，这样可以促使肌张力正常化，有利于改善半脱位。也可取膝手位，用移动身体重心的方法调整肩关节负重，或治疗师在肩胛骨处施加垂直向下的压力。

3. 肩胛骨的主动运动训练　具体训练方法如上所述。

4. 增加近端弛缓的肌群的肌力　对三角肌中部、后部纤维，冈上肌，菱形肌等施用叩打手法，叩打前要调整患侧上肢呈抗痉挛模式体位。叩打手法力量要均匀，节奏要快。

5. 上肢操球训练　患者取坐位，治疗师双手扶持患者肩关节，矫正姿势，患者健手放在膝关节上，患手置于球上，利用肘关节的屈曲、伸展，完成球的前后滚动。见图4-19。

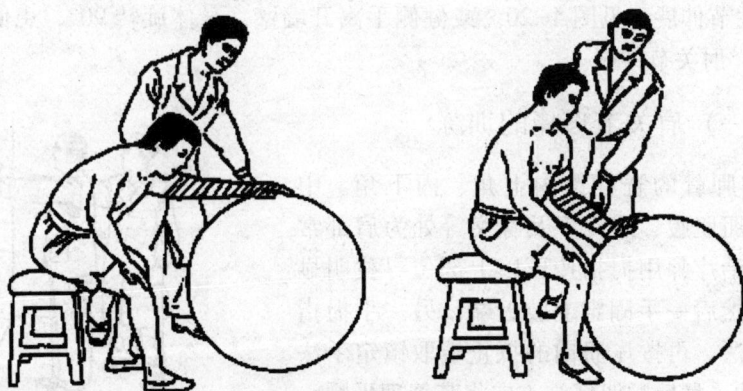

图4-19　上肢操球训练

（九）抑制痉挛的训练

1. 在充分活动肩胛骨的基础上，治疗师用前臂托扶于患者肘关节下方，拇指抵于患者手背，其余四指压迫患手大鱼际肌，并将拇指伸展、外展，另一手控制患手使四指伸展。保持患者呈肘关节伸展、腕关节背伸、手指伸展的体位，轻提上肢，使肩关节向前伸出，同时完成肩关节上举动作。

2. 如患者可以完成上举动作，治疗师在维持患者上肢呈抗痉挛的体位下作水平外展的运动。当达到外展90°时，保持片刻，然后嘱患者屈曲肘关节，但不得过度用力，治疗师协助患者完成触摸自己前额的动作。

3. 维持以上手法，治疗师协助患者完成肩关节屈曲90°的训练。

4. 当卧位训练完成较好时可以变换体位，在坐位或立位下进行训练。

5. 为抑制腕关节和手指屈曲痉挛，可让患者握住一空的圆锥状的物体，治疗师从腕关节尺侧向里施加压力，降低手指屈肌张力。

以上运动模式以被动运动为主，当患者能够配合时，可以转换为辅助-主动运动。

（十）促进分离运动的训练

1. 上肢分离运动与控制能力训练　患者卧位，Bobath握手，健手带动患手做伸向天花板的运动，并让患者的手随治疗师的手在一定范围内活动，如嘱患者用手触摸自己的前额、嘴等或患肩外展呈90°，治疗师以最小的辅助让患者完成屈肘动作，用手触嘴，然后再缓慢地返回至肘伸展位。

2. 上肢分离运动强化训练　患者面对墙壁，双手抵住墙壁使肩关节屈曲90°，肘关节伸展。见图4-20。或健侧手离开墙壁，身体旋转90°，患侧肩关节外展90°，肘关节伸展。

（十一）肩关节疼痛的训练

1. 肩胛骨的脊柱缘内上角、内下角、中点、大圆肌肌腹、肩峰下及喙突等处为肩部常见痛点，治疗师用拇指按压以上部位寻找明显的痛点，然后一手固定上肢近端，另一手拇指施弹拨手法，再按压肌肉的抵止端取镇定手法约10秒钟，最后顺肌纤维方向将其舒理平顺。

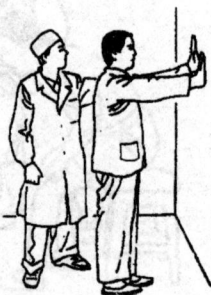

图4-20　上肢分离运动强化训练

2. 疼痛较轻时，应在无痛范围内作肩关节被动运动。做活动前，先做躯干回旋运动，抑制痉挛。鼓励患者用健侧带动患侧上肢活动，活动时保证肩胛骨前伸、肘关节伸直的条件下尽可能上举患侧上肢。或患者取仰卧位，在保持肘关节伸展的姿势下，做肩关节伸展→内收→内旋的动作。

三、认知功能训练

认知功能属大脑皮层高级活动范畴，包括对事物的感觉、知觉、注意、记忆、理解和思维等。当病变损伤大脑皮质时，可引起认知功能障碍，出现意识改变、注意障碍、记忆障碍、失认症、失用症等。

（一）注意障碍的训练

在治疗性训练中，要对注意力的各个成分进行从易到难的分级训练。许多治疗方法是在一个基本的训练方法基础上发展和提高的。

1. 反应时训练 通常首先采用简单的反应——时间作业，改善和提高患者对于刺激的反应速度。可用反应时间显示记录仪，亦可采用记录反应时间的软件。此外，有些粗大的运动活动也可用于增强和加快对于刺激的反应速度，如投球等。

2. 注意的稳定性训练

（1）视觉注意稳定：要求患者与治疗师保持目光接触，训练患者注视固定和追视移动的目标。此外，也可采用数字或形状划销作业。随着症状的改善，选择要求注意保持时间较长的作业训练。

（2）听觉注意稳定：治疗师念一串数字，要求患者在听到数字"1"时举手示意；然后在每听到"1"或"5"时举手示意……也可从录音磁带上听及指定数字。

（3）静坐放松训练：通过静坐，使患者全身放松，情绪稳定，对进入特定情况十分有利。

3. 转移注意训练 对于转移注意障碍的患者，为其准备两种不同的作业，当治疗师发出指令"改变"，要求患者停止当前作业，改做另一作业。

4. 注意的选择性训练 主要是通过增加干扰来实现。

（1）视觉注意选择：将一张有错误的划销作业纸作为干扰放在正在做的划销作业上，使患者划销指定的数字或形状变得困难。

（2）听觉注意选择：让患者从有背景声音的录音带上听及指定的数字或字母。或让患者一边进行诸如磨砂板、木钉板的作业，一边播放录有新闻、故事或谈话的录音带。

（二）记忆障碍训练

记忆与注意关系十分密切。一个人只有先注意和理解一件事，才有可能记住它。临床上往往记忆障碍的患者合并注意力障碍。因此，对于记忆障碍的患者改善注意障碍是康复的前提。注意障碍的康复方法如上所述，记忆障碍的康复方法分为内辅助和外辅助两大类。

1. 内辅助　内辅助是通过调动自身因素，以改善或补偿记忆障碍的一些对策。包括：复述、语义细加工、视意象、首词记忆术、PQRST练习法等。

（1）复述：要求患者无声或大声重复要记住的信息。复述的内容可选择名字、图形、地址等。随着记忆的进步可逐渐提高作业的难度、增加作业量。

（2）语义细加工：让患者编一个故事或句子来巩固要记住的信息。

（3）视意象：让患者把需要记住的信息在脑中形成一幅图画以巩固记忆。主要用于训练患者学习和记住人名。

（4）首词记忆：让患者把需要记住的每个词或短语的第一个字编成易记的成语或句子。主要用于训练患者记忆购物清单一类的物品。

（5）PQRST练习法：给患者一篇短文，按程序进行练习：P（preview）患者浏览阅读材料；Q（question）治疗师就有关内容向患者进行提问；R（read）患者再仔细阅读；S（state）患者复述阅读内容；T（test）通过回答问题检查患者是否理解并记住了有关信息。此法通过让患者反复阅读、理解、提问来促进记忆。

2. 外辅助　外辅助是借助他人或他物来帮助记忆的方法，是一类代偿技术。包括：储存类工具如笔记本、录音机、计算机等；提示类工具如定时器、报时手表、日历、标志性张贴等。

（三）失认症的康复训练

失认症是当大脑损伤后，患者即使无感觉功能缺陷、意识障碍、智力衰退，对自己以往熟悉的事物也不能以相应感官感受而加以识别的症状。

1. 单侧忽略的康复训练　训练的目的是加强患者对忽略侧的注意，使患者逐渐意识到忽略侧的存在，最终能自己主动地注意被忽略侧。

（1）视扫描训练：常通过划销作业来完成。

（2）加强患者对忽略侧的注意：治疗师在忽略侧进行谈话、训练；从忽略侧递物；在忽略侧用移动的鲜艳物或手电筒提醒；对忽略侧施以触摸、按摩、冷刺激、拍打；阅读训练时，让患者从忽略侧书边开始读（或把鲜艳的格尺放在忽略侧书边，提醒患者从书边开始读）。

2. 躯体失认的康复训练 训练目的在于增强患者对身体各部分或部位的认识。

（1）感觉整合疗法：将特殊的感觉输入与特定的运动反应联系在一起，如用粗糙的毛巾或患者的手摩擦身体的某一部位并同时说出部位名称；患者模仿治疗师的动作，如用左手触摸右耳，将左手放在头上。

（2）强化训练：为了加强患者对于身体各部分及其相互间关系的认识，可给予指令，如"指出（或触摸）你的鼻子"；或者治疗师触摸身体的某一部分，让患者说出部位名称；也可以练习人体拼图。

3. 视觉失认的康复训练

（1）辨识训练：对于颜色失认的患者，可使用各种颜色的图片，训练患者命名和辨别颜色，反复训练；对于面容失认的患者，可让患者尽量记住与其熟悉的人物的名字，如父母、配偶、医生、护士等，训练患者将名字与照片进行匹配。

（2）代偿技术：在视觉失认难以改善时，应鼓励患者利用其他正常的感觉输入方式进行代偿。

4. 手指失认的康复训练

（1）增加手指皮肤的触觉和压觉输入。

（2）手指辨认训练：让患者根据治疗师的指令辨认手指图，伸出自己的手指或指出治疗师的手指，如"伸出你的左手食指"、"触摸我的右手无名指"。

（四）失用症的康复训练

失用症是由于中枢神经损伤后，在运动、感觉和反射均无障碍的情况下，不能按命令完成原来会做动作的症状。

1. 结构性失用的康复训练 通过培养患者仔细观察和理解各个部分之间的关系，训练其视觉分析和辨别能力，使者最终能将各个部分准确地组合成一个整体。训练由易到难，训练中要给予提示或暗示。

（1）基本技能训练

1）几何图形复制：训练患者在纸上画各种几何图形。

2）复制木块设计训练：木块的设计方案应根据患者的实际情况进行选择。由简单的（三块）设计开始，逐渐提高设计的难度，增加木块的数量，设计从单色木块到彩色木块，从二维到三维，难度最大的是要求患者按口令进行复制。

3）拼图训练：可选择图画拼图或几何拼图，一般从简单的图形训练开始。

（2）功能活动训练：在基本技能训练基础上，可根据患者的实际需要有目的地进行实用功能活动训练，如摆餐桌、裁衣服等。

2. 意念性失用的康复训练　训练的目的在于帮助患者理解如何使用物品或如何完成连续动作。

（1）基本技能训练：在进行连续动作训练之前，首先进行故事图片排序训练，让患者按正确顺序将这些图片排列起来，随着患者的进步，可逐渐增加故事情节的复杂性。连续动作训练时，常采用连环技术，将要训练的动作进行分解，然后分步练习，待前一步动作掌握后，再练习下一步动作，最后逐渐将每个动作以锁链的形式连接起来。例如：训练患者邮信，先将邮信的过程分解为将信折好放进信封中、封口、贴邮票、书写地址及收信人姓名、寄出等步骤，再分步训练，最后让患者完成邮信的连续动作。

（2）提示训练：可根据患者的具体情况采用视觉的或口头的方法进行提示。例如：可让患者观看治疗师演示一套完整的动作或让患者闭眼想象活动中每一个动作的顺序。也可让患者先大声重复活动的步骤，逐渐低声重复，直至默念。

3. 意念运动性失用的康复训练　训练前和训练过程中给患者施以本体感觉、触觉和运动觉刺激以加强正常运动模式和运动计划的输出，尽量使患者的动作在无意识的水平上整体地出现。例如：让患者刷牙，可以将牙刷放在患者手中，通过触觉提示完成刷牙的连续动作。

4. 穿衣失用的康复训练　训练前要先对穿衣失用的原因进行分析，如是由于结构性失用、单侧忽略等原因所致，应首先针对这些障碍进行治疗。此外，要根据患者的具体情况，教给患者一套固定的穿衣方法。患者要按照同样的方法每天反复练习直至掌握要领。或治疗师可用录音机教给患者穿衣服的先后顺序，患者练习操作，一边穿一边复述要进行或正在进行的步骤。

四、职业技能训练

职业技能训练是治疗师组织并指导患者参加适当的工作和生产劳动，以改善患者躯体功能障碍和心理障碍，为就业做好体力与技能的准备。常用的方法有：

（一）木工作业

木工作业是患者熟悉、感兴趣，并且具有实用性的工作。适用于上肢关节活动度受限、上肢肌力及手部肌力较弱、手指精细动作及协调性差的患者。禁用于坐位平衡差、认知及感觉功能障碍、精神障碍的患者。不适宜呼吸系统病症的患者。作业治疗师可以根据患者病种、障碍程度的不同，设计不同的动作。

1. **工具**　手锯、刨子、锤子、台钻、电动丝锯、曲线锯等。

2. **材料**　各种质地木材、乳胶、砂纸等。

3. **工具使用**　木工使用的工具在作业活动中常需重新研制，如偏瘫患者可以使用双手把持的锯柄，手指屈曲受限的患者可以将锯柄加粗。根据患者的肌力，关节活动度训练的要求选择锯齿的数量和锯的长度。锯齿越多锯身越长，抵抗力越大，活动范围越大。

4. 方法

（1）刨的动作：根据患者关节活动受限程度和部位设计木料摆放位置和决定具体要求。硬、大料适用于增强肌力，宽木料适用于增强耐力。可通过切削角度和刀刃的宽度来调节阻力。

（2）打锤动作：锤的种类很多，要根据患者情况变化锤柄的长短、粗细、锤头的重量。另外还要考虑患者肢位、姿势的变化与训练的关系。

（3）打砂纸：是将木料刨平之后，再用不同型号的砂纸固定在研磨器上磨擦木料表面。研磨器要根据患者的功能情况进行设计，如双手或单手用的、带柄的（水平柄、垂直柄）、带负荷装置的、矫正手指挛缩的等。还要根据具体情况调整砂纸粗细，木材的长度、宽度、光滑度及作业台的高度、倾斜的角度等。

5. 注意事项 避免训练强度过大；患者应在治疗师监督下按设备操作常规使用设备；注意安全，防止工作中受伤。

（二）编织、刺绣作业

手工艺品的生产在我国具有悠久的历史，深受人民喜爱，如刺绣、编织、绣花等。这类作业适用于关节活动范围受限、手眼协调性差、双手协调性差、手指精细动作差的患者。禁用于认知功能障碍、严重视力功能障碍、共济失调、帕金森病的患者。编织、刺绣因工具简单、安全、材料便宜等特点，易被患者接受，尤其在女性患者中是一种非常受欢迎而又疗效显著的项目。

1. 工具 根据工种的区别可以准备编织机、编织框（架）、刺绣架、刀、剪、钩针、刺绣针等。

2. 材料 各种颜色的布料、毛线、刺绣用丝线、塑料绳等。

3. 方法 刺绣、编织、绣花都是在民间广泛流传的手工艺，在此不加赘述。但是，作业治疗师必须在此基础上再设计出新的、有吸引力的内容。例如：缝制娃娃、大熊猫、老虎等。患者完成作品后，会有满足感、成就感，这样无论从身体上还是心理上都收到了良好的治疗效果。

（三）制陶作业

制陶作业适用于手部关节活动度受限、手部肌力较弱、双手协调性差、手指精细动作差的患者。禁用于皮肤破损、手部肌力低下、精神障碍的患者。作业治疗师可利用这一作业活动，使患者的个性和创造力得到充分的发挥。

1. **工具** 可以调节倾斜角度的操作台、各种磨具、模子和泥板等。

2. **材料** 橡胶黏土、硅酮树脂黏土等。

3. **方法**

（1）揉和黏土动作：嘱患者将黏土揉和成适合的硬度，以便造型。揉和黏土的动作是双侧的粗大协调动作，可强化上肢伸肌。训练可以由易到难，开始时利用弹性绷带在肘关节伸面固定和躯干屈伸协助上肢用力，然后逐渐去除固定，减少躯干运动，逐渐过渡到上肢用力揉按。

（2）捏压造型动作：让患者仅用手指的力量，不使用工具，完成黏土的造型工作。在完成作业的同时，手指的屈曲、伸展、对指等各种精细动作均得到训练，不仅增强了肌力，而且动作的协调性也可以得到改善。

4. **注意事项** 注意安全，防止外伤；防止黏土沾染衣服。

（四）皮革作业

把皮革作为材料，制成钱包、钥匙坠等各种工艺品。该项作业适用于上肢关节活动范围受限、双手协调性差、手眼协调性差、上肢稳定性差的患者。禁用于严重视力障碍、共济失调、认知功能障碍、感觉障碍、精神障碍的患者。皮革作业方法简单，制品新颖，美观实用，易被患者接受。

1. **工具** 图案模子、画线刀、图案模板、压滚、橡胶垫块、木锤等。

2. **材料** 皮革、染料、速干胶、防水剂等。

3. **方法** 选择图案模板或设计作品图案，裁切皮革，利用压滚及图案模子或图案模板将图案复制于皮革上，用木锤敲打模子进行造型及上色、喷防水剂，患者可按自己的设计完成后期制作，加工成成品。

4. **注意事项** 注意裁革刀的使用，防止外伤；防止染料污染衣服及地面。

（五）马赛克装饰作业

马赛克装饰作业适用于手部肌力较弱、双手协调性差、手指精细动作差的患者。禁用于手部外伤、手部皮肤疾病、视力功能低下、认知功能障碍的患者。

1. **工具** 锤子、马赛克钳、瓷砖刀具、电动丝锯、海绵刷、圆规、尺子、镊子。

2. **材料** 三合板、塑料底板、铁板、快干胶、石膏、马赛克、贝壳等。

3. **方法** 选择图案，在底板上画出图案或是将患者喜爱的图案用复写纸印在底板上，然后按原图案的色彩着色，再选择马赛克、贝壳等材料，用钳子、锤子敲成碎片放在塑料袋内备用，用快干胶将打碎的马赛克或贝壳贴在图案内，用石膏将缝补平，制成美丽的工艺品。

4. 注意事项 注意刀、锤子、马赛克钳等工具的使用和管理，防止意外受伤；防止马赛克碎片造成手的外伤；在石膏未完全干燥前，用湿布擦清作品表面。

五、休闲活动训练

休闲活动可增加患者的生活情趣，改善精神心理状态，并有利于加强社会交往。如通过欣赏音乐、舞蹈、演奏乐器等文娱活动，可陶冶情操、放松精神，促进健康恢复。通过投沙包、套圈、下棋等治疗性游戏，可增加乐趣，分散注意力，扩大关节的活动范围，增加肢体的协调性，增强患者与人交往的能力。通过书法、绘画、盆景等活动，可分散注意力，改善手的精细功能，作品的完成可使患者获得自我价值感和成就感。

六、辅助用具的订制和指导使用

康复辅助用具包括假肢、矫形器、助行器、轮椅、手杖、拐杖以及各种自助具等，旨在通过代偿和替代的途径，补偿患者的功能障碍，从而改善患者的日常生活、工作、学习和娱乐的能力，提高患者的生活质量。在此着重论述自助具的订制和使用及轮椅的使用。

（一）自助具的订制和使用

自助具（self help devices）是指为提高患者的自身能力，弥补其丧失的功能而研究和设计的一些器具。

1. 选用和制作原则 治疗师根据患者的需要，选择自助具并指导患者正确使用。选用和制作应遵循如下原则：

（1）达到患者日常生活活动自理目的。

（2）简便、易学，容易制作。

（3）美观、价廉、轻便、坚固、耐用、舒适。

（4）使用材料对患者无损害，容易清洁。

2. 种类和功能

（1）多功能固定带：又称万能袖带，适用于偏瘫、C_7 脊髓损伤、类风湿性关节炎等疾患造成握力减弱或消失，手指屈曲受限的患者。用热塑材料、皮革或帆布制成环形的固定带，掌侧面为双层的筒形插袋，两端装有尼龙搭扣。可以将勺、叉、牙刷、梳子、笔等物品的柄插入其中，起固定作用。见图 4-21。

（2）腕关节背伸位固定夹板：适用于腕关节伸展和手指屈曲功能同时减弱或消失的患者。见图 4-22。

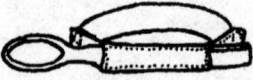

图 4-21　多功能固定带　　　图 4-22　腕关节背伸位固定夹板　　图 4-23　改造后的筷子

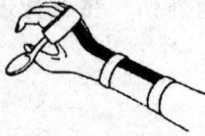

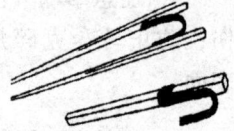

（3）进食类自助具

1）弹性筷子：在两根筷子中间安装一根弹簧片，这样筷子头部可以自动打开。适用于手指伸肌肌力低下而屈肌肌力存在的患者。见图 4-23。

2）叉、勺：部分偏瘫和 C_7 脊髓损伤患者，握叉、勺柄有困难，可以在柄上增加附件以替代手的持握功能。见图 4-24（a. 适用于手部肌力低下的患者；b. 适用于前臂旋前位的患者；c. 适用于前臂中立位的患者）。

　　肩、肘关节活动受限的患者使用叉、勺时，可增加柄的长度，或根据患者的具体情况调节叉、勺柄颈部的角度。手部关节屈曲活动受限而不能握勺时，可将勺柄加粗。见图 4-25。

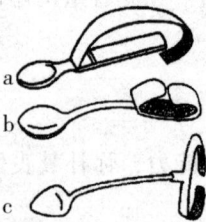

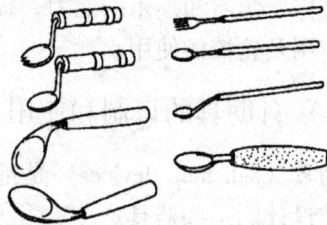

图 4-24　适用于抓握功能丧失者　　　图 4-25　适用于关节活动受限者的叉、
　　　　　的勺柄改造　　　　　　　　　　　　　　勺柄改造

3）水杯：四肢瘫、类风湿性关节炎等患者拿水杯有困难，可用吸管喝水。为使用方便，可以在水杯上安装一个吸管卡。见图 4-26a。协调性差或震颤的患者可以在杯上加盖，使水从盖面上的小孔流出。见图 4-26b。

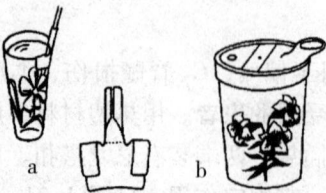

图 4-26　喝水用自助具　　　　　　　　　　图 4-27　盘挡

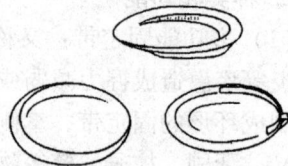

4）防滑垫：对于一侧上肢能力低下的偏瘫患者，餐桌上放置橡胶垫或在

碗、盘子底部安装负压吸盘，以防止碗和盘子在进食时移动、倾倒。

5）盘挡：在盘子边缘一侧加盘挡，防止用勺取食物时将食物推出盘外。见图4-27。

（4）更衣类自助具

1）系扣器：是钢丝做成的套环，单手即可完成系衣扣的动作，适用于手指屈曲受限，灵巧性、精细功能障碍的患者。见图4-28。

2）拉锁环：穿入拉锁孔内的圆环，适用手指抓捏功能差的患者。见图4-29。

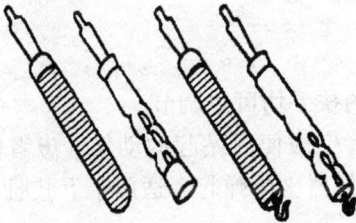

图4-28　扣衣扣器　　　　　　　　　图4-29　拉锁环

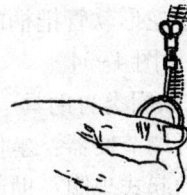

3）穿衣棒：在棒的末端有一"L"形钩，可用于拉上或推下衣服，也可用于拾取高处或低处的衣服。见图4-30。

4）穿袜自助具：是半圆的长套筒器具带有长的系带，可用于单手穿袜子。见图4-31。

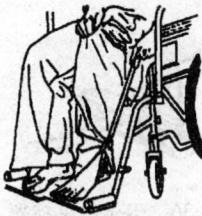

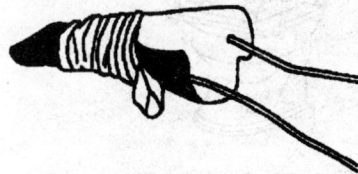

图4-30　穿衣棒　　　　　　　　　图4-31　穿袜自助具

（5）梳洗修饰类自助具

1）刷子：刷子背面带两个负压吸盘，固定于洗手池旁，单手就可以完成刷洗动作。见图4-32。

2）梳子：当患者手指屈曲受限、持握功能丧失，或肩关节、肘关节屈曲挛缩，或因疼痛而不能完成梳头动作时，可以设计各种梳头的自助具，如将梳柄加长、加粗，将梳子插入万能袖带等。

3）固定式的指甲刀：指甲刀下带有吸盘，固定于桌面，用单手即可完成动作。适用于一手有障碍的患者。见图4-33。

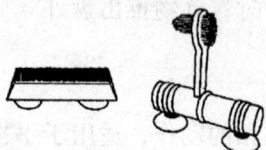

图 4-32 可固定的刷子　　　图 4-33 固定式指甲刀　　　图 4-34 带蛇形软管
　　　　　　　　　　　　　　　　　　　　　　　　　　　　　　　　把柄的镜子

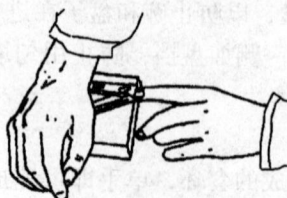

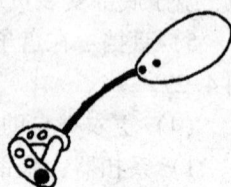

4）带蛇形软管把柄的镜子：手柄由金属的蛇形管制成，根据使用情况可调节角度。见图 4-34。

（6）如厕类自助具

1）可调节便器：坐便器的高度和周围的扶手均可以调节。

2）助起式坐圈：助起式坐圈能协助患者完成便后站起的动作。患者便后利用双手抓住两侧扶手，用向下压的力量使坐便器坐垫弹起。适用于下肢肌力弱或年老体弱，便后起立困难的患者。见图 4-35。

3）使用卫生纸的自助具：卫生纸夹持器长度可调节，患者便后用其夹住卫生纸完成擦拭动作。适用于截肢、上肢关节活动受限、手指功能低下的患者。见图 4-36。

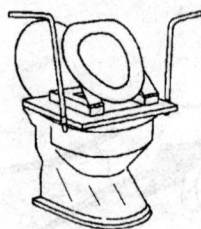

图 4-35 助起式坐圈　　　　　　　　图 4-36 卫生纸夹持器

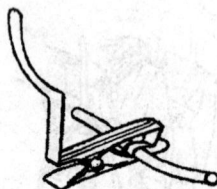

（7）沐浴类自助具：对于自行沐浴困难的患者，可备有专用的淋浴轮椅。患者驱动轮椅进入浴室，借助于水温控制阀用单手操作带有蛇皮软管的水龙头自己淋浴，沐浴液最好使用按压喷口的，洗后背往往较困难，常需用倒"U"形的擦背刷。如没有专用的淋浴轮椅，浴盆内应放置防滑垫，盆周应附有牢固的扶手。见图 4-37。

（8）写字与通讯类自助具

1）写字用自助具：用长 22cm、宽 2cm 的低温热塑材料制成三个圆筒状的套子，分别将拇指、示指和笔插入；或将笔插入万能袖带；或将笔杆卷粗。适用于捏握功能丧失或手指屈曲功能受限的患者。见图 4-38。

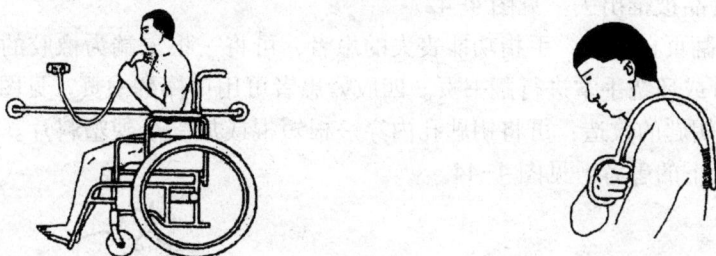

图 4-37 沐浴类自助具

2）持握电话筒自助具：可在话筒上安装一个"C"形夹，四指一起卡入其中便可提起话筒，见图 4-39。或把带橡皮头的铅笔笔尖插入一圆球中，患者握住圆球，用橡皮头一端拨号。适用于患手握力低下或手指屈曲挛缩的患者。

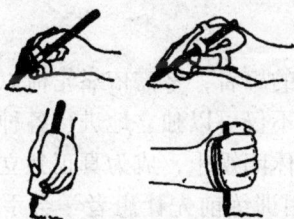

图 4-38 持笔自助具

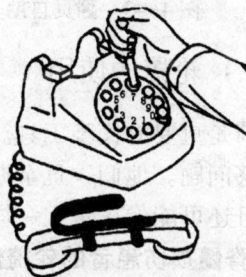

图 4-39 持握话筒自助具

（9）炊事类自助具

1）刀："L"形刀或叉，呈手锯状易于割切食物。适用于手指屈曲挛缩的患者。见图 4-40。

2）开瓶器：将一"V"形条固定于板上，再将板固定于悬吊柜的底部，单手将瓶子的盖卡入"V"形口内并加以旋转，即可打开瓶盖。见图 4-41。

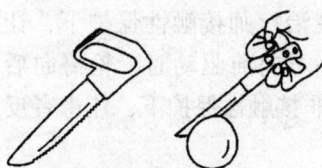

图 4-40 刀具

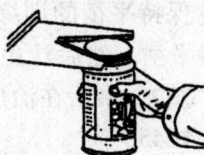

图 4-41 开瓶器

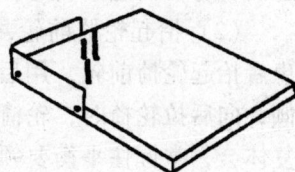

图 4-42 切菜板的改造

3）切菜板：在菜板上安装各种类型的刀片，患者可以用一只手完成土豆剥皮、切片、切丝等加工；或在切菜板上钉三颗钉子，尖端朝上，将土豆、洋葱一类滚动不易切的食品插在钉子上再进行加工；或在切菜板的左上方加直角挡板，防止被切食品被推出去。见图4-42。

（10）翻页自助具：手指功能丧失的患者，可将一根末端为橡胶的金属棒插入万能袖带或环绕手掌进行翻书页。四肢瘫患者可用口棒翻书页。见图4-43。

（11）钥匙的改造：可将钥匙孔内穿一根短棍或加一个硬塑料片。适用于手捏握功能低下的患者。见图4-44。

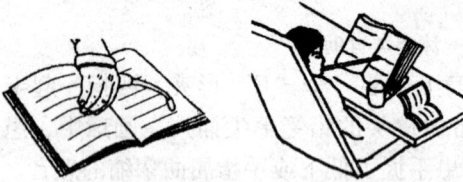

图 4-43　翻页自助具　　　　　　　　图 4-44　钥匙的改造

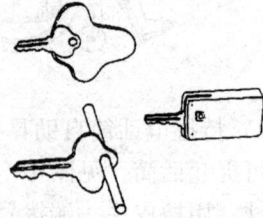

（二）轮椅的使用

轮椅是重要的代步工具。对于丧失行走功能的患者，常需依靠轮椅以解决身体的转移问题。他们一旦掌握了如何使用轮椅，不仅可以独立地进行各种日常活动，而且还可能像正常人一样工作、料理家务、休闲娱乐，成为真正独立的人。

1. 脊髓损伤患者的轮椅使用训练　轮椅使用训练前先让患者学会手刹闸操作、轮椅支撑动作、手下移到脚踏板、从地板上拾物等，完成上述简单动作的训练后再开始训练以下复杂的动作。

（1）前进、后退、转弯等驱动训练：四肢瘫患者手指无抓握能力，只能用手掌根或虎口部位接触手轮圈来驱动轮椅，可以改造手轮圈后进行练习。C_6 以下的脊髓损伤患者，可以做伸肘动作，手戴防滑手套，两手的手掌根部紧靠压在改造后手轮圈的外侧，同时两臂向内侧夹紧，然后伸肘向前下方用力练习前进，进而再练习后退、转弯。

（2）抬起轮椅前轮，用后轮保持平衡的训练：在治疗师接触性保护下，让患者抬起轮椅前轮，用后轮保持平衡。然后让患者练习向前驱动时，轮椅向后倾，向后拉轮椅时，轮椅回到直立位。最后在治疗师非接触性保护下，让患者反复体会，掌握住平衡要领。见图4-45。

（3）上、下斜坡训练：上斜坡时，躯干前倾，双手握住手轮后方用力向前推。下斜坡时，上身后仰，靠在轮椅靠背上，双手轻握手动轮控制下行速度。见图4-46。

（4）乘坐轮椅上下台阶的训练

1）从静止位上台阶：开始时，前轮离台阶数厘米远，面对台阶。抬起前

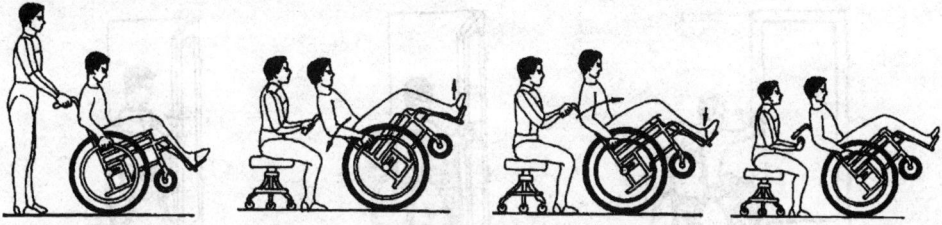

图 4-45　抬起轮椅前轮，用后轮保持平衡

轮，将其置于台阶上，而后将前轮退到台阶边缘，双手置于手轮的恰当位置，用力向前推，完成上台阶。见图 4-47。

2）向后退下台阶：开始时，轮椅后退到台阶边缘，然后控制轮椅下降，在控制下转动轮椅，把前轮从台阶上放下。见图 4-48。

（5）乘坐轮椅开关门训练：将轮椅停在门把手的斜前方，一手开门，另一手驱动轮椅进门，

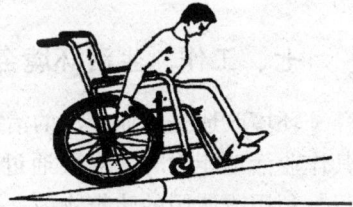

图 4-46　上斜坡

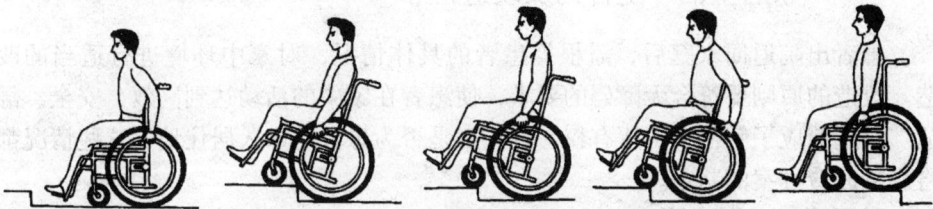

图 4-47　上台阶

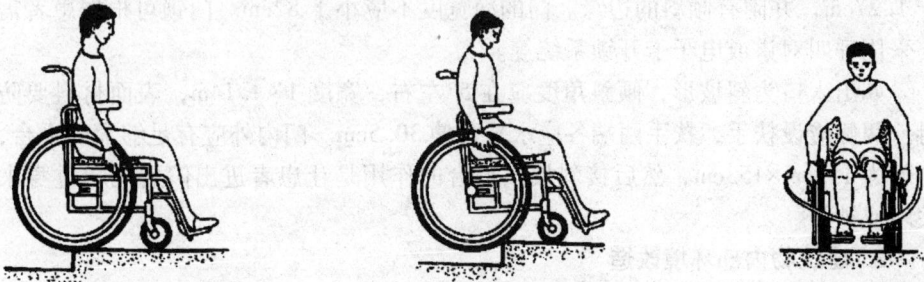

图 4-48　向后退下台阶

轮椅进门后，反手将门关上。见图 4-49。

2. 偏瘫患者的轮椅使用训练　用健侧手、脚驱动轮椅，健手帮助驱动，健脚掌握方向。进行平地的前行、后退、转弯等练习。

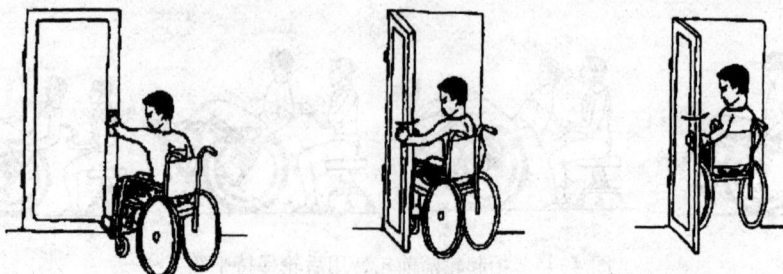

图4-49 坐轮椅开关门

七、工作、生活环境咨询及改造指导

环境改造是作业疗法的治疗手段之一。当患者不能通过改善身体功能来提高其作业活动能力时，需要通过改变环境以适应其功能水平，包括方便残疾者通行、利用或使用的建筑物内、外部结构，如道路、入口、走廊、电梯、房间、厨房、厕所、浴室等。

（一）家居生活环境咨询及改造指导

患者出院返回家庭后，需根据患者的具体情况，对家中环境进行适当的改造。改造的原则要符合无障碍的要求，使患者在家中的活动达到高效、安全、舒适。改造前应了解住房的所有权，现住房是否为患者的永久居住地，这些情况都将影响改造方案的制定。

1. 建筑物外部环境改造 主要是出入口的改造。理想的出入口，应是水平可行走路线，地面光滑、平坦，光线良好。如门槛不能移去，要把门槛降到不高于1.27cm，并附有倾斜的边缘。门的净宽度不应小于82cm。门锁可根据患者需要采用呼叫对讲或电子卡开锁系统等。

如出入口为斜坡形，倾斜角度应在5°左右，宽度1~1.14m，表面材料要防滑。两侧应设扶手，扶手两端各应水平延伸30.5cm。门内外应有足够大的平台，一般为153cm×153cm，然后接斜坡，平台的作用是让患者进出门后能转过身来关门或锁门。

2. 建筑物内部环境改造

（1）走廊：一般情况下，走廊的宽度以1.2m为宜。如需通过一个轮椅和一个行人的走廊宽度应为1.4m。

（2）楼梯设计：楼梯每级台阶高度不应大于15cm，深度为30cm，楼梯至少应有1.2m的宽度，两侧均需有扶手，扶手离地面的高度为65~85cm，楼梯表面材料要防滑。

（3）室内安排：室内的照明要好。家具之间要有通道。室内地毯应尽量除去，地板不应打蜡。脊髓损伤的患者（尤其是颈部损伤），室内应装空调，因多数患者体温调节有障碍。对视力较差的患者，可在地板上划一条明亮的彩带，来帮助他们在光线较差的地方移动。

1）门把手：圆的门把手，应改造成向外延伸的横向把手以利开关。

2）卧室：卧室内的床应是牢固不动的，可以把床靠墙或放在某一角落来增加床的稳定性。床的高度可根据患者的情况适度调整。床垫应是坚固、舒适的。建议在床边放置一个床头柜，并在其上面放一盏台灯、电话和必需的药品。卧室内桌前、柜前以及床的一边应有 1.6m 的活动空间，以便乘坐轮椅活动。如床头一侧放床头柜，此侧离床应有 82cm，以便使轮椅自由进出。

3）家具：衣柜内挂衣架的横木不应高于 1.22m（因坐在轮椅上手能触及的最大高度一般为 1.22m），衣柜深度不应大于 60cm，柜内隔板或墙上架板不应大于 1.37m（因坐在轮椅上时向侧方探身的合适距离为 1.37m），柜内最低层的柜隔板或抽屉不应低于 23cm（因侧方伸手下探时最低可达高度为 23cm）。

4）电源开关：墙上电灯开关不应高于 92cm，墙电插座以离地 30cm 以上为宜。

（4）卫生间安排：卫生间门最好是拉门。门宽应有 82cm，最小的卫生间（内有洗手池、马桶和小浴盆）应有 2.21m×1.52m 的使用面积。

1）马桶：一般采用坐式马桶，高 40~45cm，两侧安置扶手，两侧扶手相距 80cm 左右，若要供偏瘫患者使用，扶手可采用移动式的。马桶和手池中轴线间距不应少于 68.5cm，与墙的距离不应少于 45cm，否则轮椅不能靠近。

2）洗手池：洗手池不应低于 69cm，否则乘轮椅患者的大腿难以进入池底。池深不必大于 16cm。水龙头最好为长手柄式，便于操作。洗手池上方可有一面镜子，镜子应倾斜向下，中心应在离地 105~115cm 处，以便患者能照到轮椅里的身体部分。

3）浴盆、淋浴：浴盆高度 40~45cm，地面和盆底应防滑，水龙头用手柄式较好。盆周与盆沿同高处设有平台部分，以便患者转移和摆放一些浴用物品。盆周设有直径 4cm 的不锈钢扶手，浴盆内装上可调的座板。如是淋浴，应采用带蛇皮管的手持式喷头，喷头最大高度应该位于坐在淋浴专用轮椅上的患者能够得着处。

（5）取暖设备：所有的取暖设备、热水管、热气排气管，都要被遮挡住以避免烫伤，特别是对感觉损害的患者尤为重要。

（6）厨房：一般要考虑包括厨房大小、通道、操作台面的高度与深度、碗架的高度，水龙头、电灯开关的种类及高度等。

操作台的理想高度应不高于79cm，台面的深度至少有61cm，台面应是光滑的，有利于重物从一个地方移到另一个地方。操作台下方、水池下方以及炉灶下方均应留有放入双膝的空间。水龙头应采用长手柄式。常用的器皿、食品应放在易拿到的地方，橱柜内的储物架采用拉筐式或轨道式以便于拿取物品。远距离搬运可使用一个带有脚轮的小推车，把一些物品能够很容易地从冰箱或其他地方移到台面上。

（二）工作环境咨询及改造指导

1. 建筑物外部环境

（1）无障碍通道：为了便于轮椅使用者通过，其宽度不小于120cm，如有斜坡倾斜角为5°，路面应以柏油铺成，如以砖石铺设应平整，砖与砖之间紧密无缝，路边镶边石应呈斜坡状，以利轮椅通过。

（2）可移动的斜坡：如果一建筑物不是经常为残疾人所光顾，则可使用移动式的斜坡，其最大高度约三级台阶，材料可使用0.3cm厚的铝片。

（3）停车场：供残疾人机动车停车位应设明显标志。供残疾人停车的位置应便于机动车出入，靠近人行通道，停车位宽度不得小于244cm。

2. 建筑物内部环境

（1）入口：可考虑安装自动门，使任何人均可通过。

（2）台阶：单级台阶可在附近的墙上装一垂直扶手，距台阶底部约90cm，多级台阶则应使用水平性的扶手，应在台阶的底端和顶端各延伸至少30cm，扶手直径应为2.5~3.2cm，扶手内侧缘与墙之间距离为5cm。

（3）电梯：控制按钮距地面的高度不超过122cm，以便乘坐轮椅者使用。

（4）通道：供一辆轮椅通行的宽度不应小于82cm，供两辆轮椅交错通过的宽度为153cm。

（5）对于躯干控制能力较差的轮椅使用者，其工作空间为一侧上肢向侧方活动的距离，应为51~122cm，水平向前触摸的距离自桌边起46cm。躯干控制能力较好的轮椅使用者向侧方及前方的活动空间还可以增加。工作区轮椅活动面积不应小于153cm×153cm。

（6）洗手间：门开启后净宽不应少于82cm。洗手间内应保持183cm×183cm的轮椅转动面积。洗手池下方应留有放入双膝的空间。水龙头应为长手柄式。厕所内应安装扶手。坐便器的高度应达到40~45cm。

（7）公用电话：距地面的高度不应超过122cm。

第六节 作业疗法处方

作业疗法的处方由康复医师指导制定，OT 师执行。主要包括：治疗目标、治疗项目、治疗剂量、注意事项。

一、治疗目标与项目

根据患者身心功能评定结果、性别、年龄、职业、兴趣爱好、家庭状况，确定作业治疗的目标，选择合适的作业训练项目。如增加关节活动范围、改善手的精细功能的训练。

二、治疗剂量

作业疗法和运动疗法一样，也要考虑患者的体能负荷能力，以下是一些作业活动的代谢当量值。见表4-2。

表4-2　　　　　　　　　作业活动的相近 METs 值

作 业 活 动 项 目	METs
桌上工作、玩扑克牌、缝纫、操作计算机、电动打字等	1.5~2
手动打字、轻的木工作业、推盘游戏等	2~3
清洁玻璃、装配机械、推独轮车、打羽毛球等	3~4
石工、木工、油漆、跳舞、健美操等	4~5
铲土（轻的）、园艺挖掘、溜冰（或旱冰）、溪流垂钓等	5~6
劈木头、用手剪草、打网球、羽毛球竞赛等	6~7
锯硬木、打篮球等	7~8
击剑、篮球竞赛	8~9

作业的强度除与作业时体力劳动与脑力劳动的强度有关外，还与患者的肢位和体位，作业的用具，材料种类、性质及大小，作业台面的高度和位置，是否使用辅助用具等多种因素有关。制定处方时必须具体规定，并在治疗过程中根据患者的治疗反应予以调整。

三、治疗时间和频度

根据患者的具体情况安排患者的治疗时间和频度，一般30~40分钟/次，每日1次。出现疲劳、疼痛等不良反应时应缩短治疗时间，减少治疗频度。

四、注意事项

1. 作业治疗的进行要求患者主动参与。如患者训练消极，依赖性过强，应及时找出原因，调整治疗处方。

2. 治疗强度的安排与调整必须遵照循序渐进的原则。

3. 作业治疗时治疗师或家属必须对患者进行监护及指导，保证安全，防止发生意外。

4. 治疗过程中要定期进行评定，根据评定结果及时调整修订治疗处方。

5. 作业治疗应与物理疗法、言语治疗、康复工程、中医疗法等密切结合，以便提高疗效。

第七节　临床应用

一、适应证

（一）神经系统疾病

脑卒中、颅脑损伤、脊髓损伤、老年痴呆、周围神经损伤、脊髓灰质炎后遗症等。

（二）运动系统损伤或术后

四肢骨折、关节脱位、软组织损伤、烧伤、人工关节置换术后、截肢、断指断肢再植术后、手外伤、骨性关节病、类风湿性关节炎、肩周炎、颈椎病等。

（三）内科疾病

高血压病、糖尿病、冠心病、慢性阻塞性肺部疾患等。

（四）儿科疾病

小儿脑性瘫痪、发育迟缓等。

（五）精神科疾病

抑郁症、精神分裂症等。

二、禁忌证

危重症；心、肺、肝、肾严重功能不全需绝对卧床休息者；意识不清、严重认知障碍不能合作者。

第五章

言语疗法

第一节　概述

言语（speech）和语言（language）是两个既不同又有关联的概念。言语是指口语交流的能力，是个人利用语言进行交际的过程；语言是以语音为物质外壳，以词汇为建筑材料，以语法为结构规律而构成的体系，包括听、说、读、写及手势语等。语言只是客观地存在于言语之中，一切语言要素只体现在人们的言语活动和言语作品之中。在临床上我们所遇到的交流障碍的患者，如失语症（dysphasia）、构音障碍（dysarthria）、言语失用（apraxia of speech）等，均是个体的言语活动过程的障碍，在这个意义上，我们可以把所有的交流障碍统称为言语障碍。言语障碍是指组成语言的听、说、读、写四个部分单独受损或两个以上环节共同受损。言语功能评定主要是通过交流、观察或使用通用的量表（必要时还可以通过仪器对发音器官进行检查）来评定患者有无言语功能障碍并确定是否需要言语治疗。

一、概念

言语治疗（speech therapy），又称为言语训练或言语再学习，是指通过各种手段对有言语障碍的患者进行针对性治疗。其目的主要是通过言语训练来改善患者的言语功能，提高交流能力。对经过系统训练效果仍不理想者，应加强非言语交流方式的训练或借助于替代言语交流的方法如手势语、交流板等。

二、常见的言语障碍的种类

1. 听力障碍所致的言语障碍。
2. 儿童语言发育迟缓。

3. 失语症。

4. 运动障碍性构音障碍。

5. 器质性构音障碍。

6. 功能性构音障碍。

7. 口吃。

8. 发声障碍。

三、言语治疗的条件要求

(一) 场所

最理想的是在有隔音设施的房间内进行，一般 $10m^2$ 左右。房间要安静、整洁，尽量减少视觉和听觉上的干扰。座椅要舒适稳定，治疗桌的高度要适当。

(二) 形式

视病人情况采取一对一或集体训练。

(三) 频度和时间

一般每次治疗 30 分钟，超过 30 分钟可安排为上、下午各 1 次（短时间、多频度训练比长时间、少频度的训练效果要好），3~5 次/周。同时为保证训练效果，还应指导患者家属在家庭训练患者。

(四) 卫生管理

训练前后要洗手，训练物品要定期消毒，直接接触患者口腔或皮肤的检查训练物品要用一次性的。

四、训练用品

(一) 仪器训练

计算机言语矫治系统、发音说话器等。

(二) 普通训练

镜子、秒表、节拍器、录音机、压舌板、实物或仿制品（日常生活用品、各种水果等）、镶嵌板、图片、字卡、各种图书、剪报、漫画等。

五、注意事项

(一) 选择适当的训练课题

一般来说，训练中选择的课题成功率约在 70%～90%的水平上，让患者有一定的成功感以激励进一步坚持训练。对处于抑郁状态的患者应适当选择容易的课题；对过于自信的患者应适当选择稍难一些的课题，以加深其对障碍的认识。

(二) 强调反馈的重要性

这里所说的"反馈"是指训练过程中，患者对自己的反应有意识的认识，如指出图片、发出声音等。它有两层含义：一是患者对自己所进行的活动有意识客观地把握；二是能认识到反应正确与否。

(三) 确保交流手段

言语是交流的工具，对于重症患者，要尽力确保和巩固现有的交流能力。最初首先要用手势、画图、交流板等交流工具，尽量建立基本的交流。特别对失语症患者有很大意义。

(四) 要重视患者本人的能动性，力求充分训练

一般来说，训练效果原则上与训练的时间成正比。因此，要充分调动患者本人的能动性并调动家属的积极性，积极配合训练，并将训练时学到的言语交流能力，有意识地应用到实际生活中去。训练的课题和内容可以一样，但要变换形式。

(五) 注意观察患者的异常反应

开始前要了解患者原发病的情况，有无合并症以及可能出现的意外情况。由原发病引起的患者注意力、观察力下降，抑郁、焦虑、过度紧张等状况经常存在，在这种情况下，要注意与患者的说话方式和调整环境。同时要了解运动疗法、作业疗法等训练内容，经常注意患者身体情况，特别要注意患者的疲劳表情。训练时如发现与平时状态不同，绝不要勉强训练。

六、言语治疗的原则

(一) 早期开始

早期发现有言语障碍的患者是关键。只有早期发现才能开始早期治疗。开始

得愈早，效果愈好。

（二）及时评定

治疗前应进行全面的言语功能评定，了解障碍的类型及其程度，制定相应的治疗方案。并要定期评定以了解治疗效果，及时调整治疗方案。

（三）循序渐进

言语训练应遵循循序渐进的原则，先易后难。如果听、说、读、写均有障碍，治疗应从听理解开始，重点应放在口语的训练上。合理安排治疗时间及内容，避免患者疲劳及出现过多的错误。

（四）及时反馈

言语治疗就是治疗人员给予某种刺激，使患者做出反应。正确的反应要强化，错误的反应通过提示或修正刺激以形成正确反应。

（五）患者主动参与

言语治疗是训练者与被训练者之间的双向交流过程，需要患者的主动参与。

（六）语言环境

为激发患者言语交流的欲望和积极性，要注意布置适当的语言环境，采用集体治疗、个别治疗或家庭治疗。

七、适应证

原则上所有言语障碍的患者都可以接受言语治疗。只要患者意识清楚、病情稳定、能够耐受集中训练30分钟左右就可开始训练。但由于言语训练需要治疗师与患者之间的双向交流，因此患者全身状态不佳、意识障碍、重度智能低下、拒绝或无训练欲望、接受一段时间的系统言语训练已达到持续静止阶段等，言语训练难以进行或效果甚微，应暂时停止训练。

八、言语康复的影响因素

影响言语康复的因素很多，有些是肯定的，有些是不确定的。根据国内外文献和统计资料，言语康复的影响因素可能与以下因素有关：

训练开始愈早效果愈好；障碍程度越轻效果越好；无合并症效果好；初次发病好于再次发病；脑损伤范围小、部位单一好于范围大、多部位；一般外伤性脑损伤所致的言语障碍好于其他原因所致的言语障碍；家属和本人主动积极参与、对恢复的愿望高者效果好；表达障碍为主的治疗效果要好于理解障碍为主的。

第二节　语言形成的三个阶段

在个体发育过程中，作为语言机能基础的忆痕被集中储存在大脑半球的一侧。几乎所有右利手的人语言优势半球在左侧。与语言形成直接有关的大脑部分遭受损害所引起的失语症有相对特定的解剖位置。正常语言形成有三个阶段：

一、语言感受阶段

口语和其他声音刺激一样，首先是经过听觉系统传入大脑皮质的听觉中枢颞横回，优势半球颞横回对各种听觉信息进行处理，把与语言有关的信息重新组合，输入同侧的感觉性语言中枢（Wernicke 中枢）；文字信息和其他光感刺激一样，首先是经视觉系统传入大脑皮质枕叶后部的初级视区，初级视皮质对视觉信息处理后，变成视觉性语言信息，向视觉联络区发放，然后输入同侧角回。

二、脑内语言阶段

主要将语言进行编排，形成文字符号和概念。首先是 Wernicke 区把语言特征转变为音素和各个音素序列信息，然后进行信息整合。优势半球后部语言中枢（顶下叶的角回和缘上回）对接收的视、听语言信息进行综合、交换，唤起和回忆贮存在脑内的各种感觉信息与刚传入的语言情报综合、联想，产生语义及表达这些语义的语言符号和句法编码，通过传导纤维束将信息输入前部语言中枢（运动性语言中枢及书写中枢）。前部语言中枢把整合后的语言信息转换成一系列语言运动命令，传送到初级运动皮质。

三、语言表达阶段

将语言信号转变成口语或书面语的形式表达出来。语言运动信息转变为运动冲动，经锥体束至运动神经核团，支配构音器官；同时锥体外系也有纤维支配这些核团影响控制发音肌肉的肌张力和共济运动，以保证声音的音调和音色。

第三节 失语症的治疗

一、概念

失语症是由于脑部损伤使原已获得的语言能力受损或丧失的一种语言障碍综合征。表现为患者在意识清晰、无精神障碍及严重智能障碍的前提下，无感觉缺失和发音器官肌肉瘫痪及共济运动障碍，却听不懂别人及自己的讲话，说不出要表达的意思，不理解亦写不出病前会读、会写的字句等。

二、病因及分类

（一）病因

脑血管病是最常见的病因，其他包括颅脑损伤、脑部肿瘤、脑组织炎症等。

（二）分类

目前对失语症的分类尚无统一的、公认的方法。根据汉语失语检查法可以将失语症分为以下几种：

1. 外侧裂周围失语综合征 包括运动性失语（Broca 失语）、感觉性失语（Wernicke 失语）和传导性失语。

2. 分水岭区失语综合征 包括经皮质运动性失语、经皮质感觉性失语和经皮质混合性失语。

3. 完全性失语。

4. 命名性失语。

5. 皮质下失语综合征 包括丘脑性失语和基底节性失语。

6. 失读症、失写症。

由于患者的病变性质、病灶部位以及病理变化的不同，其临床表现会有很大的差别。根据国内外研究观察，约 30% 的失语症无法明确归于哪一类。因此，又有将失语症分为非流利型失语和流利型失语的二分法。此种分类方法注重失语症的语言障碍性质而非病灶的具体部位。其鉴别方法为：非流利型失语症语量减少（50 字以下/分）、说话费力、有短语现象、韵律异常、信息量多；流利型失语症语量多（100 字以上/分）、说话不费力、没有短语现象、韵律正常、错语较多、信息量少。

几种常见失语症的病灶部位及语言障碍的特征见表 5-1。

表 5-1 　　　　　　　　　常见失语症类型的病灶部位和语言障碍特征

	病灶部位	自发语	听理解	复述	命名	阅读	书写
运动性失语	优势侧额下回后部皮质或皮质下	不流利，费力，电报式	相对正常	差	部分障碍到完全障碍	朗读困难，理解好	形态破坏，语法错误
感觉性失语	优势侧颞上回后 1/3 区域及其周围部分	流利但语言错乱	严重障碍	差	部分障碍到完全障碍	朗读困难，理解差	形态保持，书写错误
传导性失语	优势侧颞叶峡部、岛叶皮质下的弓状束和联络纤维	流利但语言错乱	正常或轻度障碍	很差	严重障碍	朗读困难，理解好	中度障碍
命名性失语	优势侧颞枕顶叶结合区	流利但内容空洞	正常或轻度障碍	正常	完全障碍	轻度障碍或正常	轻度障碍
经皮质运动性失语	优势侧颞叶内侧面运动辅助区或颞叶弥散性损害	不流利	正常	正常	部分障碍	部分障碍	中度障碍
经皮质感觉性失语	优势侧颞顶分水岭区（主要累及角回和颞叶后下部）	流利但语言错乱，模仿语	严重障碍	正常	部分障碍	严重障碍	有障碍
完全性（球性）失语	颈内动脉或大脑中动脉分布区	不流利，自发语较少	严重障碍	完全障碍	完全障碍	完全障碍	形态破坏，书写错误

三、治疗

（一）治疗目标

失语症治疗的目的是利用各种方法改善患者的语言功能和交流能力，使之尽可能像正常人一样生活。

1. 轻度失语 改善语言和心理障碍，适应职业需要。

2. 中度失语 充分利用残存的语言功能以改善功能障碍，适应日常交流需要。

3. 重度失语 尽可能利用残存的语言能力和代偿方法，进行最简单的日常交流，适应回归家庭需要。

（二）治疗方法

1. 刺激疗法 Schuell 失语症刺激疗法是多种失语症治疗方法的基础。以对损害的语言符号系统应用强的、控制下的听觉刺激为基础，最大限度地促进失语症患者的语言再建和恢复。

（1）原则：Schuell 刺激疗法的基本原则如下：

1）采用强的听觉刺激：是刺激法的基础，因为听觉模式在语言过程中居于首位，而且听觉模式的障碍在失语症中也很突出。只有听理解改善，其他刺激才能产生反应。

2）采用恰当的语言刺激：采用的刺激必须能输入大脑，因此，要根据失语症的类型和程度，根据患者的兴趣，选用适当的控制下的刺激，在难度上要使患者感到有一些难度但尚能完成为宜。

3）利用多途径的语言刺激：多途径刺激的输入，如给予听刺激的同时给予视、触、嗅等刺激（实物或仿制品），可以相互促进效果。

4）反复利用刺激：一次刺激得不到正确反应时，反复刺激可能会提高其反应性。

5）每个刺激均应引出反应：一项刺激应引出一个反应，这是评价刺激是否恰当的惟一方法，它能提供重要的反馈而使治疗师调整下一步的刺激。

6）正确反应要强化，并不断矫正刺激：当患者对刺激反应正确时，要鼓励和肯定以达到强化的目的；当刺激得不到正确反应时，多是刺激方式不当或刺激不充分，要及时修正刺激。

（2）治疗课题的选择：常用的治疗课题选择方法如下：

1）根据语言模式和失语程度选择治疗课题：失语症是语言障碍，这种障碍绝大多数涉及听、说、读、写4种模式，且4种障碍可能不是平行的，可能会以某种模式障碍为突出表现。因此，要根据语言模式和严重程度选择治疗课题，采取针对性治疗。原则上轻症者以直接改善其功能为目标，重症者则重点放在活化其残存功能或进行实验性治疗。训练内容见表5-2。

表5-2　　　　　　　　　不同语言模式和严重程度的训练课题

语言模式	程度	训练课题
听理解	重度	单词（画、文字）匹配，做是或非反应
	中度	听简单句做是或非反应；执行简单口头指令
	轻度	复杂句、短文、长文章，内容更复杂（新闻理解等）
阅读	重度	画和文字匹配（日常物品、简单动作）
	中度	情景画、动作、句子、短篇文章；执行简单的书写命令，读短文回答问题
	轻度	执行较长的书写命令；读长篇文章（故事等）后提问
口语	重度	复述（单音节、单词、系列语、问候语）；称呼（日常用词、动词、读单音节词）
	中度	称呼、读短文、复述短文、动作描述
	轻度	日常生活话题的交谈、事物描述
书写	重度	姓名；听写日常用词
	中度	听写（单词、短文）；书写简单句
	轻度	复杂句、短文书写、描述性书写、记日记
其他		计算练习、绘画、写信、查字典、写作等，均应按程度进行训练

2）根据失语症类型选择治疗课题：见表5-3。

表5-3　　　　　　　　不同类型失语症训练重点

失语症类型	训练重点
命名性失语	口语命名训练、文字称呼训练
Broca失语	构音训练、口语表达训练、文字表达训练
Wernicke失语	听理解训练、复述训练、会话训练
传导性失语	听写训练、复述训练
经皮质感觉性失语	听理解训练（以Wernicke失语课题为基础）
经皮质运动性失语	构音训练、文字训练（以Broca失语课题为基础）

（3）治疗过程
1）听理解训练：①采用图片—图片匹配、文字—图片匹配、文字—文字匹

配、图片选择等方法，一般从 3 张常用物品的图片，由单词的认知和辨认开始，逐渐增加难度。如患者单词听理解正确率近 100%时，可进行语句理解训练。②把一定数量的物品或图片放在患者面前，让其完成简单的指令，如"把牙刷拿起来"。逐渐增加信息成分，使指令逐渐复杂。③记忆跨度训练：治疗师出示一系列图片，患者按治疗师要求去做。如"把笔、帽子和牙刷拣出来"等，逐渐增加难度。

　　2）口语表达训练：①语音训练：模仿治疗师发音，包括汉语拼音的声母、韵母和四声。告诉患者发音时舌、唇、齿等的位置。开始练习时可面对镜子进行，以便纠正不正确的口形。然后进行单音节、双音节练习。②命名训练：按照单词→短句→长句的顺序进行。给患者出示一组图片，就图片上的内容进行提问。如一张有一支钢笔的图片，可问："这是什么?""它是做什么用的?"等反复训练，也可进行反义词、关联词等的训练。③复述练习：从单词水平开始，逐渐过渡到句子、短文。④自发口语练习：看动作画，让其用口语说明；看情景画、漫画，让患者自由叙述。与患者进行谈话，让患者回答自身、家庭及日常生活中的问题等。逐渐增加句子的长度和复杂性，同时要注意进行声调和语调的训练。

　　3）阅读理解及朗读训练：①视觉认知训练：将一组图片摆在患者面前，将相对应的文字卡片让患者看过后进行文字—图片匹配。②听觉认知训练：将一组文字卡片摆在患者面前，患者听治疗师读一个词后指出相应的字卡。③语词理解训练：治疗师在一堆字卡中挑选出两个字，让患者指出先后顺序；然后选择多个字让患者排成词组；用句子或短文的卡片，让患者指出情景画，进行语句—图画匹配。并让患者执行书面语言的指令等。④朗读单词、句子、短文：出示单词卡，让患者出声读出。如不能进行，由治疗师反复读给患者听，然后鼓励患者一起朗读，最后让其自己朗读。用同样的方式进行句子及短文的朗读，由慢速逐渐接近正常。每日坚持，以提高朗读的流畅性。

　　4）书写训练：①抄写：让患者抄写一定数量的名词、动词、句子。②听写：听写单词、短句、长句及短文等。③描写：让患者看图片，写出词句。④记日记和写信。

　　5）计算能力训练：从患者现有的计算能力开始，逐渐增加难度。可结合日常生活中熟悉的内容进行，如买票、买菜等。

　　2. 实用交流能力的训练　据统计，正常人交谈时只有 35%的信息是由言语传递的，其他 65%是由非言语（如手势语等）交流方式传递。对大多数失语症患者来说，其言语功能与非言语功能多数时候同时受损，但非言语功能的损害可能较轻。因此，对失语症患者同时需要进行非言语交流的训练，尤其是经过系统的言语治疗，言语功能仍然没有明显改善者，要进行实用交流能力的训练。目的是使言语障碍的患者最大限度地利用其残存的能力（言语的或非言语的），掌握日常生活中最有效的交流方法。

（1）训练原则：在实用交流能力的训练中要掌握以下原则：

1）实用为主：采用日常生活活动的内容为训练课题，选用接近现实生活的训练材料如实物、照片、新闻报道等。充分调动患者的兴趣及积极性，并在日常生活中练习和体会训练的效果。

2）多种交流手段综合应用：除了口语之外，要充分利用书面语、手势语、交流板或交流手册等代偿手段，通过多种方式，达到综合交流能力的提高。

3）随时调整交流策略：治疗计划中应包括促进运用交流策略的训练，使患者学会选择适合不同场合及自身水平的交流方法，并让其体验在互相交流过程中运用不同对应策略的成败。

4）重视双向交流：设定更接近于实际生活的语境变化，引出患者的自发交流反应，并在交流中得到自然的反馈。

（2）训练方法：由 Davis 和 Wilcox 创立的 PACE（promoting aphasics communication effectiveness）技术是目前国际上公认的实用交流训练法之一。此方法是在训练中利用接近于实用交流的对话结构，在治疗师与患者之间双向交互传递信息，使患者尽量调动自己的残存能力，以获得实用化的交流技术。

具体训练方法为：将一叠图片正面向下扣置于桌上，治疗师与患者交替摸取，不让对方看见自己手中图片的内容。然后双方运用各种表达方式（如呼名、迂回语、手势语、指物、绘画等）将信息传递给对方，接受者通过重复确认、猜测、反复提问等方式进行适当反馈，以达到训练目的。治疗师可根据患者的能力提供适当的示范。

训练时选材应适合于患者的水平，由易到难，对重度患者应限制图片的数量。对于需要示范代偿方法者，可同时进行代偿手段的训练如手势、绘画等。

（3）PACE 的特点：

1）交换新的未知信息：利用多张信息卡，患者和治疗者随机抽卡，然后表达者将对方不知的信息传递给对方。而过去的治疗方法为：在治疗者已知单词或语句的情况下对患者单方面提要求。

2）自由选择交流手段：可以不限于口语表达，可用书面语、手势、绘画、指物等代偿手段来进行交流。治疗者在传达信息时，可向患者示范与患者能力相适应的表达手段。

3）平等分担会话责任：治疗者和患者在交流时处于同等地位，会话任务在双方来回交替进行。

4）根据信息传递的成功度进行反馈：当患者作为表达者、治疗者作为接受者时，治疗者根据对患者表达内容的理解程度给予适当的反馈、提示，以促进其表达方法的修正和发展。

3. 非言语交流方式的利用和训练 非言语交流除了具有传递信息的功能外，对失语症患者来说也是一种重要的交流方式。作为一种社会交往技能，可以通过训练而得到加强。对重症失语症患者可将其作为最主要的交流代偿手段来进行训练。

（1）手势语训练：手势语不单指手的动作，还应包括头及四肢的动作。训练可以从习惯用的手势开始（如用点头、摇头表达是或不是等）。治疗时，治疗师示范手势语→患者模仿→与图或物的对应练习→确立手势语。

（2）画图训练：对重度言语障碍但具有一定绘画能力的患者，可以利用画图来进行交流。训练中鼓励并用其他的传递手段，如画图加手势等。

（3）交流板或交流手册的训练和利用：适用于口语及书写交流都很困难，但有一定的文字及图画的认知能力的患者。交流板或交流手册是将日常生活中的活动通过常用的字、图片、照片等表示出来，患者通过指出其上的字或图片等来表明自己的意图。

（4）电脑交流装置：包括发音器、电脑说话器、环境控制系统等。

第四节　构音障碍的治疗

一、概念

构音障碍是指由于神经系统损害导致与言语产生有关的肌肉麻痹、肌张力异常以及运动不协调所致的言语障碍，又称为运动障碍性构音障碍。患者通常听理解正常并能正确地选择词汇以及按语法排列词句，但不能很好地控制重音、音量和音调。

二、病因及分类

（一）病因

常见于脑血管病、颅脑外伤、脑瘫、脑膜炎、脑肿瘤、重症肌无力、多发性硬化等。

（二）分类

根据神经系统损害的部位及言语受损的程度不同，可分为 6 种类型：

1. 弛缓型构音障碍。
2. 痉挛型构音障碍。
3. 共济失调型构音障碍。
4. 运动减少型构音障碍。
5. 运动过多型构音障碍。
6. 混合型构音障碍。

几种构音障碍的常见病因及言语特征见表 5-4。

表 5-4　　　　　　　　　　构音障碍的常见病因及言语特征

类型	常见病因	神经肌肉病变表现	言语异常特征
弛缓型	球麻痹、重症肌无力、面神经麻痹	弛缓型瘫痪、肌肉萎缩、舌肌震颤	气息音，辅音不准，不适宜的停顿，音量降低
痉挛型	痉挛型脑卒中、假性球麻痹	痉挛型瘫痪、肌张力增高、腱反射亢进	费力音，刺耳音，鼻音过重，辅音不准，言语缓慢无力
共济失调型	脑卒中、肿瘤、中毒、外伤、感染、共济失调型脑性瘫痪	运动不协调、肌张力低下、运动缓慢	以韵律失常为主，声音的高低强弱呆板，初始发音困难，不规则的言语中断
运动减少型	帕金森病、药物中毒	运动缓慢、活动范围受限	单音调，单音量，重音减弱，呼吸音，语音短促，速率缓慢或有失声现象
运动过多型	舞蹈症、手足徐动症	异常的不随意运动	元音、辅音不准，语速、音量急剧变化，刺耳音，不适宜的停顿
混合型	肌萎缩性侧索硬化、脑外伤、多发性硬化	多种运动障碍的混合	各种症状的混合

三、治疗

（一）轻度至中度构音障碍的治疗

轻度至中度构音障碍时，有时听不懂或很难听懂和分辨患者的言语表达。治疗时往往针对的是异常的言语表现而不是构音障碍的类型，训练时应遵循由易到难的原则。

1．构音改善的训练

（1）本体感觉刺激训练：用长冰棉棒按唇→牙龈→上齿龈背侧→硬腭、软腭→舌→口底→颊黏膜顺序进行环形刺激。

（2）舌唇运动训练：唇的张开、闭合、前突、缩回；舌的前伸、后缩、上举、向两侧运动等。可用压舌板增加阻力进行力量训练。

（3）发音训练：顺序是先训练发元音，然后发辅音，再将元音与辅音相结合。按单音节→双音节→单词→句子的顺序进行。可以通过画图让患者了解发音的部位，主要问题所在，并告诉准确的发音音位。

（4）减慢言语速度训练：用节拍器或治疗师轻拍桌子，由慢到快，患者随节拍发音可明显增加可理解度。但此方法不适合重症肌无力的患者。

（5）辨音训练：通过口述或放录音，分辨出错音，进行纠正。

2．鼻音控制训练　鼻音过重是由于软腭、腭咽肌无力或不协调，将鼻音以外的音发成鼻音。治疗方法包括：

（1）"推撑"疗法：患者两只手放在桌面上向下推或两手掌相对推，同时发短元音［a］。也可训练发舌后部音［ka］等。

（2）引导气流法：吹吸管、气球、蜡烛、纸张等，可以引导气流通过口腔，减少鼻漏气。

3．克服费力音训练　此音是由于声带过分内收所致。治疗方法包括：

（1）让患者处在一种很轻的打哈欠状态时发声。

（2）颈部肌肉放松法：低头、头后仰、向左右侧屈以及旋转。

（3）咀嚼练习。

4．克服气息音训练　此音的产生是由于声门闭合不充分引起的。通常方法有"推撑"法、咳嗽法。如单侧声带麻痹的患者可用注射硬化剂（硅）来增加声带的体积。也可采用手法辅助发音（如辅助甲状软骨的运动等）。

5．语调训练　语调不仅是声带振动的神经生理变化，而且是说话者表达情绪的方式。多数患者表现为音调低或单一音调。训练时可采用可视音调训练器来帮助训练。

6．音量控制训练　呼吸是发音的动力，自主的呼吸控制对音量的控制和调节也极为重要。训练时指导患者持续发声，并由小到大，使呼气时间延长。如音量小时，可让患者与治疗师间的距离拉大，鼓励患者增大音量。

7．呼吸训练

（1）上肢上举、摇摆，可改善呼吸功能。

（2）双上肢伸展时吸气，上肢回复时呼气，可改善呼吸协调动作。

（3）进行吸气—屏气—呼气训练，并使用吸管在水杯中吹泡，吹气球、蜡烛、纸张等方法，尽量延长呼气时间。

（二）重度构音障碍的治疗

重度构音障碍是由于严重的肌肉麻痹及运动功能严重障碍以致难以发声和发音。这些患者即使经过言语治疗其言语交流也难以进行。对急性期患者训练使用替代言语交流的方法，同时利用手法辅助进行呼吸、舌唇运动训练等，并进行本体感觉刺激训练；对病情长且已形成后遗症或病情逐渐加重的退行性患者进行适当的替代言语交流的方法训练，以保证基本的交流需要。

第五节　言语失用的治疗

一、概念

言语失用是指构音器官本身没有肌肉麻痹、肌张力异常、失调、不随意运动等症状而不能执行自主运动进行发音和言语活动，是一种运动性言语障碍。由于引起言语失用的病灶位于大脑左半球前部语言中枢 Broca 区附近，因此，患者常伴有 Broca 失语，也可以和构音障碍同时存在。

二、病因及言语障碍特征

（一）病因

主要是由于脑损伤，大部分患者为左大脑半球的损害涉及到第三额回。

（二）言语障碍特征

1. 随着发音器官运动调节复杂性和词句难度增加，发音错误增加。
2. 词的开头为辅音比在其他位置发音错误多。
3. 重复同样言语，常出现不一致的错误发音。
4. 患者有意识说话时出现错误，而无意识说话反而正确。
5. 说话费力、不灵活、语音拖长、脱落、置换或不清晰。

三、治疗

言语失用的治疗应集中在异常发音上。视觉刺激模式是指导发音器官的关键，建立或强化视觉记忆对成人言语失用的成功治疗是最重要的。同时，要向患者介绍正确的发音位置和机制，指导发音。治疗方法包括：

1. 采用 Rosenbek 八步疗法，帮助病人重新学习运动模式。治疗时，视觉与听觉同时进行以诱发出病人的反应。

2. 掌握每个辅音的发音位置，迅速重复每个辅音加"啊"，以 3~4 次/秒为标准。

3. 用辅音加元音方式建立音节，如 fa、pa、ba、te、di 等。

4. 一旦掌握了稳定的自主发音基础和基本词汇，便试图说复杂的词和短语。

5. 进行发音器官的基本运动训练及言语的韵律训练等。

第六节 儿童语言发育迟缓的治疗

一、概念

儿童语言发育迟缓是指儿童语言发展落后于实际年龄水平的状态，是儿童语言障碍中发生率最高的障碍。是由于言语信息的输入、理解以及与言语产生密切相关的认知水平的低下等原因所致，使儿童的语言获得和发展障碍。

二、病因及症状

（一）病因

常见于大脑功能发育不全、脑瘫、中度以上耳聋、孤独症、癫痫、长期被完全隔离的儿童等。

（二）症状

1. 言语表达障碍 患儿已过了说话年龄而不会说话或到了两岁多只会讲单字，到四五岁还不能用句子表达自己的意思。

2. 对事物或口语理解障碍 正常儿童在一岁半到两岁时，如给他笔他会在纸上乱画，递给他鞋子他会往脚上穿；而语言发育迟缓的儿童常常不理解它们之间的关系。正常儿童两岁后能更加明确理解口语中词与事物的关系，如让其把帽子拿给妈妈，能正确完成；但语言发育迟缓的儿童由于言语符号理解困难而不能完成。

3. 交流障碍 多数患儿均有不同程度的交流障碍，表现为缺少与他人交往的愿望、不合群。最典型的是孤独症儿童，严重者全无目光接触。

三、正常儿童发育阶段及语言发育迟缓的分类

（一）正常儿童发育阶段

把正常儿童的语言发育阶段作为参考标准，将语言发育迟缓儿童与之相比较看其相当于哪一阶段，目的是根据分类制定训练计划。

1. 符号形式与指示内容关系的阶段 见表5-5。

表5-5 符号形式与指示内容关系的阶段

阶 段	内 容
第一阶段	对事物、事态理解障碍
第二阶段	事物的基础概念
2-1	功能性操作
2-2	匹配
2-3	选择
第三阶段	事物性符号
3-1	手势符号（相关符号）
3-2	言语符号
	幼儿语（相关符号）
	成人语（任意性符号）
第四阶段	句子，主要句子成分
4-1	两词句
4-2	三词句
第五阶段	
5-1	语序
5-2	被动语态

2. 符号形式-指示内容的关系及年龄可通过阶段 见表5-6。

表5-6 符号形式-指示内容的关系及年龄可通过阶段

年龄	1.5岁~	2.0岁~	2.5岁~	3.5岁~	5~6.5岁
阶段	3-2 言语符号	4-1 主谓+动宾	4-2 主谓宾	5-1 语序规则	5-2 被动语态

3. 操作性课题与年龄阶段对照表　见表 5-7。

表 5-7　　　　　　　　　　操作性课题与年龄阶段对照表（参考）

年 龄	镶嵌图形	积 木	描 画	投入小球及延续性
5 岁以上			◇	
3 岁 6 个月至 4 岁 11 个月			△、□	
3 岁至 3 岁 5 个月	10 种图形 10/10+	隧道	+、○	
2 岁至 2 岁 11 个月	10 种图形 7/10+			
1 岁 9 个月至 1 岁 11 个月	6 种图形 3/6~4/6+	排列	∣、—	
1 岁 6 个月至 1 岁 11 个月	3 种图形 3/3+	堆积		
1 岁至 1 岁 5 个月				部分儿童可以完成

注："+"代表可以完成

（二）语言发育迟缓的分类

1. 按交流态度分群　根据交流态度分为：

（1）Ⅰ群：交流态度良好。

（2）Ⅱ群：交流态度不良。

2. 按言语符号与指示内容关系分群　根据言语符号与指示内容相关的检查和操作性课题的完成情况，分为：

（1）A 群：言语符号未掌握，符号与指示内容相关的检查在 3-1 阶段以下，不能理解口语中的名词。

1）A 群 a：符号与指示内容关系的相关检查及操作性课题均落后于实际年龄，即操作性课题=言语符号。

2）A 群 b：操作性课题好于符号与指示内容的相关检查，即操作性课题>言语符号。

（2）B 群：言语表达困难，应具备以下条件：

1）实际年龄在 4 岁以上。

2）符号形式与指示内容关系的相关检查在 4-1 阶段以上。

3）不能模仿语言或有波动。

4）一般可以用数词表达。

5）无明显运动功能障碍。

6）上述 2）~4）状态持续 1 年以上且固定。

（3）C 群：语言发育落后于实际年龄，条件为符号形式与指示内容的相关检查在 3-2 阶段以上。

1）C群a：符号形式与指示内容关系的相关检查及操作性课题全面落后，即操作性课题 = 言语符号的理解 = 表达。

2）C群b：操作性课题好于言语符号与指示内容的相关检查，即操作性课题 > 言语符号的理解 = 表达。

3）C群c：言语符号理解好于表达，操作性课题检查基本与言语符号理解相当，即操作性课题 = 言语符号的理解 > 表达。

4）C群d：言语符号表达可，但理解不好，即言语符号表达 > 理解。

四、治疗

（一）治疗原则

1. 严格按照评定结果及患儿所处的阶段制定计划，并设定相应的长期目标和短期目标。

2. 训练要双向发展，即横向和纵向发展。如患儿已能理解大、小、鞋、帽，则可以采用大、小鞋子，大、小帽子训练（横向发展）；同时进行颜色加大、小帽子（鞋子）组词的训练（纵向发展）。

3. 训练应尽早开始，随时训练，持之以恒。

4. 改变患儿所处的不适当的语言环境，以便使训练效果得以持续发展下去。

5. 除去和改善限制患儿语言发展的因素，如智力障碍应进行提高智力的训练；听力障碍应配合适的助听器；交流障碍的患儿周围人应主动与其交流。

（二）适应证

1. 儿童发育过程中，言语障碍呈固定状态，必须进行专门训练。

2. 根据评定结果，A群b、B群、C群b、c必须接受专门训练。

3. 学习能力低的患儿，如A群，其言语符号尚未掌握，适合言语治疗。

4. 语言学习有困难，如C群a，部分适合言语治疗。

5. 对于发育过程中，实际年龄与语言发育年龄有差距，但症状不断减轻、学习能力较强的患儿，可以采取间接地定期向家长提供指导的训练模式。

（三）语言训练

语言训练应选择在安静、宽敞、明亮、无干扰的房间内进行。根据儿童的具体情况选择适宜的训练方式，如游戏训练、手势符号训练、符号形式与指示内容训练、表达训练、文字训练、交流训练等。一般以一对一的训练形式为主，也可以将智力水平、语言水平相当的患儿进行编组，辅以集体训练。训练时间宜选择在儿童注意力较集中的上午，每次训练30~60分钟，1~2次/天。同时充分发挥家长作用，将训练内容告知家长，并留部分家庭训练作业，以利于训练内容的巩固。各群及亚群的训练要点如下：

1. 言语符号未获得（A群） 以理解言语符号和建立初步的交流为目标。先理解言语符号，重点是先导入手势语、幼儿语等象征性较高的符号，然后再形成基础性概念。

2. 言语表达困难（B群） 以掌握与理解水平一致的言语表达为目标。在表达训练的同时进行理解训练，重点是能将手势语、言语作为有意义的符号实际应用，进一步提高言语符号的理解水平。手势语应逐步减少，口语表达应逐渐增多，最终过渡到口语表达。

3. 语言发育水平低于实际年龄（C群） 以扩大言语理解与表达范围为目标。强调理解与表达训练要同时进行，而且也要进行基础性过程的训练。此外，还要进行相应水平的文字、数量词的学习以及回答问题方面的交流训练。

4. 理解言语符号但不能说话（过渡群） 以获得词句水平的理解、全面扩大表达的范围为目标。在提高理解水平的同时加强表达能力的训练。可以首先导入手势语进行表达训练，逐步过渡到口语表达。

5. 交流态度不良（Ⅱ群） 根据言语的发展阶段进行相应的训练。对于交流严重障碍者，应以建立和改善交流态度为目标，进行重点训练。

第六章

心 理 疗 法

第一节　概述

一、概念

　　康复心理学是心理学的一个应用领域，其目的是协助伤残人士（先天或后天）达到理想的心理、身体和社会功能状态。康复心理学起源于20世纪初的美国，并于1956年成立了康复心理学分会，它是美国心理学会中最早的分会之一。

　　心理治疗（psychotherapy）是针对情绪问题的一种治疗方法，是应用心理学的原则和方法，通过治疗者与被治疗者的相互作用关系，医治患者的心理、情绪、认知行为等问题，其目的是帮助患者改善其情绪和认知功能障碍，并矫治不良行为和异常行为。

　　心理治疗是康复治疗的重要组成部分，是保障患者最大限度恢复身体功能，改善心理状态和提高生活质量的重要措施。

　　心理治疗有广义及狭义之分。广义的心理治疗包括良好的医院院风，环境卫生，医护人员诚恳、热情的态度和关切的语言等；狭义的心理治疗是指经过专业培训的康复心理治疗师运用心理学理论及技术，根据心理评测的结果，对患者进行有目的、有计划的治疗过程。

　　要想取得理想的治疗效果，心理治疗师必须具备如下条件：①系统掌握心理学知识，受过心理治疗专门训练；②工作态度热情，善于理解、同情患者；③要有敏锐的观察能力，善于分析问题；④要有健康的心理和态度，保持中立的立场；⑤要有严格的保密观念。

　　康复心理治疗的方式有个别心理治疗、集体心理治疗和家庭心理治疗。

　　心理治疗适用于各种心理障碍，应用时根据患者的具体情况选择适宜的治疗方法。

二、心理治疗的作用机制

（一）安慰和支持作用

治疗者了解了患者的心理状态后，作针对性的治疗，从而促进和鼓励患者适应现实情况，增强和维护患者的自尊心、自信心和自我价值。

（二）疏导作用

通过治疗者和患者之间坦率和真诚的交流，建立起相互理解和信任，让患者在融洽、友好的气氛中把不良的情绪和紧张的心境都宣泄出来并加以疏导。

（三）自我反省作用

治疗者在治疗中要求患者对自己的行为动机和愿望进行内省分析，让患者重新认知，用理性信念分析过去未被承认的和被压抑的需求，缓解患者的苦恼、悔恨情绪以及自责、自罪感。

（四）重建行为作用

在以上作用基础上，促使患者重新建立起良好的、有效的行为，矫正不良的和异常的行为。

（五）暗示作用

治疗者以其权威性和丰富的知识做支持，对疾病治疗发挥暗示性影响，通过情感宣泄以治愈疾病。

三、心理治疗的原则

（一）尊重原则

是心理治疗能否成功的关键。治疗者应在治疗的全过程中对求助者保持尊重、同情、关心和支持的态度，取得他们的充分信任，使其毫无顾忌地袒露个人的心理问题，为明确诊断及制定治疗方案提供可靠的依据。

（二）保密原则

对患者的一切资料必须保密，这是心理工作者应具备的基本职业道德。

（三）程序原则

在实施某种具体的心理治疗时应有科学的工作态度和作风。根据收集到的有关求助者的详细资料，制定出具体的治疗措施；并预测治疗过程中可能出现的变化及相应对策，及时记录各种变化，形成完整的病案资料。

（四）针对性原则

根据求助者的具体问题，有针对性地选择治疗方法而不能千篇一律，以保证治疗效果。

（五）综合原则

疾病的产生往往是生物、心理、社会等诸多因素相互作用的结果。因此，在治疗过程中，要与其他方法综合运用，才能保证治疗效果。

（六）灵活原则

人的心理因素受多种内、外因素的影响。人与人之间有差异，即使同一个人，在疾病的不同阶段其心理反应也不一样。因此，在整个心理治疗过程中，应根据患者的身心变化，适时调整治疗方案。

四、注意事项

心理治疗师与患者之间建立相互信任的合作关系是取得满意治疗效果的关键。因此治疗时要注意如下几方面的问题：

（一）建立良好的医患关系

医患之间互相信任、心理相容是医患之间进行心理沟通的基础，也是治疗成败的关键。良好的医患关系可以使患者身心放松，增强安全感，减轻焦虑，使之愿意将内心世界向你敞开。

（二）熟练掌握心理治疗的理论与技能

心理治疗师要熟练掌握心理治疗的理论与技能，要有极为敏锐的观察力与分析问题、解决问题的能力。

（三）建立适于治疗的条件和环境

环境要安静、无干扰，具有缜密性。

第二节　躯体疾病患者的心理特征

由于身体的残疾而造成的障碍（运动障碍或言语障碍等）改变了一个人生存的正常状态。正常生活模式的破坏，加上病痛的体验，会改变其原来的精神状态、生理状态和心理状态。一般来说，患者最常出现下列心理特征：

一、负性情绪反应

患病时心理应激引起的矛盾冲突，常常导致许多不愉快的情绪出现，常见的负性情绪反应为焦虑、悲观、绝望、恐惧等。患者往往对于外界刺激过于敏感，过分关注躯体的微小不适，情绪起伏强烈，对困难估计过高，抑郁苦闷，言寡行独，害怕所面对的一切，对生活失去信心，甚至自暴自弃，出现厌世轻生行为。这些情绪反应不仅增加患者生理和心理上的痛苦，而且会对治疗过程产生不利的影响。

二、自尊心过强

有一定社会地位的患者，会有意无意地透露自己的身份，让别人知道他的重要；有些患者希望通过与医务人员亲切的感情交流使自己被过分关照和对待；不善交际的患者则希望得到一视同仁的对待。患者认为他应该得到别人的关怀和照顾，尤其家人应该为他而牺牲一些个人利益，应该了解自己所患疾病的性质及防治知识。总之，患者希望得到大家的重视，否则自尊心会严重挫伤，变得心情沮丧。

三、情绪不稳定

这种情绪是临床上最常见的。患者遇事易激动，常与周围人发生冲突，这通常是人在与疾病和环境变化的抗争中不能自拔而激起的情绪发泄。慢性患者性格改变，病前性格大胆泼辣，此时变得提心吊胆，小心翼翼，犹豫不决。有的抱怨一切，看不惯周围的事和人，对人冷漠，脾气暴躁；有的病前少言寡语、性格刚强的人，变得爱生气、唠叨、易哭泣。

四、依赖性增强

因为患者患病后会得到周围人的关心和帮助，同时又过分强调自己的特殊身份，有些患者有意无意地变得软弱无力，被动性增加，事事都要依赖他人。同时通过自我暗示，病人不像以往那样生机勃勃，无主见，顺从，情感脆弱甚至带点幼稚的色彩，表现出对自己行为的信心不足。

五、疑心加重

有些患者异常敏感，疑虑重重，他们会过分注意躯体的变化，整日诉说这里不适，那里不好，这里痛，那里麻。既想要了解有关疾病的信息，又对听到的一些解释抱有怀疑，甚至曲解别人的意思。听到别人在低声私语，就认为是在议论自己的病。疑心医生诊断及治疗有误，担心误诊，怕吃错了药、打错了针，害怕药物的不良反应，担心意外不幸降落在自己身上。他们既不相信别人，又会向别人询问许多问题，他们觉得必须提高警惕才能不受伤害。这种情况主要是由于自我消极暗示，对治疗、康复缺乏信心所致。

六、适应性降低

一个人患病后，其社会行为可能会发生变化，尤其在精神上的适应性普遍降低。患病后，开始总幻想自己没病，可能是医生搞错了，不肯住院，不配合治疗，总认为自己休息一下就会很快好起来的；而当疾病好转后，又不相信，认为自己没有完全恢复，继续要求住院和治疗。这是习惯了患者身份的惰性表现。

七、孤独感增强

孤独感是残疾人普遍存在的一种情感体验。患病后害怕别人远离自己，怕受到冷落，常常希望家人、朋友、同事关心自己。尤其是新入院病人，环境陌生，人也陌生，更易产生孤独感，盼望亲人陪伴。

第三节 残疾后心理变化过程及心理治疗方法

患者在受伤致残后心理上的变化和调整是有一定规律的，基本上需经历震惊阶段、否定阶段、抑郁或焦虑反应阶段、对抗独立反应阶段及适应阶段。多数时候各期无法截然划分，可能出现交叉。作为康复心理工作者，要了解患者受伤致残后经历的几个阶段，顺应其变化规律，及时采取心理治疗措施进行调整，帮助患者比较顺利地度过各个阶段，最后达到适应残疾，重返家庭和社会。

一、震惊阶段

是个体对创伤等事故的即刻反应，是对突发严重打击没来得及进行心理整合、调节的阶段，属于心理休克期。表现为情感上的麻木、沉默、无反应。一般持续几小时或几天。

在此阶段心理治疗主要采取情绪疏导法，给予患者温暖的安慰和鼓励，让患者从突发的心理应激反应中平静下来。

二、否定阶段

当患者意识到自己身体遭受巨大伤害，并有终生残疾的可能时，会自觉或不自觉地采取心理防御机制，把已经发生并且令人非常悲痛的现实和预后完全予以否定，就像什么事也没发生一样。这一阶段对患者有积极的保护作用，可防止和避免因突然的打击而造成心理上难以承受的痛苦而出现精神崩溃。因此，有一段否定时间是必要的。只有当否定阶段持续时间过长，影响康复治疗的进行时，才需设法帮助患者结束否定阶段而进入下一阶段。此阶段持续数周至数月不等。

此阶段的心理治疗主要是针对患者的心理特点采取适当的方式，逐步地让患者了解自己的病情及可能产生的后果，树立理性信念。

三、抑郁或焦虑反应阶段

当患者领悟到自己将长期或终生残疾时，心情骤变，极度痛苦和悲观失望。表现为压抑的心境，孤独、无助感、无用感，对一切都兴趣索然，失眠、自卑或焦躁不安，严重者有自杀想法或行为。此阶段持续数周或数月。

此阶段是心理治疗的重点阶段。可采取支持疗法，给予温暖、鼓励、解释和希望，帮助患者做他可以做的事，帮助患者树立信心，用理性的信念去看待所面临的问题；并使患者看到周围患者的良好预后与转归，看到自己在康复训练中功能的改善，看到自己的前途和希望，让患者慢慢度过这一阶段。如果患者反应较强、且持续时间较长，可以辅助采用一些药物进行治疗。

四、对抗独立反应阶段

患者在认识到自身的残疾后，有时会出现心理和行为的倒退，不相信自己能独立，表现出对他人的过分依赖，日常生活中自己能完成的事也不去做，康复训练不积极，也不愿出院。

此阶段心理治疗主要是与各种康复活动训练相结合，鼓励患者树立生活的信心，面对现实，多依靠自己，发挥潜能，在日常生活和训练中建立新的应对行为模式，让患者认识到做独立人的重要意义。

五、适应阶段

患者经历上述几个阶段后，逐渐认识到残疾这个事实，并在情感上、认知上和行为上愿意采取一定的策略去适应残疾。表现为情绪好转、稳定，愿与周围人来往，积极参与康复治疗，生活自理能力增强，有重返社会、参加工作的愿望。

此阶段对于患者勇敢面对现实要给予肯定和赞赏，鼓励患者积极地、正确地应对残疾，树立正确的人生观、价值观，改变对待残疾的非理性信念，鼓励他积极参加功能训练和职前训练，根据自己的情况迎接新的生活和工作方式。

第四节　促使残疾人康复的心理因素

一、建立良好的自我意识

通过心理卫生措施的指导，帮助残疾人树立正确的价值观、人生观，树立乐观、自信、自强、自尊、自制的心理，努力培养积极进取、奋发乐观的心态，用积极的思考、乐观的精神和必胜的信念支配和把握自己的人生。鼓励他们多参加社会性活动，如残疾人文艺汇演，残疾人运动会等，从而使残疾人与周围的现实环境达到有机的统一。

二、培养坚定的意志

引导残疾人对机体固有的补偿功能的认识，相信经过努力训练躯体各个器官功能都可以在一定程度上得到补偿。残疾的补偿作用大约可分为两类：一是补偿心理；二是补偿行为。心理学家认为：人从童年开始就有补偿心理在起作用，只是人在自觉的程度上有差异。在补偿心理的驱使下，力求克服自身低能的努力就是一种补偿性行为。这种补偿性行为如果发展到极端，可以形成"过度代偿"，使保留完好的肢体器官的功能得到超水平的发展，如以脚代手。所以要鼓励残疾人不要丧失生活的信心，而应当在正确认识人体补偿功能的基础上，以顽强的毅力，为功能补偿进行不懈的训练，在补偿中克服残疾造成的种种困难，维持与环境的适应，保证正常生活的进行。

三、建立正确的求医行为

残疾人基于以往经验和医学科学知识的水平，对自己的疾病都有一个主观的评价，且往往非理性信念占主导地位，偏颇的主观评价易造成错误的认识。所以，要指导他们正确地对待残疾，建立正确的求医行为。

四、正确运用心理防御机制

心理防御机制的适当应用可以使人受到严重打击时在精神上起到一定的安抚

作用，能平衡心理，可以有效地减轻或消除心理痛苦，为人们赢得时间，以便适应外界的压力。帮助残疾人正确运用心理防御机制，平稳地度过残疾后心理变化的各个阶段，做出适当的心理调整反应，逐步适应残疾带来的种种困难，勇敢地面对现实。

五、寻求心理治疗

心理治疗可帮助残疾人稳定情绪，正视现实，消除某些心理症状或行为障碍，坚定康复的信心。

六、提高社会认识

社会对残疾人的偏见是挫伤其自尊，形成自卑感的重要原因。残疾人在康复过程中如果离开社会的关心和支持也难以取得效果。因此，政府要大力宣传和呼吁全社会端正认识，充分理解他们，创造有利于残疾人工作、生活的社会环境，并重视残疾人福利事业的发展，使他们能像正常人一样生活、工作和学习。

第五节 常用的治疗方法

一、支持疗法

支持疗法（supportive therapy）是由 Thorne 于 1950 年首先提出的。它通过治疗者对患者指导、劝解、启发、鼓励、同情、安慰、疏导、支持等来支持和协助患者处理问题，适应所面对的现实环境，度过心理危机。进行支持疗法时，治疗者要热情对待患者，关心、尊重他们，对他们的痛苦与困难给予高度同情。治疗时做到以下几点：

（一）倾听

目的是一方面了解患者的痛苦和症结所在；一方面会使患者体会到治疗者在真诚地关心他们的疾苦，会促进其树立战胜疾病的勇气和信心。

（二）解释

在治疗者与患者之间建立充分信任的关系后，在真正了解患者问题的来龙去脉，发现患者的潜在能力后，在恰当的时候做出解释，以便于患者慢慢地领悟。

（三）指导

在对患者的心理问题充分正确了解的基础上，指导和调动患者内在的积极性，共同对问题进行分析，知道问题的症结所在，让患者逐渐领略出解决问题的有效办法，并树立信心去解决。

（四）保证

许多患者往往将自身的问题看得过分严重，心里极度失衡。当患者陷入悲观、痛苦中不能自拔时，治疗者充分利用医生的社会角色和影响力，以充分的事实为依据，用充满信心的态度和坚定的语气向患者提出适度的保证，以建立患者的自信心，消除顾虑，客观对待自身的问题。

二、理性情绪疗法

理性情绪疗法（rational emotion therapy，RET）是由美国心理学家 Ellis 于 20 世纪 50 年代创立的。

（一）基本理论

理性情绪疗法认为人们的情绪和行为反应不是由某一诱发事件本身直接引起的，而是经历这一事件的个体对诱发事件的看法、评价、解释才是引起人们情绪反应和行为的直接原因，诱发事件只是引起情绪反应的间接原因。

这一理论又叫 ABC 理论。A 指诱发事件；B 指个体在遇到诱发事件之后相应的信念，即对这一事件的看法、评价及解释；C 指在特定的情景下，个体的情绪及行为的结果。通常人们认为 A 引起 C，但理性情绪疗法认为 B 引起 C。

信念就是人们对所发生的事件的看法、理解和评价。人们对事件的看法不外乎有两种信念，即理性信念及非理性信念。如果理性信念占主导地位，人们对所发生的事情有比较积极的正确认识，就会采取正确的态度，有效的处理措施，情绪反应也是恰当适度的，行为结果是良好的，效果也是比较满意的；如果非理性信念占优势，则反之。所以，理性情绪疗法就是要改变不合理信念，改变人们的认知，代之以合理信念，从而有效地指导工作和生活。

（二）非理性信念常见的表现

1. **对事情的绝对化要求**　看待事情不是从客观规律和实际情况出发，而是主观地认为"一定怎样"、"应该怎样"，它是不符合客观实际的，往往不能实现。持这种信念的人极易陷入情绪困境中不能自拔。这是在非理性信念中最常见的。

2. 看问题的极端化和片面化　面对问题不是全面分析其有利因素和不利因素，往往认为自己"一无是处"、"一文不值"，对事情的后果认为一定糟糕透了。常常"以点代面"、"以偏概全"，产生悲观、消极情绪而难以自拔。

（三）治疗过程

1. 心理诊断阶段　是首要阶段，是治疗的前提。只有弄清诊断，才能针对性地治疗。要了解患者的一般情况、诱发事件是什么、诱发事件发生发展的过程如何、目前情绪反应的不合理信念及其中起主要作用的是什么。

2. 领悟和修通阶段　是关键阶段。在诊断的基础上，和患者一起分析和认识目前存在的不良情绪及行为表现，寻找和认识这些症结产生的根源，认清非理性信念是造成一切的根源，只有建立理性的信念才会有良好的适度的情绪反应，才会面对现实。治疗者在基本弄清了患者的有关方面的情况后，为了改变患者的认知方法，要与患者进行恰当而有力的辩论，使患者修正自己的认知，认识到非理性信念的危害性。只有以理性的信念代替非理性的信念，在理性信念指导下，才能出现良好的情绪反应和行为后果。辩论是本阶段的特点，也是理性情绪疗法的特点。

3. 再教育阶段　是巩固阶段。目的在于巩固和扩大治疗效果，帮助患者彻底摆脱非理性信念的困扰，学会以理性的思维方式看待问题、分析问题，并应用到实践中去。

三、行为疗法

行为疗法（behaviour therapy）是 20 世纪 50 年代发展起来的一种有效的心理治疗方法，它是由一系列不同的理论和技术所组成的。

（一）基本理论

1. 巴甫洛夫的经典条件反射。
2. 斯金纳的操作性条件反对。
3. 班都拉的社会学习理论。
4. 认知行为疗法。

虽然各派学家持有不同的观点，但行为疗法都遵循一个共同的准则，即学习原则。人们通过后天学习可以获得正常的适应社会的良好行为；而通过后天学习获得的适应不良的或异常的行为也可以被消除或矫正。

（二）常用方法

1. 系统脱敏法 是将致病因素逐渐、缓慢、系统、反复地暴露给患者，同时结合肌肉松弛技术使其逐渐适应。这样反复进行，达到治疗目的。

2. 代币法 当患者出现良性行为或治疗者期待的行为后，立即给予一个代币，它会增加这种行为被重复的可能性。这样持续下去，以达到建立适应社会的良好行为的目的。患者可用代币换取自己喜爱的东西。这种方法也称为阳性强化法。

3. 厌恶疗法 是指在患者出现不良行为后立即给予不愉快的令人讨厌的刺激，如气味、味道、没有危险的电击等，从而抑制和消除患者的不良行为，达到治疗的目的。

4. 奖励 - 强化法 当患者出现治疗者所期望的行为时，应给予奖励，以强化其合理的行为。

5. 处罚 - 消除法 当患者出现治疗者所不期望的行为时，可给予适当的处罚，以消除不良的行为。

四、集体疗法

集体疗法是将病情大体相同的患者组织在一起（通常 7~12 名患者）施予的心理治疗方法。它以集体为对象，除了心理学家的作用外，还通过集体成员之间的相互影响和作用，治疗和矫正自己的心理障碍与不良行为。通过现身说法，各自抒发感受，具有更好的疗效。集体疗法要求有明确的目的和中心内容，解决成员间共同存在的问题。主要特点为：①为残疾人互相帮助提供场所；②为残疾人交流信息创造机会；③有利于塑造良好的行为，提高社交能力；④促进相互支持；⑤对不善言辞者有鼓励作用。

五、询者中心疗法

询者中心疗法（client-centered therapy）是美国著名心理学家罗杰斯于 20 世纪 40 年代建立起来的。此种方法以来访者为中心，不加任何劝说和指导，强调来访者的经验和主观世界，以人格的自我理论为基础，进行自我认识、自我调节。治疗者处于被动的听众地位，不但要听，还要表现出对来访者的理解、支持、同情等。治疗时创造一个良好的、适宜的环境，在融洽的气氛中让来访者无所顾忌、无所恐惧、无需防卫地畅所欲言，激发患者了解和认识自己正确和不正确的一面。最后在治疗师的协助下，对环境建立起更好的自知力，达到自我调节、自我发展的目的。

六、生物反馈疗法

请参阅第三章第九节。

第七章
康复工程

康复工程学（rehabilitation engineering，RE）是工程技术人员在全面康复和有关工程理论指导下，与各个康复领域的康复工作者、残疾人、残疾人家属密切合作，以各种工艺技术为手段，帮助残疾人最大限度地开发潜能，恢复其独立生活、学习、工作、重返社会、参与社会能力的科学。

康复工程学是生物医学工程学的重要分支，是残疾人康复工作与工程学相结合而产生的一门应用科学技术，是现代机械学、电子学、化学、计算机学、材料学、生物力学与康复事业相结合的跨学科的边缘科学。

第一节　假肢

一、概述

假肢是用于截肢者为弥补肢体缺损，代偿已失肢体部分功能而制造、装配的人工肢体。同时，它也可用于矫治某些疾病。近年来，随着工程学、生物力学、材料学等学科的发展，已形成独立的假肢学科。

假肢学科是一门包括多方面知识的综合性学科，它与医学、工程学、生物力学、高分子化学、电子学、材料学等方面有着密切的联系。

假肢不同于一般的器械，它是穿戴在人体上的辅助装具，需要严格适应肢体残缺者的生理、病理和医学原理的要求。假肢一般都须通过残肢来控制，所以截肢的部位、残肢的条件、肌力的锻炼、装配假肢后的功能训练等都需要假肢工作者和医务工作者的紧密配合才能完成。同时，人体又是一个很复杂的机体，每个患者在伤残后，都有自己的特殊身体情况，因此，假肢是要因人而异的。

（一）假肢学发展史

假肢有着悠久的历史。1858 年意大利出土了一条公元 300 年左右的膝上假肢。这条假肢主要是由木材制成，用皮革、青铜和铁加固。第一只假手出现于公元前 218~201 年罗马与迦太基战争中，一个将军失去一只手，他装了一只铁手，能继续战斗。历史告诉我们，战争在推动着截肢技术、假肢学及截肢者康复事业的发展。第一次世界大战后，成千上万的截肢者促使假肢制造成为一个行业。第二次世界大战后，由于众多的截肢者对假肢功能进一步提高的要求，现代科学技术的发展，社会对残疾人事业的关注，使假肢制造从一门古老的传统手艺逐步发展成为一门与许多工程学科及医学技术相结合的学科，成为截肢者康复工作中不可缺乏的重要组成部分。

（二）理想的残肢

1. 残肢有适当的长度，以保证有足够的杠杆力控制假肢。

2. 皮肤耐压、耐磨；切口瘢痕呈线状，与骨骼无粘连；皮肤感觉正常。

3. 皮下软组织适当。过去截肢多采用肌肉环形切断，任其自由缩回，待肌肉萎缩后残肢呈圆锥状。现代假肢技术强调残肢与接受腔全面接触，为此人们主张用肌肉瓣覆盖骨末端，以增加承重功能。

4. 局部无压痛。如果有，多为神经瘤或骨刺引起，应予切除。

5. 肢体关节无畸形，有良好的功能和肌力。

6. 残肢定型。一般截肢后，由于出血，淋巴、静脉回流障碍常引起残肢肿胀，随着肿胀消失，肌肉萎缩使残肢体积变小。经过一段时间残肢体积停止变小，谓之残肢定型。临床上常以间隔二周，残肢同水平部位周长值相同时，作为残肢定型的标志，也作为订制永久性假肢的标志。残肢自然定型需半年以上。使用一些促进残肢定型的方法后可将残肢定型时间缩短为 2~3 个月。

（三）心理学治疗

截肢对截肢者精神上的打击往往超过身体上的打击。性格内向的截肢者多表现得孤独、忧郁、自卑、寡言、甚至轻生；外向的截肢者多表现出烦躁不安。

心理学治疗目的是使截肢者精神处于稳定、松弛状态，使其树立独立生活、回归社会的信心。主要方法是鼓励和实例教育，应当帮助他们尽早接触已使用假肢的人，加强社会交往，以克服心理上的障碍。

心理学治疗绝不只是心理学工作者的事，也是康复治疗组全体成员及其家属、亲友和社会的责任。

（四）术后训练

1. 大腿截肢术后

（1）术后1~3天：开始呼吸练习。

（2）术后4天：开始为残肢做柔和的被动运动（以被动髋关节内收、后伸运动为主）。健肢开始主动运动。

（3）术后6天：开始练习残肢髋关节主动后伸运动。大腿截肢后由于髋关节运动肌肉肌力不平衡，残肢髋关节经常会出现屈髋、外展畸形，严重地影响使用假肢。为了预防畸形，术后应注意切勿垫高残肢末端。另外，每日让截肢者至少俯卧2次，每次30分钟。

（4）术后14天：残肢一般已愈合良好，可进行假肢装配前的专门的髋关节伸肌及内收肌训练，同时应对躯干、健侧下肢、双上肢进行训练。截肢者在游泳池内训练不但能改善全身和残肢局部功能，而且会帮助残疾人克服心理方面障碍。

（5）术后21天：可以开始残肢肌肉的阻抗性练习。训练不能过度，否则可以引起伤口裂开。

2. 小腿截肢 体疗方法与上述相似。区别在于对小腿截肢者应以训练残肢膝功能为主。长残肢的截肢者屈膝成角超过15°，将会影响使用假肢。对老年小腿截肢者应注意术后加强残侧的髋功能的训练。这是由于老年人腰椎代偿功能减少，一旦出现严重屈髋畸形，即使膝关节可以伸直也不能用假肢步行。

3. 双大腿、双小腿截肢 除上述原则外还应注意加强双上肢（手、肘、肩）功能训练，为使用拐杖准备条件。

（五）截肢的原因

现代康复医学的观点认为某些截肢不仅仅是破坏性手术，它同时又是一种建设性手术。截肢手术不是医疗的结束，而是开始。截肢的原因主要有：

1. 炎症性疾病 化脓性骨髓炎（急性血源性骨髓炎、慢性骨髓炎、创伤后骨髓炎）、化脓性关节炎、骨与关节结核。

2. 肿瘤 良性肿瘤（脂肪瘤、纤维瘤、骨瘤、软骨瘤、血管瘤）、恶性肿瘤（肉瘤、癌、白血病、骨髓瘤）。

3. 先天畸形 缺肢畸形、四肢不全、短肢畸形、少肢畸形。

4. 血液循环障碍 动脉性血液循环障碍（血管疾病引起、变形性退行性血管疾病引起、动脉闭塞引起）、静脉性血液循环障碍。

5. 创伤性截肢 车祸、电击损伤、机械损伤。

二、分类

（一）按结构分类

1. 壳式假肢，亦称外骨骼假肢（exoskeletal prosthesis）。

2. 骨骼式假肢，亦称内骨骼假肢（endoskeletal prosthesis）。

（二）按安装时间分类

1. 训练用临时假肢（temporary prosthesis）　　在截肢患者康复早期，安装临时接受腔，促进残肢定型、方便训练用的假肢。是一种结构非常简单，制造容易、快、价格便宜的假肢。目前国内残肢接受腔多用石膏绷带制造，使用时残肢上套用残肢专用袜套。随着残肢水肿的减少，增加残肢套的层数以调节接受腔的容量。术后 2~3 周伤口愈合良好，即可装配临时性假肢。一般下肢临时假肢需使用到残肢定型，再订制永久性假肢（或称正式假肢）。早期使用下肢临时假肢有如下优点：

（1）早期训练站立、步行，对截肢患者是非常好的心理治疗。

（2）减少残肢肿胀，加速残肢定型。

（3）在临时性假肢使用中，选择假肢装配的最佳方案和了解该患者的装配特点，保证永久性假肢的装配质量。

（4）早期开始假肢使用训练，为永久性假肢训练和使用奠定良好的基础。

（5）减少多种卧床并发症及幻肢觉、幻肢痛，改善全身状态。

2. 永久性假肢（permanent prosthesis）　　患者长期使用制作的完整假肢。截肢者经过一系列假肢装配前的准备和穿用临时假肢的训练，残肢定型后，即可更换为永久性假肢。

（三）按功能分类

1. 上肢假肢

（1）装饰用上肢假肢：是为了弥补上肢外观缺陷而设计的装饰性假手（指）。它没有从事劳动和生活自理的功能，只起到外观装饰及平衡肢体的作用，多用于截指、肩关节离断、上肢带解脱术后等难以发挥残肢功能，不便安装机械假手的患者。装饰手的外形、肤色、指纹都十分逼真，且结构简单、重量轻，各指关节可被动屈伸。

（2）作业用上肢假肢：是为了从事专业性劳动或生活专用而设计的多种代手工具。它讲求实用而不注重手的外形，由工具及其衔接器构成。装配工具手的患者，可以根据需要，通过工具衔接器换用各种专用的劳动工具和生活用具。其最大特点是使用性能好，而且结构简单，坚固耐用，最大的不足是缺乏装饰性。

（3）功能性上肢假肢：它作为上肢假肢的常用手，是为满足上肢截肢者从事日常生活和轻劳动的基本需要而设计的，是一种具有手的外形，并能完成抓取、握取、勾取等基本动作，以截肢者自身关节运动为力源来操纵的能动手。近年来，外部动力手作为人体仿生学的应用，越来越引起了生物物理、精密机械、自动控制等方面技术人员的关注，许多国家都在积极研制，并不断取得进展。见图 7-1。

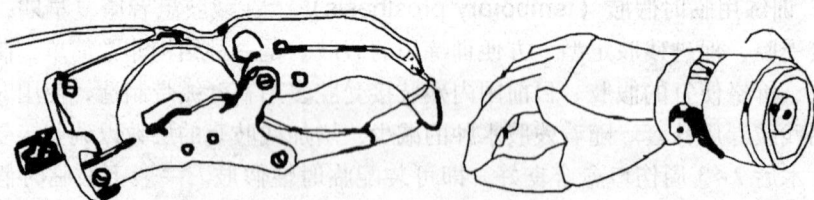

图 7-1　简单的功能性上肢假肢（骨架式和手壳式）

2. 下肢假肢

（1）作业用下肢假肢：是为了适用于某些特殊的工种而设计的假肢。

（2）常用下肢假肢：是普遍使用的一种，用做装饰或是简单的负重的假肢。

（3）运动专用假肢：是为截肢患者专门设计参加残疾人运动用的假肢，科技含量比较高，价格也比较昂贵。

（四）按截肢部位分类

1. 上肢假肢　见表 7-1，图 7-2。

表 7-1　　　　　　　　　上肢截肢后对应的假肢

上肢截肢	上肢假肢
肩胛带离断	肩离断假肢
上臂截肢	上臂假肢
肘关节离断	肘离断假肢
前臂截肢	前臂假肢
腕关节离断	腕离断假肢
经掌骨截肢	掌骨截肢假手
截指	假手指

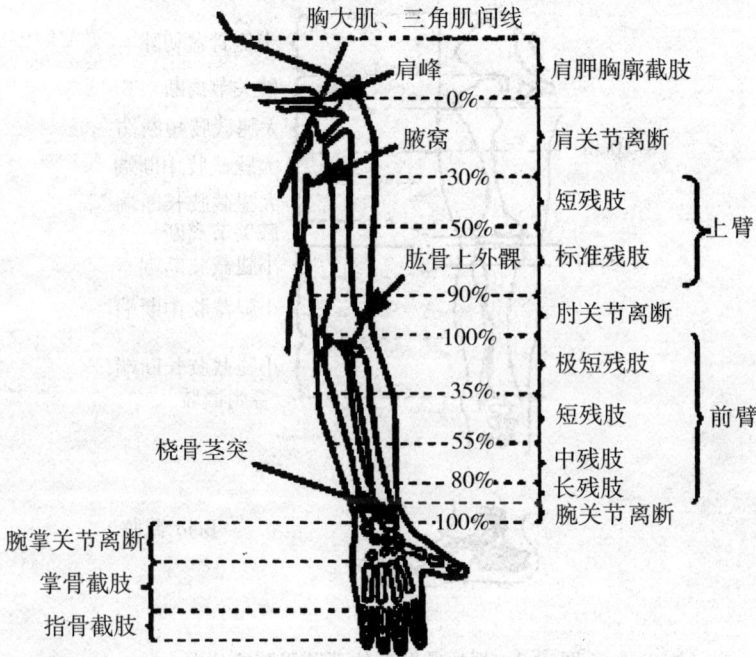

图 7-2 根据截肢部位上肢假肢的分类

2. 下肢假肢 见图 7-3。

（1）半骨盆切除

（2）髋关节离断 ——————————————髋离断假肢

（3）大腿截肢
（极短残肢）

（4）大腿截肢 ——————————————大腿假肢

（5）膝离断 ——————————————膝离断假肢

（6）小腿截肢 ——————————————小腿假肢

（7）赛姆截肢 ——————————————赛姆假肢

（8）包爱得截肢 ——————————————AFO 假半脚
（支架假半脚）

（9）邵帕特截肢

（10）利士弗兰克截肢

（11）经跗骨截肢 ——————————————靴形假半脚

（12）截趾 ——————————————假脚趾

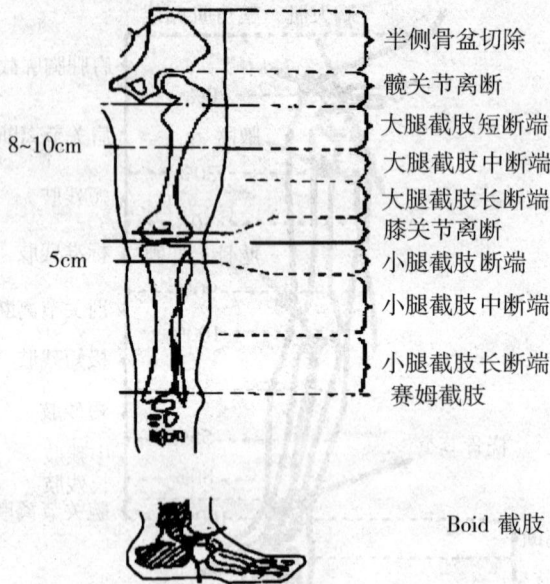

半侧骨盆切除

髋关节离断

大腿截肢短断端

8~10cm

大腿截肢中断端

大腿截肢长断端

膝关节离断

5cm

小腿截肢断端

小腿截肢中断端

小腿截肢长断端

赛姆截肢

Boid 截肢

图 7-3　根据截肢部位下肢假肢的分类

（五）按驱动假肢的动力来源分类

1. 自身动力假肢　又称内动力假肢，如用钢索牵动的前臂假肢。
2. 外部动力假肢　又称外动力假肢，如采用电动、气动机构成力源的假肢。

三、上肢假肢的装配要求

（一）上肢假肢长度的确定

从力学的角度看上肢假肢的长度，应在穿戴时保持两肩水平的状态下，使假手拇指末端或钩状手的末端与健侧拇指末端平齐。但从假肢装配的角度，在前臂假肢中，自肘关节到假手拇指末端的长度应比健侧短1cm，在上臂假肢中，肘关节轴与肱骨外上髁的位置一致，而前臂长通常比健侧短1~2cm。

（二）假肢的接受腔

接受腔即臂筒中包容残肢的部分，对悬吊和支配假肢有重要作用，因此，除了工具手和装饰手对其接受腔要求不严外，各种安装能动手的上肢假肢，其接受腔必须要与残肢很好地服贴，且符合运动解剖学要求。

1. 前臂接受腔 原则上接受腔的四周和残肢全面接触，但根据残肢的长度，接受腔上线的高度要有变化。短残肢时接受腔的上缘要高些，长残肢时其上缘要低些。其中除了短残肢需采用分离式接受腔外，其余均采用和臂周一体化的接受腔。

（1）前臂中长残肢：为了不妨碍屈肘，接受腔的前侧要从肱骨内上髁处起削出约 10mm 深的凹形口。接受腔的后侧壁作成平坦状。肘关节部分接受腔要空出 5mm 的间隙以避免假肢动作时肘关节部分的骨组织触及接受腔。

（2）前臂短残肢：因前臂的回旋功能已丧失，肘的屈曲功能也只残存 50% 左右，这时宜采用倍增式肘关节铰链。为了保证悬吊，接受腔要比普通残肢的深，使尺骨鹰嘴完全纳入接受腔内。前侧也要经肱骨内上髁高出约 5mm，且为了防止屈肘时软组织被嵌入，其口缘要翻边处理。

（3）前臂长残肢（含腕关节离断）：为了使接受腔能充分发挥残肢尺、桡骨的回旋功能，接受腔的前端需制成扁形截面。为此，取型时要用拇指和其他指上下按压其前端部位，但同时还必须避免接受腔触及尺、桡骨的茎突。这种接受腔宜采用皮带制的可旋转性铰链。

（4）明斯特（MINSTER）型接受腔：是一种包髁式的前臂接受腔，由于采用肱骨髁和鹰嘴上部悬吊，故可省去固定于上臂的皮鞡和肘关节铰链。其适应范围较广，长残肢、短残肢都可用，尤其用于安装肌电手。其特点是：接受腔具有约 35° 的初始屈曲角；接受腔的后上缘包住鹰嘴，残肢愈短，其后缘愈高；两侧上缘包住肱骨内、外髁；前上缘一直包到肘窝，但为了在屈肘时不压迫肱二头肌肌腱，前面要隆起成凸形。取型时，用拇指和食指提起前侧的肱二头肌肌腱，同时用另一只手的手指按压肘关节上部，包住肘关节。

2. 上臂接受腔 同前臂接受腔一样采用全接触式的接受腔，其上缘高度随着残肢长度而不同，残肢愈短，接受腔的上缘愈高。

（1）上臂短残肢：为了保证接受腔的稳定性，其上缘至少应超过肩峰 2.5~4cm；其腋窝部位，在不使患者感到疼痛的情况下接受腔的壁要尽可能高。为防止腋窝处的软组织被嵌入，该处口缘要做往外翻边处理。取型时，用两手的拇指按压腋窝的凹部，以增加残肢的功能长度；同时用右手食指防止残肢外展，两手的其他指和手掌从肩的上部向前后按压，使之符合解剖学的形状要求。

（2）上臂中长残肢：接受腔的上部要略低于肩峰，以免影响肩关节的外展，但要包住三角肌。外壁部，为肩关节的屈曲运动留出少许空间。取型时，腋窝处最好不像短残肢那样往里压，而是用左手的四指和手掌托在腋窝处将前后壁向上托起，这样便能使腋窝到肩峰的距离缩短。与此同时，右手的手指放在肩胛骨处，按压肩胛冈的上下部位，使肩胛冈免压。在前壁，用右手拇指防止残肢外展；左手的拇指与其他指挤压胸大肌肌腱，以避免对胸大肌的压迫，并使锁骨的下方没有空间。这样，接受腔的口型便形成一个前下方有胸大肌沟槽、后下方有背阔肌沟槽的三角形。

（3）上臂长残肢（含肘关节离断）：基本与中长残肢的要求相同。只是在肘关节离断的情况下，由于肱骨末端的内外上髁处呈平坦状，对其骨突起处的修整务必慎重。对于肘关节离断术后时间较久的患者，因其上臂肌肉的废用性萎缩而形成球根状残端，为避免接受腔中部松动，通常采用皮制接受腔，在前面开口，穿戴时用绑绳或皮带束紧。

3. 肩接受腔   肩关节离断假肢的接受腔，其形状就像一顶帽子扣在肩部，原则上也是做成全面接触式接受腔，并与上臂分别制作。肩接受腔根据不同的截肢，大体有三种形式：

（1）肩关节离断：接受腔要在不妨碍肩胛骨内收、外展的情况下做得深些。为不妨碍肩胛带的活动，接受腔的肩峰处要有一定空间；前后两侧要充分压迫，其后缘沿着肩胛骨内侧靠近脊柱，前缘达到锁骨内侧的位置。取型时，要注意肩峰、喙突、锁骨等骨突起部位免压。安装假肢时可采用能被动外展、屈曲的肩关节，也可采用只能被动屈伸的隔板式肩关节。

（2）上肢带解脱术：接受腔的包裹范围要加大，可延伸到对侧肩包住锁骨，以增加支撑性。另外，为了安装肩关节，需要按与对侧肩平齐的位置，将接受腔补接出肩部。

（3）上臂残肢过短：与前二者不同，因没有安装肩关节的空间，故做成肩部与上臂筒连为一体的形状。接受腔要浅些，使其上缘不妨碍假肢的运动。

四、装配后的功能训练

（一）上肢假肢的使用训练

1. 假肢穿脱训练   教会病人自行穿脱假肢，双侧上肢截肢者，自行穿脱比较困难，但经过训练仍是可能的。

（1）肩关节离断假肢穿脱训练：用健手将假肢接受腔放到残端，利用墙壁或桌子将其固定，健手绕到背后抓住胸廓固定带，拉到胸前加以固定，再将健手向背后插入肩固定带，完成假肢的穿戴动作。与以上动作相反，可完成脱拆假肢的动作。见图7-4。

（2）前臂假肢穿脱训练：将前臂假肢置于桌上，固定带下垂于桌边，患肢的残端插入接受腔，将患肢上举，固定带在身后下垂，健侧上肢后伸，穿入固定带环内，完成假肢的穿戴。

2. 假肢基本功能的操作训练 使前臂截肢者能在不同的屈肘位控制开手、闭手。使上臂截肢者能正确地、熟练地通过牵引线控制屈肘、伸肘、开手、闭手。

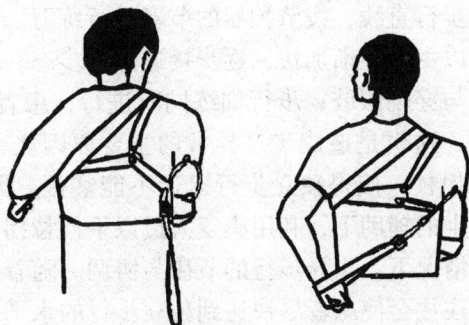

图 7-4 肩关节离断假肢的穿戴

3. 日常生活和工作能力的训练 包括握取、捏取、勾取各种日常生活用品。使病人自己能穿衣、拿杯喝水、执笔写字、刷牙、吃饭、划火柴、大小便等。训练用假肢手配合健手工作，可以逐步扩大假肢使用范围。

（二）下肢假肢的使用训练

1. 正确地穿戴假肢 小腿截肢者，应注意残肢穿入接受腔后使股骨内髁中心与膝关节铰链中心相对应，残肢的承重部位与接受腔相符合。大腿截肢者，应注意使残肢穿入接受腔，站立时能使坐骨结节部位承重，然后再固定悬吊装置。

2. 站立平衡训练 通常是从扶着双杠或双拐练习假肢与健肢均衡承重开始，然后练习身体重心移动和单侧肢体站立而保持平衡。平行杠内训练方法包括：

（1）假肢内外旋动作：健肢支撑体重，假肢伸向前方，以足跟或足尖为轴心，作内旋、外旋动作。

（2）体重移置运动：以立正姿势站立，体重由健侧移至假肢侧，再移至健肢侧，交替移动，要求肩部、骨盆平行移动。

（3）交替膝关节运动：假肢从地面抬起时，要充分控制膝的屈曲。当健肢伸屈时，要防止假肢突然屈膝。

（4）向前步行、立稳：体重移向假肢一侧，健肢向前跨一步，此时必须保持假肢直立，健肢支撑体重。假肢开始向前跨步，此时屈曲残肢侧髋关节，使假肢的膝关节自由屈曲摆动，然后带动小腿部向前。假肢向前时，足跟落在健足旁，此时残肢应抵压接受腔后壁，待膝充分伸直时，体重逐步移到假肢一侧。

（5）侧方步行：假肢承重，健肢向外伸展，体重移到健侧，假肢跟着靠近健足。

3. 步行基本功能训练 应强调步态。正常的步态应当是：步幅、节奏均匀；身体重心摆动对称；沿着直线前进时，两足跟落地的横向间距不应大于10公分。初装假肢的病人，开始练习步行时，可扶双杠或双拐练习。熟练后则自己面对镜子，沿着地上划好的步行直线，按节拍器的节奏进行练习。训练中，步幅可以由小逐渐加大，节奏可以由慢逐渐加快，逐步接近正常步态。患者将重心向假肢侧转移、控制能力等均与穿脱假肢、步行训练同时进行，患者在进行独立步行时，往往产生不安和恐惧，这也是造成步态异常的主要原因之一。另外由于持拐步行，患者过分的依赖拐杖，使得独立步行迟迟不能掌握。因此训练中如条件许可，应在康复训练医生的辅助下，利用康复人员以手代替拐杖步行，康复训练医生在保护患者安全的情况下，指导步行的节律与协调。随着步行能力的提高，不断调整辅助量，这样往往会使患者尽快达到独立步行的水平。

如步行时重心向假肢侧转移不充分时，可让患者患侧上肢提沙袋步行，不仅可使重心向假肢侧转移，还可以改善平衡状态。沙袋的重量因患者的肌力、平衡能力而异，一般在患者体重1/10以下范围调整。见图7-5。

如患者两侧下肢步幅不等时，可在地面上画脚印、横线、放置障碍物等标记，要求患者按训练计划进行，使其假肢的摆动、控制形成习惯。见图7-6。

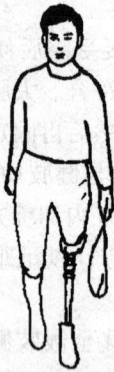

图7-5 患者患侧上肢提沙袋步行   图7-6 患者步幅步行训练

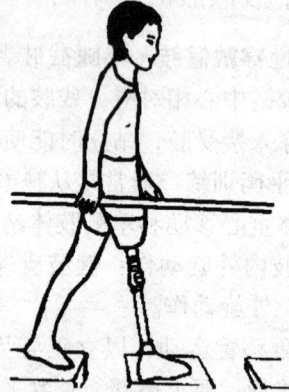

4. 实用训练

（1）坐到地上训练：健肢支撑体重，假肢置于健脚后半步处，再弯腰屈髋，健肢承重，两手下垂撑于地面，然后坐下。

（2）从地面站起训练：先使假肢在上，两手横向触地，屈健腿，两手支撑体重，手和健腿用力向上，使假肢向前站立。

（3）站立—跪下—站立训练：健肢置于假肢前，健肢屈髋、膝关节，假肢的膝关节也慢慢屈曲，当假肢屈到90°以上，即可支撑体重。到站立时体重移到健肢，腰向前弯曲，健肢即可带动假肢站立，相反顺序即可跪下。

（4）上、下坡训练：上斜坡时，假肢在后，步幅要大些，残肢屈髋后，假肢再迈步，躯干尽可能前屈。下斜坡时，假肢在前，步幅要小些，身体要侧向假肢，健肢要快步跟上。

（5）上、下台阶训练：上台阶时，健肢先上，健肢膝关节伸直带动身体上台阶，假肢跟上；下台阶时假肢先下，假脚稍横一些再下健肢。注意假脚跟部要靠近台阶。

（6）跨越障碍物训练：假肢承重，健肢先跨越，然后健肢承重，身体前屈，假肢髋关节屈曲，带动假肢跨越。横向跨越：健侧靠近障碍物站立，假肢承重，健肢先跨过障碍物，然后健肢承重，假肢跟上跨过障碍物。

（7）从地上拾物训练：有两种方法，一是健肢在前，假肢膝伸直，健肢的膝和腰弯曲拾物；二是假肢膝屈曲，弯腰拾物。

各种不同地面上的步行训练，如上、下台阶或楼梯；上、下公共汽车；在斜坡道路、碎石路面、沙地上行走，以适应不同的生活工作环境。

（三）假肢装配及使用的有关问题

1. 假肢装配后，如出现残肢过度肿胀或僵硬，严重的疼痛，受压部位皮肤磨损，接受腔与残端松动或过紧，体重负荷和髋、膝关节稳定差等异常情况，应及时请医生处理。

2. 假肢不宜放在明火旁或高温处，防止假肢变形。

3. 使用前应检查有无配件的松动与丢失，如负压阀、辅助皮带等。

4. 假肢脱下后要放在离床近的位置，立放，不得在假肢上面压放其他物品。

5. 假肢接受腔易被汗水浸染导致残端出现汗疱疹等皮肤疾病，故应采取以下措施：对接受腔（皮制品除外）每日 1 次用肥皂洗刷里层，再用热水、干布擦拭，充分晾干以保证肢体残端干燥、清洁，经常使用护肤霜保护皮肤的弹性。

第二节　矫形器

一、概述

（一）矫形器的基本概念

矫形器（orthosis）是用于人体四肢、躯干某些部位，通过力的作用以预防、矫正畸形，治疗骨关节及神经肌肉疾患，补偿其功能的支具、支架、夹板等器械的总称。

（二）矫形器的发展历史

矫形器制造、装配由来已久，几乎是与矫形外科同时问世。历史上矫形器名称很多。国际上曾把矫形器称为支具、夹板、矫形器械、支持物、矫形装置。国内也曾称为支架、钢背心、辅助器等。近代这类产品已被统称为矫形器，与矫形外科相对应。随着近代矫形外科、残疾人康复事业的发展，随着近代机械学、材料学、电子学、生物力学发展，为医生、矫形器技师（orthotist）与工程技术人员的密切合作提供了广阔、良好的领域，使矫形器的设计、制造、装配技术取得了很大进步。

（三）矫形器的基本作用

1. **稳定和支持**　通过限制关节的异常活动范围，稳定关节，减轻疼痛或恢复其承重功能。

2. **固定和保护**　通过对病变肢体或关节的固定和保护以促进病变的愈合。如用于治疗骨折的各种矫形器。

3. **预防、矫正畸形**　多用于儿童。儿童生长阶段，由于肌力不平衡、骨发育异常或外力作用可产生畸形。生长发育期间由于骨、关节生长存在生物可塑性，应用矫形器能得到一定的矫正效果。以下几种情况应注意预防畸形：

（1）由于上运动神经元、下运动神经元损伤，疾病或肌肉病变引起的关节周围肌力不平衡。

（2）由于上运动神经元、下运动神经元损伤，疾病或肌肉疾患引起无力对抗重力。

（3）损伤引起的反应性瘢痕。

（4）关节炎症。

（5）肌肉或肢体供血不足。

（6）任何能妨碍肌肉收缩的骨、关节、肌肉疼痛。

上述情况一旦形成畸形则矫正工作复杂，因此矫形器装配应尽早，应以预防为主。

4. **减轻承重**　这里系指减轻肢体或躯干长轴的承重。例如用于治疗股骨头无菌性坏死所用坐骨承重下肢矫形器。

5. **改进功能**　是指用于改进残疾人步行、饮食、穿衣等各种日常生活、工作的矫形器。有些矫形器为了改进功能而借助于自身关节运动，被称为自身力源功能矫形器。

二、分类

(一) 按装配部位分类

1. 上肢矫形器

（1）制动矫形器：制动矫形器的目的是固定关节或控制其活动。

1）肩部：飞机架夹板固定是应用于肩部的典型制动装置。它将上臂支撑于外展90°的姿势，同时制动盂肱关节。飞机架夹板是由金属或石膏制成，利用皮带或弹性绷带固定于胸廓。此法在腋部烧伤时是首选矫形方法。

2）肘部：肘部制动装置主要是增加肘关节的屈伸活动范围。其轮廓与肘部相符，以吊带施力于上臂和前臂，可增加活动范围。它们也可以用于防止肘部烧伤后的挛缩。有挛缩存在时，可以使用松紧扣带以增加作用于挛缩区的力。

3）腕部：腕部的制动矫形器，常用来固定腕部，对恢复迅速、预后良好的桡神经失用症患者，用上翘石膏夹板保持腕部背屈15°，可防止腕部活动。如果预测恢复需时较长，则应装配功能性装置。类风湿性关节炎患者，可用塑料或金属矫形器，放于前臂和腕部掌面，用三条扣带分别在尺、桡茎突，掌腕关节和前臂中部固定。如果应用正确，这种装置可以防止或纠正腕骨向掌面半脱位所引起的腕部向桡侧或尺侧偏斜。螺旋状矫形器用金属或塑料带从手掌到前臂中部包绕一圈半，也可稳定腕关节。

4）手部：手部制动矫形器，根据目的不同，设计有很大差异，可用来制动手指关节或是将手指保持有利于增强其功能的位置。如手背烧伤宜用夹板将手指固定在平板上，将指关节伸展，掌指关节充分弯曲，拇指外展，腕部稍微背屈。掌指关节急性炎症时，如类风湿性关节炎，则应用夹板伸延至近端指间关节屈曲皱纹处而保持关节的中立位。这种支架用热成型塑料夹板极易制成，在掌面可伸延至或越过腕部，并且在手腕尺侧边缘有一唇状边缘，其高度足以防止手指向尺侧偏斜。另外，背带恰好在掌骨头后面，以减少指骨向掌面半脱位。在手无力或是部分麻痹时，还可考虑用不同的方法以增强手的功能。有两种基本矫形器可以应用，即简单手部矫形器和某些类型肘屈肌铰链式手矫形器。

简单手部矫形器是一种由金属或塑料带制作的装置。它或是从拇指蹼越过手背到第四掌骨的掌面，或从第二掌骨背面横过手掌而到达第四掌骨背面。每种矫形器都是固定在手上并用皮扣带绕在腕关节掌面以防滑脱。为了防止矫形器在手掌近端移动，可以在第一、二掌骨间安装一个突出的轧制的小板。如果将此板增大成C字形，可保持拇指外展。越过第一掌骨基本矫形器，拇指固定在对掌位。若拇指呈连枷状，可将其套在连着简单手矫形器的一对有杆相连的环中。由于板条从手背越过近端指骨背面，可阻止掌指关节的过度伸展。然而，这种蚓状板条将允许指伸肌活动，以伸展指间关节。

在简单手矫形器中可加上其他装置如弹簧或可动的部件，将使之增加训练功能。

5）手指：手指制动型矫形器可以稳定单个或多个指间关节。它们常是用不锈钢制成的圆圈或半圆圈，用窄金属杆固定在一起而成。它们也可以是螺旋样，类似于用在包绕腕部的矫形器装置，可防止不稳定的指间关节过度伸展，从而达到稳定的目的。

（2）功能型矫形器：功能型矫形器的目的是改善功能。通过使用杠杆、滑轮、可动关节和外部能量贮存装置（如弹簧、橡胶带、电池和压缩空气罐等）而产生功能。

1）肩部：肩关节功能型矫形器，在改善肩关节的活动方面，一般是无效的。1950~1970 年二十年中，曾设计和精制多种这样的矫形器，撑在髂嵴上、垂直达腋下或从侧面围绕肩关节，这是相当复杂的骨骼系统。因为笨重不便和难于合身，而且仅能提供极少的附加功能，所以已经废弃。

2）肘部：这种矫形器是为肘关节的无力或不稳定而设计的。通常的装置是利用某些类型的枢轴铰链与肘关节轴密切配合，并利用肘关节上、下的袖套维持肘关节的稳定性。

橡皮带、弹簧或压缩空气用以帮助屈曲或伸展。一般由于重力牵拉就可完成伸展动作，但屈曲需要辅助。当屈肘肌收缩力不足以抗重力时，就要利用屈肘辅助装置。矫形器必须具有固定功能，使肘关节在携重时保持于实用的功能位置。肘部弯曲辅助装置也可借助于 BOWDEN 缆。当该缆从绕过肩关节上的"8"字形吊带穿过缆套，延伸到肘关节以下的矫形器时，缆套与回绕前臂的袖套相连。拉紧此缆，肘关节就弯曲。当肩胛抬高，肘关节的固定机制即产生作用，从而能使肘关节可选择几种稳定的姿势。

3）前臂：在上肢极度无力的情况下，对肘关节和肩关节功能最有用的装置是平衡性前臂矫形器。它可以安装在轮椅上、桌上或工作台上，有时也可装在腰带上。它由一个凹槽组成，前臂的近端部分置于槽中，于其下方有一枢纽和连接系统，可进行调节和微调，以使患者能随着稍许活动躯干或肩胛带而引起肘关节和肩关节做小范围的运动。

4）腕部：很少单独使用腕关节功能矫形器。如果只需要辅助腕关节的伸展，可利用前臂的掌面塑料或金属凹槽，与回绕前臂背部的尼龙搭扣相连，腕关节一侧的枢纽铰链，必须连于前臂部分和手掌板。弹簧或橡皮带与腕关节每一侧铰短链的短背侧支柱相连，可调节辅助腕关节的伸展。一组称为"驾驶腕"的装置，即屈肌铰链手夹板，已经研制成功，是应用腕力来提供手指抓握等功能的。

5）手部：功能型手部矫形器的构成，是利用一简单手部矫形器作为基础，再加上一种或几种特殊辅助装置而成。转环拇指是一个围绕拇指近端指骨的半环形夹，它的吊臂从第二掌骨头附近处允许拇指从外展到对掌的固定弧中转动，这种硬质吊臂可用一弹簧替代，使拇指不仅能随着环形夹转动，而且可随意内收，并由弹簧帮助外展。第一掌骨间背侧肌的辅助装置也可附着于第二掌骨头部附近，并且利用弹簧和塑料环以牵拉食指外展，塑料环可安放在指骨近端或中部。拇指指间关节伸展辅助装置是在第一掌骨间手内肌和指长伸肌无功能时，通过架在手矫形器上的五弦琴形装置，辅助指间关节伸展，并且通过附着在橡皮带上的塑料环，继续牵拉末端指骨，此橡皮带紧扣于五弦琴式装置的横杆上。遗憾的是它较笨重，而且橡皮带的张力是随着牵引而增加，故其辅助力不能恒定。掌指关节伸展辅助器不再需要五弦琴式装置，可以用蚓状横杆来完成，但安装在近节指骨的掌面，用线圈弹簧将横杆的各端固定于矫形器上，其弹簧必须安置在掌指关节上，以使近节指骨伸展，并使手指充分屈曲。

6）屈肌铰链式手矫形器：上述有各种附属物的手部矫形装置，对手的轻度到中等度无力或功能异常是很有效的。然而当手指麻痹或无力很广泛或严重时，就要建议使用建立在屈肌铰链手原理上的矫形器。这种装置的原则是仅允许掌指关节活动，稳定第二、三指的指间关节或拇指的掌指关节和指间关节。一个掌指关节不稳定的手，例如类风湿性关节炎，可能只需要手指驱动屈肌铰链矫形器，使之正位。未受损的肌肉用于屈伸掌指关节，矫形器则引导手指做其所希望的运动。当颈髓损伤时，手指的屈伸肌失神经支配，但桡侧腕伸肌完整，就能使用腕驱动屈肌铰链手矫形器，这种装置有一个平行四边形的金属横杆，可以将腕部伸屈之力转换为手指伸屈，通常平行四边形的顶杆长度是能调节的，因而腕部几个不同的伸屈位都能进行抓握。这不是手矫形器，而是前臂带袖套成凹槽的腕手矫形器。腕驱动屈肌铰链手矫形器已有几种，一种是一背侧横板覆盖于食指和中指三个指节上，用一根绳索适当地固定于腕部的袖套。另一种是带拟指支柱的手矫形器，将拇指固定在稳定位置上。还有腕关节伸展可引起手指弯曲。这种矫形器较轻便，与带有四边形横杆的金属性腕驱动式屈肌铰链手矫形器相比，其稳定性稍差。另一种新型装置称抓钥匙式或侧夹式矫形器，其中有一腕驱动式矫形器，将食指的掌指关节和指间关节稳定在部分屈曲位，然后利用附着在腕关节掌面的BOWDEN缆牵拉拇指，使成屈曲位并达到拇指支撑。这就创制出一些为手严重瘫痪的患者所喜欢的侧夹型抓手。当手及前臂的肌肉全部麻痹时，可用钢丝驱动式或动力驱动式屈肌铰链手矫形器。BOWDEN缆可以附着于8字形吊带，就像用于操纵上肢假肢的末端装置一样,利用肩胛外展或肩部屈曲可操纵此矫形器。在操纵缆没有持久张力的情况下,为了长时期提供抓握功能,应该配置抓取锁定装置或弹簧辅助抓握器以及缓解张力控制装置。小型电动马达的发展,使有可能用电力开关屈肌铰链矫形器,也可使用肌电控制。但现今的技术状况仍有许多有待改进之处,可靠的植入电极还处于发展阶段。表面电极的稳定性或可靠性差,而且难于每天放得很准。另外,皮肤阻抗变化,需要重调增益。为了取代肌电控制,人们设计了许多开关装置,但是要把开关装置放在一个可长期随时使用的地方却不是容易的事。一般多将其固定在轮椅上,由头或肩胛的运动来操纵,但保持操纵者与开关之间的协调关系则很困难。

2. 下肢矫形器 近年来,由于工程技术在矫形器设计中的应用和适用于制作矫形器塑料的问世与充分供应,不仅有更多的矫形器制作方法可供选择,其结构也不断有所变化。因此评定病人,并为之选择最适宜的矫形器,对病人康复均很重要。

3. 脊柱矫形器 脊柱支具常用以缓解疼痛,防止进一步损伤,协助无力的肌肉,并预防和矫正畸形。这些目标系通过躯干部的支持、活动的控制、脊柱的重新对位等生物力学效应而达到。当涉及到颈部脊柱时,还有生物力学效应,就是在病人直立时头部的部分重量通过颈椎而传至躯干。必须考虑到脊柱矫形器的副作用。由于减少了支持躯干所必需的肌肉活动,可能引起肌肉萎缩和无力,通过肌肉等长收缩练习可部分避免此问题。由于某种矫形器使活动受限,因而可以促使制动区域内的肌肉挛缩。有文献证实,有些病人带着脊柱矫形器行走时,对矫形器有一种心理依赖,能量的消耗也增加。有学者发现,当患者以适当速度步行,而后面有塑料背架限制活动时,耗氧量增加10%。对体质衰弱的患者,这种因素必须考虑在内。既然在行走时骨盆和肩关节之间的轴向旋转必不可少,那么,步行时不仅能量消耗增加,而且矫形器上下未受限制的节段,其活动也可能增加。脊柱矫形学常常用人名给矫形装置命名,而标准的名称又常省略详细的说明,所以脊柱矫形器的命名常令人混淆不清。

4. 鞋类矫形器 常见有长筒矫形鞋,鞋腰高度约占小腿长度的2/3,固定方法有纽扣式、带式等。高腰矫形鞋,鞋腰高于踝关节踝的上部,固定方法有纽扣式、带式和钩扣式等。中腰矫形鞋,鞋腰高度达到踝关节踝部。低腰矫形鞋,鞋腰高度低于踝关节踝部。

5. 矫形鞋垫 是辅助治疗足部疾病,矫正足部畸形的鞋垫。和普通鞋垫一样,可放在普通鞋内使用,常用的矫形鞋垫有补高鞋垫、补缺鞋垫、平足鞋垫和跟骨骨刺鞋垫等。见图7-7。

(1)平足鞋垫:是采用橡胶海绵、皮革或塑料板和金属板加工制作成的。

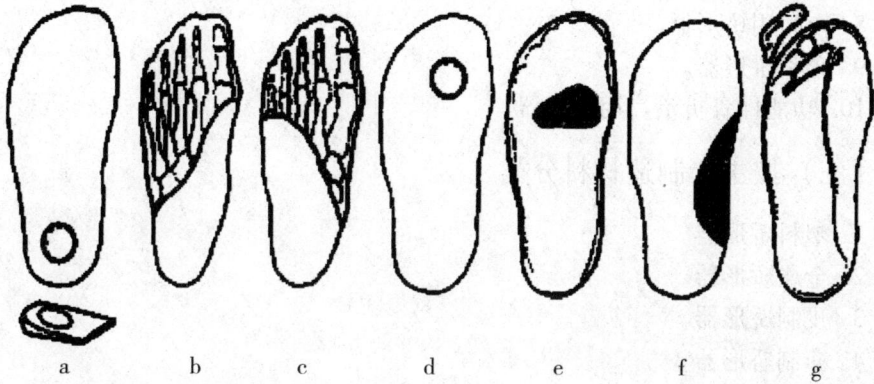

图 7-7 矫形鞋内底的各种鞋垫
a. 跟骨刺凹 b. 跟内侧垫偏 c. 跟外侧垫偏
d. 跖痛凹 e. 跖骨头垫 f. 舟骨垫 g. 足趾月状垫

平足鞋垫适用于有疼痛、疲劳症状的平足病人，帮助矫正纵弓下陷，横弓下陷，消除症状。可分为：纵弓垫、横弓垫和纵横弓垫。

1）内侧纵弓垫，可分为半长式（足跟至跖骨头后方）和全长式两种，顶部高 1~1.5cm，目的是用以向上向外托起内侧纵弓，减少步行时的冲击，有利于改善距下关节的对线关系。

2）横弓垫，主要用于减少跖骨头的负荷。其顶部位于跖骨头的后方，高度 0.3~0.6cm。

（2）跟骨骨刺垫：是利用皮革和橡胶海绵制作成的，使用时需要将接触骨刺的部位挖孔，目的是缓解跟骨部位的疼痛感。适用于跟骨骨刺病人的辅助治疗。

（3）补缺垫：适用于跖趾关节离断的患者。主要用以防止皮鞋前部变形，使用时鞋底需用钢板加固。

（二）按矫形器的作用、目的分类

1. 即装矫形器。
2. 保护用矫形器。
3. 稳定用矫形器。
4. 减负荷用矫形器。
5. 功能用矫形器。
6. 站立用矫形器。

7. 步行用矫形器。

8. 夜间用矫形器。

9. 牵引矫形器。

10. 功能性骨折治疗用矫形器。

（三）按主要制造材料分类

1. 塑料矫形器。

2. 金属矫形器。

3. 皮制矫形器。

4. 布制矫形器。

（四）按所治疗的疾病分类

儿麻矫形器、马蹄内翻足矫形器、脊柱侧弯矫形器、先天性髋脱位矫形器、骨折治疗矫形器、股骨头无菌坏死矫形器等。

（五）近代矫形器的统一命名

为解决矫形器名称杂乱问题，1972 年美国科学院假肢矫形器教育委员会提出了矫形器统一命名方案，现已在国际上推广使用。该方案规定按矫形器的安装部位英文缩写命名。

例如：足部矫形器 FO（foot orthosis）、踝足矫形器 AFO（ankle foot orthosis）、膝踝足矫形器 KAFO（knee ankle foot orthosis）、髋膝踝足矫形器 HKAFO（hip knee ankle foot orthosis）、腕手矫形器 WHO（wrist hand orthosis）、肘腕手矫形器 EWHO（elbow wrist hand orthosis）、肩肘腕手矫形器 SEWHO（shoulder elbow wrist hand orthosis）、颈矫形器 CO（cervical orthosis）、胸腰骶矫形器 TLSO（thorax lumbus sacrum orthosis）、腰骶矫形器 LSO（lumbus sacrum orthosis）。

（六）制造矫形器用的主要材料

应用于矫形器制造的材料很多。随着新材料的出现，工艺技术也在不断地发展。目前使用的主要材料包括：

1. **金属材料** 主要用于制造矫形器的关节铰链和直条钢材，强度好，便宜但比重大，表面需要防腐蚀处理（电镀、涂敷塑料与喷漆），目前多用于普及型产品。不锈钢是钢的一种，优点是表面不再需要防锈处理，但价格较贵；铝合金材料比重小，但抗变形能力远不如钢材，多用于儿童矫形器或负荷不高部位使用；钛合金比重介于钢与铝合金之间，价格虽然较贵，但由于具有强度高、耐腐蚀而仍然在国际上较多地使用。

2. **皮革** 是传统的矫形器材料。多用牛、羊、猪皮。皮革优点是强度高、浸湿后有良好的变形性，干燥后可以成型，有一定的吸湿和通气性。有较好的缝纫、黏合性能。缺点是受潮变形，吸汗后气味大，不易清洁，易发霉。皮革主要用于制造矫形鞋、垫、矫形器中的带子。

3. **高分子材料** 俗称塑料，可分热固性、热塑性两大类。

（1）热固性塑料：常用的包括不饱和聚酯树脂、丙烯酸树脂、环氧树脂。常温下呈液状，加入促进剂、催化剂后与某些增强纤维相混在一定压力、温度下，经过一定时间反应后固化成型。由于固化温度不同要分为加温固化和室温固化。热固性塑料多用于制造假肢的接受腔，也用于制造下肢矫形器。

（2）热塑性塑料：常温下塑料具有一定强度、刚性，当温度升至某种程度可有良好的塑料性、流变性能，可以用挤出、注射、真空吸塑等成型方法制造产品。常用于制造矫形器的热塑性塑料板材有以下几种：

1）低温塑料板：浸入 90°水中即可变软，人体表面加保护层后可直接用这种塑料板塑形。常用于制造各种手部矫形器。

2）低密度聚乙烯板：白色、半透明、表面呈蜡样、软化点 120℃～180℃。主要用于制造颈矫形器和手矫形器。

3）高密度、超高密度聚乙烯板：白色、半透明、表面呈蜡样、刚性较好、软化点 170℃。常用于制造塑料弹性矫形器、脊柱侧弯矫形器。

4）聚丙烯板：白色、半透明、刚性较好、软化点 180℃。常用于制造踝足矫形器、胸腰骶矫形器。

5）聚乙烯泡沫塑料海绵板：白色或肤色、质轻、软化点 120℃。常用于制造各种矫形器的内衬垫。

三、临床应用

矫形器常用适应证为：

1. 需要对关节加以制动时，如某些不宜手术的脊髓灰质炎后遗症所引起的关节松弛等。

2. 需要对身体的某种畸形加以矫形时，如青少年特发性脊柱侧弯等。

3. 用以代偿失去的功能，如上肢麻痹的患者，通过使用平衡式前臂矫形器来恢复部分功能。

4. 用以改善步态，如足下垂患者，使用各种踝足矫形器改善行走的步态。

5. 用以减免肢体承重，如股骨头骨骺骨软骨炎使用的矫形器。

6. 用于促进骨折愈合，如各种骨折矫形器。

7. 用于手术后对肢体的保护，如脊柱手术后短期使用的矫形器。

8. 用于减少因长期卧床导致的肌肉萎缩和各种并发症，如截瘫患者用于站立及行走锻炼的矫形器。

在考虑矫形器的适应证时，首先应将矫形器的应用作为整体治疗的一部分，明确矫形器在该疾病的不同治疗阶段中所起的作用。凡是用其他治疗手段能获得更好的疗效时，就可以考虑不安装矫形器，以减少患者经济负担。对于那些身体虚弱，或缺乏自信心和主动锻炼的患者，应教会他们正确使用矫形器，以免患者对矫形器形成依赖。

第三节　助行器

一、概述

辅助人体支撑体重、保持平衡和行走的工具称为助行器（walking aids）。助行器可帮助步行困难的肢体残疾者支撑体重，保持平衡，减轻下肢负荷。站立和行走时，身体获得平衡的程度称为稳定度。影响稳定度的两个因素是身体的重心和足与地面形成的支撑面，身体是否获得平衡取决于重心线是否落在支撑面内，重心落在支撑面内身体就获得平衡，反之就失去平衡而倾倒。重心线与重心支撑面边缘连线之间的夹角称为稳定角。稳定角的大小与稳定度成正比。对于下肢功能减弱的患者，由于支撑面的减小造成稳定角的明显减小，使稳定度降低而易倾倒，使用助行器使得身体的支撑面增大，在站立和行走过程中增大稳定度。根据其结构和功能，可将其分为三类：无动力式助行器、功能性电刺激助行器和动力式助行器。无动力式助行器结构简单，价格低廉，使用方便，是最常见的助行器。

二、常用助行器

（一）杖

1. 种类　根据杖（crutch）的结构和使用方法，可将其分为手杖、前臂杖、腋杖和平台杖四大类。每一类又包括若干种类。

（1）手杖（stick）：手杖为一只手扶持以助行走的工具。有以下几种：

1）单足手杖：用木材或铝合金制成。适用于握力好、上肢支撑力强的患者，如偏瘫患者的健侧、老年人等。见图7-8a、b、c。

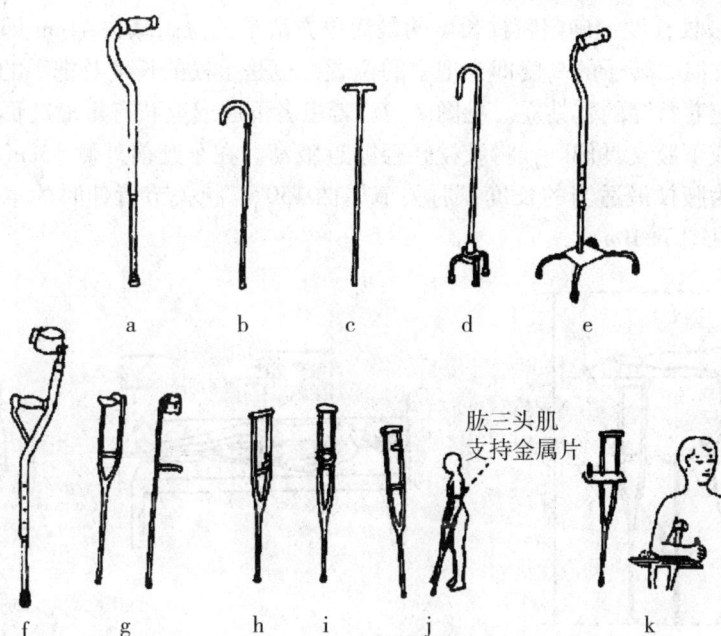

图 7-8　各种手杖

　　2）多足手杖：由于有三足或四足，支撑面广且稳定，因此，多用于平稳能力欠佳、用单足手杖不够安全的患者。见图 7-8d、e。

　　（2）前臂杖（forearm crutch）：亦称为洛氏拐（Lofstrand crutch）。把手的位置和支柱的长度可以调节，夹住前臂的臂套为折叶式，有前开口和侧开口两种。此拐可单用也可双用，适用于握力差、前臂力较弱但又不必用腋杖者。优点为轻便、美观，而且用拐手仍可自由活动，例如需用该手开门时，手可脱离手柄去转动门把，而不用担心杖脱手，其原因是臂套仍把拐保持在前臂上，此拐缺点是稳定性不如腋杖。见图 7-8f、g。

　　（3）腋杖（axillary crutch）：腋杖可靠稳定，用于截瘫或外伤较严重的患者。包括固定式（不能调整长度）和可调式（长度可以调节）。见图 7-8h、i、j。

　　（4）平台杖（platform crutch）：又称类风湿拐。有固定带，可将前臂固定在平台式前臂托上，前臂托前方有一把手。用于手关节损害严重的类风湿患者或手部有严重外伤、病变不宜负重者，改由前臂负重，把手起掌握方向作用。见图 7-8k。

　　2. 长度选择　选择适合长度的杖是保证患者安全，最大限度发挥杖的功能的关键。

（1）腋杖长度：确定腋杖长度的最简单方法是：身高减去41cm即为腋杖的长度。站立时大转子的高度即为把手的位置，也是手杖的长度及把手的位置，测定时患者应着常穿的鞋站立。见图7-9。若患者下肢或上肢有短缩畸形，可让患者穿上鞋或下肢支具仰卧，将腋杖轻轻贴近腋窝。在小趾前外侧15cm处与足底平齐处即为腋杖最适当的长度，肘关节屈曲150°，腕关节背伸时的掌面即为把手部位。见图7-10a。

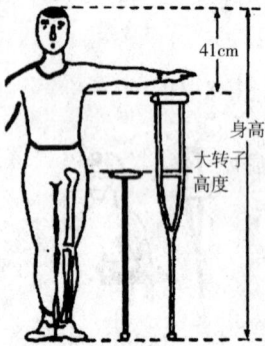

图7-9　一般情况下腋杖和
　　　　手杖的长度确定法

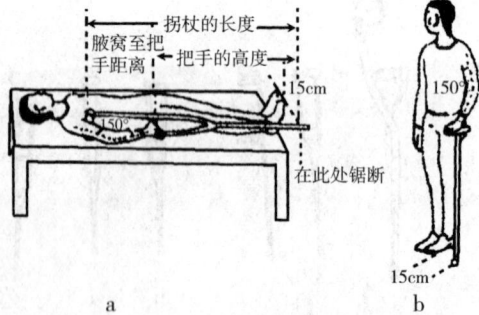

图7-10　有肢体畸形腋杖和
　　　　手杖的长度确定法

（2）手杖长度：让患者穿上鞋或下肢支具站立。肘关节屈曲150°，腕关节背伸，小趾前外侧15cm处至背伸手掌面的距离即为手杖的长度。见图7-10b。

（二）步行器

步行器（walker）也称助行架（walking frame），是一种三边形（前面和左右两侧）的金属框架，一般用铝合金材料制成，自身很轻，可将患者保护在其中，有些带有脚轮。步行器可支持体重便于站立或步行，其支撑面积大，故稳定性好。主要的类型有以下几种：

1. 固定型　常用来减轻一侧下肢的负荷，如下肢损伤或骨折不允许负重时，此时双手提起两侧扶手同时向前放于地面代替一足，然后健腿迈上。

2. 交互型　体积较小，无脚轮，可调节高度。使用时先向前移动一侧，然后再移动余下的一侧向前，如此来回交替移动前进。适用于立位平衡差，下肢肌力差的患者或老年人，其优点是上厕所也很方便。

3. 前方有轮型　用于上肢肌力差，单侧或整个提起步行器有困难者，此时前轮着地，提起步行器后脚向前推即可。

4. 老年人用步行车　此车与以上三种不同，有四个轮，移动容易；不用手握操纵，而是将前臂平放于垫圈上前进。此车适用于步行不稳的老年人，但使用时要注意身体保持与地面垂直，否则易滑倒。

5. 腋窝支持型步行器 是两腋窝支持体重而步行，有四个脚轮的一种步行器。体积最大，用于上肢肌力差者。

6. 单侧步行器 很稳定，适用于偏瘫患者或用四脚手杖仍不满足的患者，缺点是比四脚手杖重。

（三）助行器的作用及应用范围

1. 保持平衡 如老年人、非中枢性失调的下肢无力、下肢痉挛前伸不佳、重心移动不能的平衡障碍，但对高龄脑卒中、多发性脑梗死患者的平衡障碍作用不大。

2. 支持体重 偏瘫、截瘫后，患侧下肢肌力减弱或双下肢无力不能支撑体重或因关节疼痛不能负重时，助行器可以起到替代作用。

3. 增强肌力 经常使用手杖、腋杖，由于要支撑身体，因此，对上肢伸肌具有增强肌力作用。

（四）临床应用

一般说来，手杖适用于偏瘫患者或单侧下肢瘫痪患者，前臂杖和腋杖适用于截瘫患者。步行器的支撑面积大，较腋杖的稳定性高，多在室内使用。

1. 手杖 上肢和肩的肌力正常才能使用手杖，如偏瘫患者的健侧、下肢肌力较好的不完全性截瘫患者。握力好、上肢支撑力强的患者可选用单足手杖，如果平衡能力和协调能力较差，应选用三足或四足手杖。

2. 前臂杖和腋杖

（1）双下肢完全瘫痪（T_{10}以下截瘫，必须穿长下肢支具），可使用两支腋杖步行；单侧下肢完全瘫痪，使用一侧腋杖步行。

（2）下肢不完全瘫痪时，根据下肢残存肌力情况，选用腋杖、前臂杖。

（3）一般先用标准型腋杖训练，如患者将腋杖立起，以手扶住把手亦能步行，则可选前臂杖。

（4）肱三头肌肌力减弱时，肘的支持力降低，选用肱三头肌支持型腋杖；肘关节的稳定性较差时，选有前臂支持的腋杖或前臂杖；腕关节伸肌肌力差、腕稳定性较差时，选有腕关节固定带的前臂杖或腋杖。

（5）肘关节屈曲挛缩，不能伸直时，可选用平台杖。

3. 步行器 两上肢肌力差、不能充分支撑体重时，应选用腋窝支持型步行器；上肢肌力较差、提起步行器有困难者，可选用前方有轮型步行器；上肢肌力正常，平衡能力差的截瘫患者可选用交互型步行器。

第四节 轮椅

一、普通轮椅

(一) 轮椅的结构

普通轮椅主要由轮椅架、大轮、轮环、制动装置、座位、靠背、扶手、小轮和脚踏板九部分组成。

1. 轮椅架 轮椅架是轮椅的核心部分，其他部分与轮椅架连接构成一辆完整的轮椅。轮椅架有固定式和折叠式两种。固定式轮椅架的强度和刚度好，结构简单，适于自制。折叠式轮椅折叠后体积小，便于携带。目前国产轮椅多为薄壁钢管制成，外表面有喷漆、喷塑或电镀的防锈保护层。为了减轻轮椅重量，已开始有用铝合金制成的产品，但价格较贵。随着新材料的应用，国外已有全塑料轮椅及碳纤维轮椅。

2. 大轮 大轮是承受重量的，大轮轴的强度必须可靠，否则会发生危险。大轮多采用充气式轮胎，为了便于在土地上使用，国外已出现低压宽胎。

3. 制动装置 轮椅的制动装置极为简单，均采用手拉扳把刹住大轮。乘坐者在上下轮椅时或坡道上停留时，均需将轮椅刹住，否则轮椅会自行溜走，造成一定危险。因此，尽管轮椅行驶速度很慢，但刹车装置的可靠性还是十分重要的。

4. 座靠部分 轮椅的座垫和靠背非常重要，它们直接与乘坐者的臀部和后背接触，应具有良好的均压性、吸潮能力和透气性，这不仅是乘坐舒适的问题，解决不好会给乘坐者造成不良后果，如局部血运不佳、皮肤擦伤溃疡，甚至发生压疮（特别是脊髓损伤和残疾人，由于下半身感觉丧失及下肢和臀部肌肉萎缩，很容易在坐骨结节处发生压疮）。通常多使用泡沫塑料制成座垫，它软硬适中，有均压作用和透气性，外层包有透气吸潮较好的棉、皮毛制品。目前已研制成内充有胶状流体物的均压垫，对防止压疮有明显作用，但造价较前者贵，普及使用还得进一步开发。

除均压垫外，还有一种多室式充气垫，它与人体接触部分是不稳定的，当压力大小和方向略有变化时，它的气室就自动移位，从而调节压力分布。气室移位时还产生一定的按摩作用，对防止压疮有一定作用。

5. 小轮 小轮为辅助支撑，在转弯时有导向作用。小轮多为实心轮，但为了减少振动干扰，也有用充气轮胎的。

6. **脚踏板** 脚踏板除托住脚外，它要承受部分下肢的重量，强度也需有一定保证。为了防止脚从踏板上滑出而造成损伤，脚踏板上多配有限位带，对脚有保护作用。

（二）轮椅的选择

乘坐轮椅者承受压力的主要部位是坐骨结节、大腿及腘窝部、肩胛区。因此，在选择轮椅时要注意这些部位的尺寸是否合适，避免皮肤磨损、擦伤及压疮。选用轮椅时应注意以下几个方面：

1. **座位宽度** 测量坐下时两臀间或两股之间的距离，再加5cm，即坐下后两边各有2.5cm的空隙。座位太窄，上下轮椅比较困难，臀部及大腿组织受到压迫；座位太宽不易坐稳，操纵轮椅不方便，双上肢易疲劳，进出大门也有困难。

2. **座位长度** 测量坐下时后臀部至小腿腓肠肌之间的水平距离，将测量结果减6.5cm。座位太短，体重主要落在坐骨上，局部易受压过多；座位太长会压迫腘窝部，影响局部血液循环，并易刺激该部皮肤，对大腿特短或髋膝屈曲挛缩的患者，则使用短座位较好。

3. **座位高度** 测量坐下时足跟（或鞋跟）至腘窝的距离，再加4cm，在放置脚踏板时，板面至少离地5cm。座位太高，轮椅不能入桌旁；座位太低，坐骨承受重量过大。

4. **坐垫** 为了舒适和防止压疮，座上应放坐垫，可用泡沫橡胶（5～10cm厚）或凝胶垫子。为防止座位下陷可在坐垫下放一张0.6cm厚的胶合板。

5. **靠背高度** 靠背越高，越稳定；靠背越低，上身及上肢的活动度就越大。低靠背：测量坐面至腋窝的距离（一臂或两臂向前平伸），将此结果减10cm。高靠背：测量坐面至肩部或后枕部的实际高度。

6. **扶手高度** 坐下时，上臂垂直，前臂平放于扶手上，测量椅面至前臂下缘的高度，加2.5cm。适当的扶手高度有助于保持正确的身体姿势和平衡，并可使上肢放置在舒适的位置上。扶手太高，上臂被迫上抬，易感疲劳；扶手太低，则需要上身前倾才能维持平衡，不仅容易疲劳，也可能影响呼吸。

7. **轮椅其他辅助件** 为了满足特殊的患者需要而设计，如增加手柄摩擦面，车闸延伸，防震装置，防滑装置，扶手安装臂托，轮椅桌方便患者吃饭、写字等。

（三）轮椅的使用

普通轮椅适合于下列疾病：脊髓损伤，下肢伤残，颅脑疾患，年老、体弱、多病者。在选择轮椅时要考虑到患者的认知功能以及至少有一侧上肢功能正常，能比较熟练地操纵轮椅。

1. 打开与收起　打开轮椅时，双手掌分别放在座位两边的横杆上（扶手下方），同时向下用力即可打开。收起时先将脚踏板翻起，然后，双手握住坐垫中央两端，同时向上提拉。

2. 自己操纵轮椅　向前推时，操纵前先将刹车松开，身体向后坐下，眼看前方，双上肢后伸，稍屈肘，双手紧握轮环的后半部分。推动时，上身前倾，双上肢同时向前推并伸直肘关节，当肘完全伸直后，放开轮环，如此重复进行。对一侧肢体功能正常，另一侧功能障碍的患者（如偏瘫），一侧上下肢骨折等，可以利用健侧上下肢同时操纵轮椅。方法如下：先将健侧脚踏板翻起，健足放在地上，健手握住手轮。推动时，健足在地上向前踏步，与健手配合，将轮椅向前移动。上斜坡时，保持上身前倾，重心前移，其他方法同平地推轮椅。如果上坡时轮椅后倾，很容易发生轮椅后翻。维持良好的姿势方能舒适而方便地操纵轮椅，而轮椅必须对患者合适则是达到要求的先决条件。为了更好的应用轮椅还要注意以下的一些问题，以确保患者的安全和舒适。

（1）轮椅的宽度和深度是否合适？为避免臀部受伤，除应安放软垫外，患者臀部两侧与扶手间应各有两指宽距离；但亦不宜太宽，否则将不能舒适而方便地够到操作轮。患者应能笔直地坐在椅上，着力于坐骨结节，并能呈90°倚靠于靠背。

（2）搁脚板的高度是否合适？以大腿能否获得充分支持来衡量搁脚板的高度是否合适。如果膝部高于臀部，将使坐骨承受过分的压力；对于应用集尿器的患者，在此情况下尿液将不能得到充分引流。如果膝部低于髋部（特别是髋部伸肌有严重痉挛者），患者将有滑出轮椅的危险。

（3）靠背的高度是否合适？靠背不能太高，否则将妨碍患者用弯曲的肘部钩住椅把以获得支持；靠背亦不能太低，否则当患者欲获得上述支持时身体将过分后倾。

（4）扶手的高度是否合适？在放松肩部的情况下，前臂应能舒适地搁置在扶手上。如果患者为高位且不对称的颈髓损伤，其损伤较重一侧的扶手可能需予抬高以获得充分支持。

（5）此外尚需考虑，是否要应用足趾环固定足趾以对抗踝部背屈肌和腿部伸张肌痉挛？患者能否方便地够到刹车？如为颈髓损伤，是否需要应用刹车延伸杆？腰部是否需用限位带等。

二、几种特殊轮椅及适用范围

1. **单侧驱动轮椅** 这种轮椅的基本结构与普通轮椅是一样的，只是两个大轮的驱动用轮环均在一侧（或左或右）。座位下面有传动的连接机构。适用于只有一只手臂有驱动轮环能力的残疾人。

2. **站立轮椅** 这种轮椅的座位和靠背部分可以变成一个直立的靠背，借助于它的安全带，使用者可以背靠着靠背实现站立，适用于截瘫残疾人。站立对他们是十分重要的，不但可以帮助他们完成许多必须站立才能完成的工作，还能防止由于长期不站立而出现的下肢骨质疏松，并对残疾人心理状态有改善作用。

3. **电动轮椅** 它是用直流电机驱动的轮椅，乘坐者用手控盒（或气控开关、舌控开关、颏控开关）操纵电控部分，控制电机的不同转向和转速，以实现进退、转弯，它主要适用于高位截瘫残疾人。

4. **躺式轮椅** 这种轮椅的靠背可以放成水平，同时脚踏板可抬起，适用于老人和体弱者，也适用于无法坐姿乘用轮椅者。

5. **竞技轮椅** 残疾人要全面康复回归社会，他们与健全人一样需要体育运动，肢残者需要竞技轮椅。目前常见的竞技轮椅有竞速轮椅、篮球轮椅等。它们的设计和制作既要考虑运动时的灵活性要求，又必须注意在结构上对乘用者的保护功能。

主要参考文献

1. 纪树荣. 康复疗法学. 北京：华夏出版社. 2003
2. 陈景藻. 现代物理治疗学. 北京：人民军医出版社. 2001
3. 南登崑. 康复医学. 第2版. 北京：人民卫生出版社. 2002
4. 燕铁斌. 现代康复治疗学. 广州：广东科技出版社. 2004
5. 缪鸿石. 康复医学理论与实践. 上海：上海科学技术出版社. 2000
6. 王前新等. 康复医学. 北京：人民卫生出版社. 2004
7. 马诚等. 实用康复治疗技术. 上海：第二军医大学出版社. 2005
8. 梁和平. 康复治疗技术. 北京：人民卫生出版社. 2002
9. 胡永善. 康复医学. 北京：人民卫生出版社. 2001
10. 莫通等. 骨科临床康复学. 北京：中国科学技术出版社. 1997
11. 孟景春. 中医养生康复学概论. 北京：人民卫生出版社. 1999
12. 石秉霞等. 临床康复学. 青岛：青岛出版社. 1998
13. 纪树荣. 运动疗法技术学. 北京：华夏出版社. 2004
14. 李明磊. 推拿学. 北京：科学出版社. 2002
15. 周士枋等. 实用康复医学. 南京：东南大学出版社. 1998
16. 燕铁斌. 现代康复治疗技术. 合肥：安徽科学技术出版社. 1994
17. 卓大宏. 中国康复医学. 北京：华夏出版社. 1990
18. 燕铁斌等. 实用瘫痪康复. 北京：人民卫生出版社. 1999
19. 陈景藻. 康复医学. 北京：高等教育出版社. 2001
20. Adler, Beckers, Buck. PNF in Practice. Springer-Verlag HongKong student Edition. 1994（ISBN 962-4300024-0）
21. 李树春. 小儿脑性瘫痪. 郑州：河南科学技术出版社. 2000
22. 陈秀杰等. 小儿脑性瘫痪的神经发育学治疗法. 郑州：河南科学技术出版社. 2002
23. 孙世远. 脑性瘫痪的早期诊断与治疗. 哈尔滨：黑龙江科学技术出版社. 1991
24. 村井正直尺. 集團指導療育 Hari maria. Akoskarol 著. 東京：醫齒藥出版株式會社. 1981
25. 卢庆春. 脑性瘫痪的现代诊断与治疗. 北京：华夏出版社. 1998

26. 唐久来. 小儿脑性瘫痪引导式教育疗法. 中国临床康复杂志. 2004；8（33）：7497～7498

27. 魏国荣. 脑性瘫痪儿童的康复治疗：神经生理学方法与引导式教育方法. 现代康复杂志. 2000；4（10）：1450

28. 乔志恒等. 物理治疗学全书. 北京：中国科学技术出版社. 2001

39. 南登崑. 康复医学. 第3版. 北京：人民卫生出版社. 2004

30. 郭万学. 理疗学. 北京：人民卫生出版社. 1984

31. 缪鸿石. 电疗与光疗. 第2版. 上海：上海科学技术出版社. 1990

32. 郭新娜等. 实用理疗技术手册. 第2版. 北京：人民军医出版社. 2005

33. 乔志恒等. 理疗学. 北京：华夏出版社. 2005

34. 中华医学会编著. 临床技术操作规范—物理医学与康复学分册. 北京：人民军医出版社. 2004

35. 南登昆. 实用物理治疗手册. 北京：人民军医出版社. 2001

36. 卓大宏. 中国康复医学. 第2版. 北京：华夏出版社. 2003

37. 龚锦涵. 医用高压氧专业岗位培训教材. 全国医用高压氧岗位培训中心（上海）：中华医学会上海分会高气压学会. 2003

38. 刘姗姗. 康复医学. 北京：北京医科大学出版社. 2001

39. 冉春风等. 现代康复医学. 北京：科学技术文献出版社. 2000

40. 于兑生等. 运动疗法与作业疗法. 北京：华夏出版社. 2002

41. 王刚等. 临床作业疗法学. 北京：华夏出版社. 2005

42. 朱镛连. 神经康复学. 北京：人民军医出版社. 2003

43. 白洪海. 心理学基础. 北京：科学出版社. 2003

44. 陆斐. 心理学基础. 北京：人民卫生出版社. 2002

45. 郭念锋. 心理咨询师（上册）. 北京：民族出版社. 2002

46. 许健鹏等译. 简明康复医学. 北京：中国医药科技出版社. 1996

47. 戴红. 康复医学. 北京：人民卫生出版社. 1998

48. 谭维溢等. 全科医疗中的康复医学. 北京：科学出版社. 1999

49. 汤小泉等. 社区康复. 北京：华夏出版社. 2000

50. 丁涛. 实用康复医学. 北京：中国中医药出版社. 1991

51. 李庆新. 实用临床康复疗法. 北京：中医古籍出版社. 2000